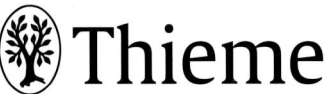

Rationelle Arbeitsabläufe in der Zahnarztpraxis

Wilm-Gert Esders

48 Abbildungen

Georg Thieme Verlag
Stuttgart · New York

Der Autor

Wilm-Gert Esders
Zahnarzt
Stephanienstraße 10
76133 Karlsruhe

*Bibliografische Information –
der Deutschen Nationalbibliothek*

Die Deutsche Nationalbibliothek verzeichnet diese Publikation in der Deutschen Nationalbibliografie; detaillierte bibliografische Daten sind im Internet über http://dnb.d-nb.de abrufbar.

Systemanforderungen
PC ab 400 MHz, 128 MB RAM (empfohlen 1 GHz, 512 MB) mit browserfähigem Betriebssystem, CD-ROM-Laufwerk, mind. 30 MB freier Festplattenspeicher (bei Voll-Installation), Auflösung ab 800 × 600, ab 256 Farben, Internetanbindung empfohlen. Browser ab Internet-Explorer 5.5, Mozilla 1.0, Opera 7.0 (empfohlen: Mozilla Firefox ab 1.5).
Aktuelle Informationen finden Sie unter
http://www.thieme.de/detailseiten/3131322616.html
Hilfe bei technischen Problemen finden Sie auf unserer Supportseite: http://www.thieme.de/elm/support/faq3131322616.html
Fragen zu denen Sie hier keine Antworten finden, senden Sie bitte über die folgende E-Mail-Adresse an den Verlag
arbeitsablaeufe@thieme.de

Wichtiger Hinweis: Wie jede Wissenschaft ist die Medizin ständigen Entwicklungen unterworfen. Forschung und klinische Erfahrung erweitern unsere Erkenntnisse, insbesondere was Behandlung und medikamentöse Therapie anbelangt. Soweit in diesem Werk eine Dosierung oder eine Applikation erwähnt wird, darf der Leser zwar darauf vertrauen, dass Autoren, Herausgeber und Verlag große Sorgfalt darauf verwandt haben, dass diese Angabe **dem Wissensstand bei Fertigstellung des Werkes** entspricht.
Für Angaben über Dosierungsanweisungen und Applikationsformen kann vom Verlag jedoch keine Gewähr übernommen werden. **Jeder Benutzer ist angehalten**, durch sorgfältige Prüfung der Beipackzettel der verwendeten Präparate und gegebenenfalls nach Konsultation eines Spezialisten festzustellen, ob die dort gegebene Empfehlung für Dosierungen oder die Beachtung von Kontraindikationen gegenüber der Angabe in diesem Buch abweicht. Eine solche Prüfung ist besonders wichtig bei selten verwendeten Präparaten oder solchen, die neu auf den Markt gebracht worden sind. **Jede Dosierung oder Applikation erfolgt auf eigene Gefahr des Benutzers.** Autoren und Verlag appellieren an jeden Benutzer, ihm etwa auffallende Ungenauigkeiten dem Verlag mitzuteilen.

© 2007 Georg Thieme Verlag KG
Rüdigerstraße 14
D-70469 Stuttgart
Telefon: + 49/07 11/89 31-0
Unsere Homepage: www.thieme.de

Printed in Germany

Zeichnungen: Emil Wolfgang Hanns, Schriesheim
Umschlaggestaltung: Thieme Verlagsgruppe
Umschlaggrafik: Martina Berge, Erbach
Satz: Hagedorn Kommunikation, Viernheim
gesetzt aus 3B2
Druck: Appl · aprinta Druck GmbH, Wemding

ISBN 3-13-132261-6
ISBN 978-3-13-132261-6   1 2 3 4 5 6

Geschützte Warennamen (Warenzeichen) werden **nicht** besonders kenntlich gemacht. Aus dem Fehlen eines solchen Hinweises kann also nicht geschlossen werden, dass es sich um einen freien Warennamen handelt.
Das Werk, einschließlich aller seiner Teile, ist urheberrechtlich geschützt. Jede Verwertung außerhalb der engen Grenzen des Urheberrechtsgesetzes ist ohne Zustimmung des Verlages unzulässig und strafbar. Das gilt insbesondere für Vervielfältigungen, Übersetzungen, Mikroverfilmungen und die Einspeicherung und Verarbeitung in elektronischen Systemen.

Die CD-ROM enthält Links zu externen Web-Seiten Dritter. Auf deren Inhalte haben wir keinen Einfluss. Deshalb können wir für diese fremden Inhalte auch keine Haftung übernehmen. Für die Inhalte der verlinkten Seiten ist ausschließlich der jeweilige Anbieter bzw. Betreiber der Seiten verantwortlich. Die verlinkten Seiten wurden von uns bei Erstellung der CD-ROM auf mögliche Rechtsverstöße überprüft; rechtswidrige Inhalte waren zu diesem Zeitpunkt nicht zu erkennen.

Vorwort

Nachdem 1984 und 1988 bei Thieme die „Checkliste zahnärztliche Behandlungsplanung" von Niklaus Peter Lang erschienen war, begann ich 1993 mit diesem Buch als Vorgabe Prozeduren und Arbeitsabläufe für meine Praxis zu formulieren.

Diese „maßgeschneiderten" Anleitungen als HTML-Dateien auf dem Praxis-Server über die angeschlossenen PCs allen Mitarbeitern zur Verfügung gestellt und mit Formularen, Adressen und Patientendaten verlinkt, bildeten den Kern unseres „Intranets" – wir kannten damals den Begriff noch nicht. Obwohl mehr oder weniger zufällig entstanden, waren die Möglichkeiten beeindruckend.

Qualitätsmanagement, Dokumentation und Zertifizierung sind schon seit Jahren Gegenstand zahnärztlicher Diskussionen. Die Idee, unsere Arbeitsabläufe in standardisierter Form niedergelassenen Zahnärzten zugänglich zu machen, erschien demnach durchaus sinnvoll. Die Veröffentlichung einiger Seiten meines Manuals in der ZWR stieß auf Interesse und gab den Anstoß, aus dem Ganzen ein Buch werden zu lassen.

Dabei ist dies *kein* Kochbuch mit empfohlenen Rezepten, sondern eine Sammlung von Anleitungen, die sich in unserer Praxis bewährt haben. Wir behaupten auch nicht, besonders *moderne* Zahnmedizin zu betreiben: es wird auffallen, dass weder digitales Röntgen noch elektronische Längenmessung beschrieben sind – in unserer Praxis (noch) nicht etabliert.

Begreifen Sie das Buch und die CD als Vorlage zur Erstellung Ihres eigenen Praxismanuals. Einmal zentral installiert, können Sie es von jedem PC aus abrufen und mit minimalen Hard- und Software-Vorraussetzungen individuell auf die Bedürfnisse in Ihrer Praxis anpassen. Hierfür finden Sie auf der beiliegenden CD neben den Arbeitsabläufen im HTML-Format, auch die nötigen technischen Hilfsmittel und Anregungen, mit denen Sie die Arbeitsabläufe verändern, aktualisieren und verbessern können.

Bei der Abfassung der vorliegenden Texte hat mich vor allem meine langjährige Mitarbeiterin Gela Baum unterstützt. Ebenso will ich mich, ohne die Beiträge *aller* meiner Mitarbeiter zu vergessen, vor allem bei meinen Auszubildenden der letzten Jahre bedanken: ihre ausgearbeiteten Berichtshefte stellten ein solides Grundgerüst für unser Buch dar. Ihre unvoreingenommenen Fragen und ihre unverbildete Sichtweise haben den abzuhandelnden Themenkreis, die Verständlichkeit der Darstellung und die Praxistauglichkeit immer wieder überprüft.

Ich bedanke mich bei Frau Dr. Gins, Herausgeberin der ZWR, für ihre motivierende Unterstützung und für den Kontakt zu Herrn Dr. Urbanowicz, Programmplaner im Georg Thieme Verlag; ihm danke ich für seine Geduld.

Theorie muss sich in der Praxis beweisen: „Einfach" heißt nicht nur schlicht, sondern auch sicher beherrschbar, „bewährt" bedeutet nicht unmodern, sondern mit hoher Wahrscheinlichkeit erfolgreich. Fortschritt ist nur gegeben, wenn Neues auch besser ist und nach einiger Zeit zum Bewährten wird. In diesem Sinne möchte ich ein Motto voranstellen:

Man sollte alles so einfach wie möglich machen – aber nicht einfacher.
Albert Einstein

Wilm-Gert Esders

Abkürzungsverzeichnis

01 001-Untersuchung nach Gebührenverordnung, Grunduntersuchung

AT Arbeitstag, z.B. im Labor

ATB arbiträrer Transferbogen

ChKM Chlorphenol-Kampfer-Menthol

CHX Chlorhexidin(-digluconat)

CP Caries profunda

DGZMK Deutsche Gesellschaft für Zahn-, Mund- und Kieferheilkunde

DH Dentalhygieniker/in

EKr Entfernung von festsitzendem Zahnersatz (Kronen)

Endo Endodontologie, endodontisch, (Wurzelbehandlung)

EVA-Winkelstück rotierende Antriebsbewegung wird mechanisch über einen Exzenter in eine Auf- und Abbewegung („Feilenbewegung") umgelenkt

FaL Funktionsanalytische Leistungen

FGP-Technik functionally generated path, „Funktionsbissnahme"

FtM Funktionstherapeutische Maßnahmen

GKV gesetzliche Krankenversicherung

GOZ Gebührenordnung für Zahnärzte

GTR-Technik Guided Tissue Regeneration-Technik

HCN Horizontale Kondylenbahnneigung

HKP Heil- und Kostenplan

IP Individualprophylaxe

KFA Klinische Funktionsanalyse

KfO Kieferorthopädie

Kons konservierende Zahnmedizin

KVK Krankenversichertenkarte

MRT Magnetresonanztomographie

MuHy Mundhygiene

NE-Metall Nichtedelmetall

OK Oberkiefer

OPG Orthopantomogramm

P Pulpenbehandlung, Behandlung einer eröffneten Pulpa

PA-Befund Parodontalbefund

Paro parodontal/Parodontologie

PBI Papillenblutungsindex

PSI parodontaler Screeningindex

PZR professionelle Zahnreinigung

RSS-Geschiebe Rillen-Schulter-Stift-Geschiebe

SBI Sulkusblutungsindex

sK scharfe Kante, Entfernung einer solchen
(verkürzt für Einschleifmassnahmen)

UK Unterkiefer

üZ überempfindlicher Zahnhals, Behandlung eines solchen

ViPr Vitalitätsprobe

WF Wurzelfüllung

WHO World Health Organization

WR Wurzelspitzenresektion

WT Wochentag

ZE Zahnersatz

ZMK Zahn-Mund-Kiefer

ZMK-light Vereinfachte Version des ZMK-Befund-Bogens nach Dr. Reusch

ZMK-Reusch umfangreicher Zahn/Mund/Kiefer – Befund nach Dr. Reusch

ZnO Zinkoxid

ZPS Zentrik-Platten-System (Stützstift-System)

Zst Zahnstein

ZWR Das deutsche Zahnärzteblatt

Inhaltsverzeichnis

Arbeitsabläufe

Zeitliche, inhaltliche Reihenfolge, Ablauf 2

Hauptanliegen

Erster Kontakt	7	Patienten setzen	10
Hauptanliegen	8	Ärztliches Interview	11
Anmelde- und Anamnesebogen	9	Notfallbehandlung	12
Endokarditisprophylaxe	9		

Untersuchung und Reevaluation

Grunduntersuchung	14	Erweiterte Untersuchung	19
ZMK-light-Befund	15	ZMK-Status nach Reusch	19
Vitalitätsprobe	17	Situationsmodelle	21
Parodontaler Screeningindex	17	Fotodokumentation	22
Funktionsscreening	18	Reevaluation	23

Röntgen

Orthopantomogramm	25	Halbwinkeltechnik	29
Rechtwinkeltechnik	26	Mundbodenaufnahme	30
Bissflügelaufnahme	28	Kiefergelenk-Röntgen	30
Röntgenstatus	29	Fernröntgen	31

Planung

Behandlungsplanung	33	Planungsbesprechung	34
Modellsimulation	34		

Mundhygiene

Mundhygienestatus	37	Zahnsteinentfernung	40
Anfärben	38	Professionelle Zahnreinigung	41
Mundhygieneberatung	38	Überstehende Ränder	42
Fluoridierung	40		

Konservierende Behandlung

Füllungstherapie am Seitenzahn	44	Frontzahnfüllung	49
Aufbaufüllung	47	Fissurenversiegelung	51
Provisorischer Verschluss	47	Farbauswahl und -übermittlung	52
Kofferdam bei Adhäsivtechnik	48	Matrizentechnik	53

Endodontie

Indirekte Überkappung – Caries profunda	57	Revision einer Wurzelfüllung	63
Direkte Überkappung – Pulpabehandlung	57	Wurzelkanalfüllung durch laterale Kondensation	64
Kofferdam für Einzelzahn	58	Wurzelkanalfüllung nach McSpadden	64
Vitalexstirpation	59	Internes Bleichen avitaler Zähne	65
Maschinelle Aufbereitung	60	Aufhellen von Zähnen durch externes Bleichen ..	66
Desinfizierende, medizinische Einlage	62	Vitalamputation	67
Gangränbehandlung	63		

Chirurgie

OP-Vorbereitung 69	Aufklappung 72
Abszessspaltung 70	Operative Weisheitszahnentfernung 74
Extraktion 71	Plastische Deckung 74
Erschwerte Extraktion 72	Wurzelspitzenresektion 75

Nichtoperative Parodontologie

PA-Status 78	CHX-Chip 81
Kürettage 80	Mikrobiologische Diagnostik
Nachbehandlung mit Politur der Flächen 81	parodontalrelevanter Keime 82

Operative Parodontologie

Furkationsplastik 84	Vestibulumplastik 90
Tunnelierung 85	Edlan-Plastik 90
Hemisektion und Prämolarisierung 85	Freies Schleimhauttransplantat 91
Keilexzision 86	Lateraler Verschiebelappen 92
Modifizierter Widmann-Lappen 87	Koronaler Verschiebelappen 93
Membrantechnik 88	Bindegewebstransplantat 94
Exzision des Lippenbändchens 89	

Implantologie

Implantatanalyse 96	Periimplantitis 98
Freilegung 96	Explantation 98

Funktionsdiagnostik und -therapie

Resilienztest 100	Medikamentöse Therapie 104
Manuelle Funktionsdiagnostik des Gelenks 101	Physiotherapie 105
Manuelle Funktionsdiagnostik der Kaumuskulatur 102	Schienentherapie 105
Klinische Funktionsanalyse 103	Schleifliste am Modell 106
Selbstbehandlung 104	Einschleifen 107

Kieferorthopädie

Forcierte Extrusion 110	Prämolarendistalisation 112
Bewegung einzelner Zähne 111	Molarenaufrichtung 113
Schiefe Ebene 111	Retention 113
Diastemaschluss 112	

Zahnersatz

Modellgussprothese 117	Geschiebetechnik 127
Entfernung des festsitzenden Zahnersatzes 118	Extensionsbrücke 127
Wurzelstiftkernaufbau, gegossen 118	Temporäre Gingivaretraktion 128
Glasfaserstift 119	Exzision 128
Kronenversorgung 120	Abformung mit Hydrokolloid 129
Präparation, allgemein 122	Korrekturabformung mit Silikon 131
Präparation Frontzahn 123	Einphasenabformung mit Polyether 133
Keramikstufe 124	Löffel abstoppen 133
Vollkeramik 124	Normlöffel individualisieren 134
Präparation Seitenzahn 125	Individueller Löffel 134
Festsitzender Zahnersatz mit Brücken 125	Fixationsabformung 135
Klebebrücke 126	Funktionsabformung 136

Inhaltsverzeichnis

Tiefziehfolie ... 137	Einartikulierung von Modellen ... 154
Festsitzendes Provisorium ... 138	Gerüst- und Rohbrandeinprobe ... 155
Umbau vorhandener Kronen und Brücken ... 139	Verblockung ... 157
Eierschalenprovisorium ... 140	Herausnehmbarer Zahnersatz ... 157
Laborgefertigtes Provisorium ... 141	Kombinierter Zahnersatz ... 158
Herausnehmbares Klammerprovisorium ... 142	Konusarbeit ... 159
(Wieder-)Befestigen eines Provisoriums ... 142	Totalprothese ... 160
Habituelle Bissnahme ... 143	Remontage von festsitzendem Zahnersatz ... 162
Arbiträrer Bogen ... 144	Remontage von herausnehmbarem Zahnersatz ... 163
Checkbissnahme ... 145	Remontage einer Totalprothese ... 163
Deprogrammierung vor Zentrik ... 146	Provisorisches Einsetzen ... 164
Zentrische Bissnahme ... 147	Definitives Einsetzen ... 165
Stützstiftregistrat ... 148	Definitives Einsetzen mit Phosphatzement ... 166
Axiographie ... 150	Definitives Einsetzen mit Glasionomerzement ... 168
Elektronische Axiographie ... 152	Adhäsives Einsetzen (ohne Lichthärtung) ... 168
Fernröntgenanalyse ... 153	Vollkeramik einsetzen ... 169
FGP-Technik ... 153	

■ Erhaltungstherapie

Recall ... 172	Wiederholungsuntersuchung ... 172

■ Rationelle Arbeitsabläufe im Intranet einer Zahnarztpraxis

Manual installieren ... 176	Anleitung einfügen ... 184
Erläuterung der Werkzeuge ... 177	Anleitung entfernen ... 184
Expertenwerkzeuge ... 179	Dokument eindeutig machen ... 185
Präparatenamen ändern ... 181	Dokumente zum Druck einbinden ... 185
Anleitung ändern ... 181	Programme aus dem Browser heraus ausführen ... 185
Bild einfügen ... 182	Inhaltsverzeichnis aktualisieren ... 186
Eigene Verknüpfung erstellen/Link einfügen ... 182	Manual entfernen ... 187
Externe Quelle einbinden ... 183	Ausblick, weitere Hinweise ... 187
Anleitung ersetzen ... 183	

■ Anhang

Arbeitsabläufe

Arbeitsabläufe

Zeitliche, inhaltliche Reihenfolge, Ablauf

Erklärung

Maximale Herausforderung an die Zahnmedizin ist der komplexe Sanierungspatient. Strategien zur Beherrschung dieses „worst case" erleichtern den Umgang mit weniger schwierigen Behandlungssituationen. In der Realität zerfällt eine Komplettbehandlung in einzelne Schritte, in Sitzungen. Diese im Sinne einer Gliederung zeitlich und inhaltlich zu ordnen, gewährleistet Übersicht und ermöglicht für den Patienten optimalen Behandlungserfolg unter Beachtung rationeller Optimierung von Praxisressourcen.

Ablauf

Das grafische Schema zeigt von oben nach unten den möglichen Ablauf. Es zeigt auch, dass parallel zu bearbeitende Problemfelder ineinander greifen und sich überlappen (Abb. **1**).

Die für ein systematisches Behandeln entscheidenden Anfangssitzungen können in zeitlicher Hinsicht konkret praktisch, wie tabellarisch dargestellt, umgesetzt werden (Tab. **1**).

Selbstverständlich kann oder muss je nach den speziellen Gegebenheiten die Gliederung in zeitlicher und/oder inhaltlicher Hinsicht variiert werden. Einzelne Komplexe können zusammengefasst oder auf mehrere Sitzungen verteilt werden. Zwingende sachliche Zusammenhänge sind nicht variabel.

> **Beispiel:** Die Abformung präparierter Zähne setzt deren Präparation voraus; dagegen kann die Abformung des antagonistischen Kiefers vor oder nach der Präparation stattfinden. Sinnvoll ist Letzteres nach der Präparation, da so sich während der Präparation ergebende Platzprobleme ohne erneute Abformung oder suboptimales prospektives Radieren beherrscht werden können.

Material

→ gedankliches Konzept

Nachbereitung

→ Überprüfung auf Sinnhaftigkeit und Übereinstimmung mit tatsächlichem Handeln,
→ evtl. Änderungen.

Zeitliche, inhaltliche Reihenfolge, Ablauf

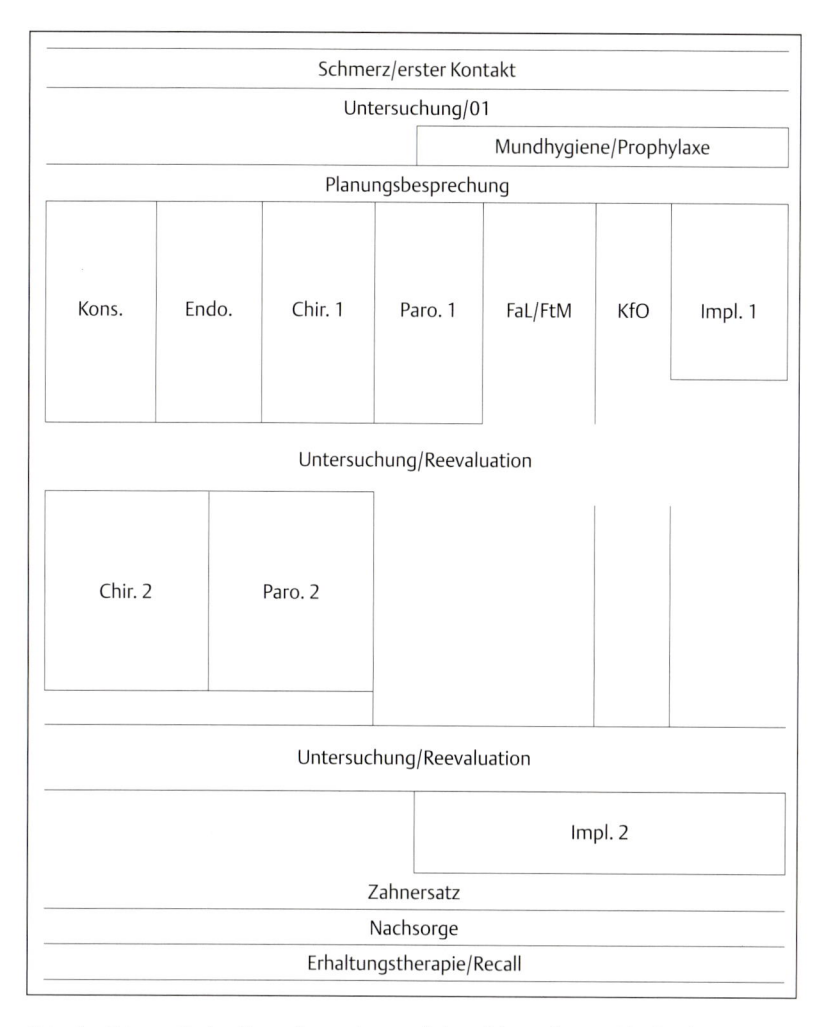

| Schmerz/erster Kontakt |
| Untersuchung/01 |
| Mundhygiene/Prophylaxe |
| Planungsbesprechung |
| Kons. | Endo. | Chir. 1 | Paro. 1 | FaL/FtM | KfO | Impl. 1 |
| Untersuchung/Reevaluation |
| Chir. 2 | Paro. 2 |
| Untersuchung/Reevaluation |
| Impl. 2 |
| Zahnersatz |
| Nachsorge |
| Erhaltungstherapie/Recall |

Abb. 1 Schematische Darstellung der parallel und konsekutiv ablaufenden Behandlungsinhalte.
Kons. – Konservierende Maßnahmen/Zahnerhaltung,
Endo. – Endodontische Maßnahmen,
Chir. 1 – Chirurgische Maßnahmen, 1. Abschnitt (Extraktion hoffnungsloser Zähne, Wurzelspitzenresektionen, Exzisionen),
Paro. 1 – Parodontologische Maßnahmen, 1. Abschnitt (nichtinvasiv),
FaL/FtM – Funktionsanalytische Leistungen/Funktionstherapeutische Maßnahmen,
KfO – Kieferorthopädie,
Impl. 1 – Implantatversorgung, 1. Abschnitt (Planung, Vorbereitung des Implantatlagers, Implantation),
Chir. 2 – Chirurgische Maßnahmen, 2. Abschnitt (weitere Extraktionen, weitere Wurzelspitzenresektionen, präprothetische Maßnahmen),
Paro. 2 – Parodontologische Maßnahmen, 2. Abschnitt (invasiv, Mikrobiologie, Mukogingivalchirurgie),
Impl. 2 – Implantatversorgung, 2. Abschnitt (Freilegung, definitive Gestaltung des Durchtrittsprofils).

Arbeitsabläufe

Tabelle 1 Zeitliche und inhaltliche Gliederung und Einteilung der Behandlung.

Termin/Sitzung	Inhalt/Ablauf	danach als Vorbereitung zur nächsten Sitzung
Anmeldung	Terminvereinbarung, Anamnese- und Praxisbogen mitgeben, evtl. Schmerzfragebogen, alte Röntgenbilder anfordern	Hauptanliegen notieren
Schmerzbeseitigung	Hauptanliegen, evtl. 01-Anfang, Röntgenbilder,	ZMK-Status
01 gründlich	01 weiter, evtl. Hauptanliegen weiter, PSI, Besprechung und evtl. MuHy-Training/IP ankündigen; MuHy-Anleitung mitgeben	vorläufige Diagnose und Planung, Besprechungsnotizen
Besprechung	Besprechung der vorl. Planung und der zu erwartenden Kosten, evtl. Fotodokumentation, evtl. Planungsmodelle	Terminvereinbarung, soll „Werkzeug" mitbringen
Prophylaxe 1	Anfärben, Zahnstein; MuHy-Training anhand des mitgebrachten vorhandenen „Werkzeugs", Zwischenraumbürste, Zahnseide	evtl. Zahnpflegemittel mitgeben
Prophylaxe 2	Kontrolle der MuHy, PZR	Terminvereinbarungen und nötigenfalls konkrete Kostenvereinbarungen
Kons. und Paro. 1, Chir. 1, Impl.1, provisorischer Zahnersatz	Hauptanliegen weiter, Kons., sK, Endo, Rekonturierung alter Füllungen, Bleichen, Glätten überstehender Füllungs- und Kronenränder, nichtchirurgische PA, Extraktionen, WR, Implant. nach Bedarf – wenn möglich quadrantenweise	Terminvereinbarungen und nötigenfalls konkrete Kostenvereinbarungen (z.B. auch adhäsive Füllungen, Endo)
FaL, KfO	nach Bedarf, auch schon in zeitlichem Zusammenhang mit vorhergehenden Sitzungen	ZMK-Status komplettieren und aktualisieren
Reevaluation	Befundung der bisherigen Behandlung, Bewertung, Bestimmung der weiteren Behandlungsziele zusammen mit Patient	weitere Planung, Klärung der weiteren finanziellen Aufwendungen, Zuschussfestsetzungen, Kostenübernahme
FtM	Etablierung einer physiologischen und stabilen UK-Position durch Schienentherapie oder Einschleifen/Aufbauen	

Tabelle **1** Fortsetzung.

Termin/Sitzung	Inhalt/Ablauf	danach als Vorbereitung zur nächsten Sitzung
Paro. 2	Verbesserung der nach konservativer PA-Therapie noch bestehenden Probleme, Rezessionsdeckungen, Mukogingivalchirurgie, rosa Ästhetik	erneute Befundung unter Beachtung des bisherigen Verlaufs
KfO	zur Verbesserung der ästhetischen, parodontalen und funktionellen Situation, als präprothetische Maßnahme	
Chir. 2	Verbesserung des Prothesenlagers	
Impl. 2	Freilegen der Implantate	
Zahnersatz	definitiver Zahnersatz	
Nachsorge	Vervollständigung der bisher vorgenommenen Behandlungsmaßnahmen: z.B. Remontage, definitives Eingliedern, Retainer, Farbanpassungen durch Bleichen, Rezessionsdeckungen	Terminplanung mit Festsetzung des Recallintervalls
Recall	Erhaltungstherapie unter Beachtung aller bisher erreichten Behandlungsziele	

Hauptanliegen

Erster Kontakt

Der erste Besuch eines Patienten wird häufig durch einen konkreten Anlass angestoßen. Schmerzen, abgebrochene Zahnteile oder Reparaturen an vorhandenem Zahnersatz sind mögliche Beweggründe, aber auch weniger akute Beschwerden wie Unzufriedenheit mit dem Aussehen, Mundgeruch oder Zahnlockerungen.

Das eigentliche Anliegen des Patienten zu erkennen, aufzunehmen und es einer Lösung zuzuführen, sollte an erster Stelle stehen ohne jedoch weitere Untersuchungen zu behindern. Auf weitere Behandlungsbedürftigkeit wird hingewiesen.

Die Anamneseerhebung vor dem ersten Behandlungsschritt schützt vor sonst nicht absehbaren Komplikationen (Abb. **32a,b** im Anhang).

→ Erster Kontakt
→ Checkliste Telefon
→ Hauptanliegen
→ Praxisbogen (Abb. **31a,b** im Anhang)
→ Anamnesebogen (Abb. **32a,b** im Anhang)
→ Schmerzfragebogen
→ ärztliches Interview
→ Patienten setzen
→ medikamentöse Schmerztherapie
→ rote Liste
→ Notfallbehandlung

Erster Kontakt

Der erste Kontakt eines Neupatienten mit der Praxis – telefonisch, per E-Mail, persönlich, evtl. als Schmerzpatient – bestimmt den Umgang zwischen Patient, Zahnarzt und Team. Gegenseitiges Respektieren ist dabei genauso wichtig wie die konsequente Einhaltung der Praxisregeln in Bezug auf das Bestellsystem (Kassen- oder Privatpraxis, Umgangston) (Abb. 31 u. 32 im Anhang).

Telefon
→ Melden mit Praxisnamen und eigenem Namen,
→ den Patienten ausreden lassen,
→ dann – wenn noch nötig – Frage: „Was ist das Problem?"
→ ist die Praxis überhaupt zuständig? (z. B. bei einer kieferorthopädischen Behandlung)
  – fällt die Maßnahme in das praxiseigene Behandlungsspektrum?
  – sonst: Alternative nennen.
→ wenn ja: Terminvorschlag der Praxis unter Berücksichtigung der eigenen Gegebenheiten, z. B. PZR nur an bestimmtem Tag,
→ anschließend Name und Anschrift erfragen, evtl. buchstabieren lassen.
→ „Wir schicken Ihnen einen Anamnesebogen, den Sie bitte, soweit wie möglich ausfüllen und den Praxisbogen mit Wegbeschreibung, Parkmöglichkeiten, Sprechzeiten, Telefonnummer und unserem Behandlungskonzept".
→ „Bitte Röntgenbilder und Modelle vom vorbehandelnden Arzt mitbringen, falls vorhanden."
→ Frage nach einer Telefonnummer für Rückruf bei Terminänderungen und Rücksprachen.
→ Termin im Bestellbuch notieren mit Namen, Anschrift, Telefon, Hauptanliegen.

Hauptanliegen

E-Mail
→ Zurückrufen und Termin telefonisch vereinbaren,
→ Anamnese- und Praxisbogen per E-Mail versenden,
→ **Wichtig**! Kurze Reaktionszeit – sofort antworten.

Persönlich
→ Nur Terminvereinbarung: s. Telefon. Anamnese- und Praxisbogen mitgeben, zu Hause ausfüllen lassen,
→ oder bei Notfall, Schmerzen: objektive Dringlichkeit feststellen und einschätzen. (Fang-)Frage: „Seit wann tut es weh?"

Unfall
→ **Sofort**! Am besten ohne Wartezimmer.

Schmerz
→ Zügig handeln,
→ evtl. mit Schmerzmittel (z. B. ben-u-ron 500 mg) versorgen,
→ im Wartezimmer den Anamnesebogen ausfüllen lassen,
→ evtl. KVK einlesen,
→ evtl. auf Wartezeit hinweisen, evtl. andere Patienten umbestellen – der Notfallpatient darf das ruhig hören (**Ausnahme**!), sonst wird es zur Regel – den Chef informieren.

Prothesenreparatur
→ Evtl. Labor benachrichtigen – Terminabsprache,
→ vorher: Untersuchung.

Material
→ Telefon
→ Telefonbuch
→ Bestellbuch
→ Bleistift
→ Kugelschreiber
→ Radiergummi
→ Schreibunterlage
→ KVK-Einlesegerät
→ Anamnesebogen (Abb. **32a,b** im Anhang)
→ Praxisbogen (Abb. **31a,b** im Anhang)

Nachbereitung
→ Anamnese- und Praxisbogen versenden,
→ Karteikarte vorbereiten,
→ evtl. Notiz über Hauptanliegen anlegen.

Hauptanliegen

Erklärung
Ziel des für den Patienten meist als unangenehm empfundenen Zahnarztbesuches ist die Beseitigung seines subjektiv an erster Stelle stehenden Problems. Dieses zu erkennen und dann rasch Abhilfe zu schaffen, fördert die Zufriedenheit des Patienten und sein Vertrauen in weitere Behandlungen.

Endokarditisprophylaxe

Helferin
→ Wenn möglich, das Hauptanliegen schon beim ersten Kontakt mit der Praxis in Erfahrung bringen, notieren und weitergeben,
→ den ausgefüllten Anamnesebogen auswerten und eventuelle Unklarheiten beseitigen,
→ Notiz im Behandlungsblatt, in der Karteikarte anlegen.

Zahnarzt
→ Bei der ersten Untersuchung oder beim ersten ärztlichen Gespräch Hauptanliegen in Erfahrung bringen und Abhilfe schaffen, zumindest in Angriff nehmen – Vertrauensbasis,
→ bei Folgeterminen weiter verfolgen und Erfolg nachfragen.

→ Telefonnotiz
→ Anamnesebogen (Abb. **32a,b** im Anhang)
→ Behandlungsblatt bzw. Karteikarte

→ Dokumentation,
→ Niederschrift des Patienteninterviews,
→ evtl. mehrfache Erfolgsabfrage bei Folgeterminen.

Anmelde- und Anamnesebogen

Der Anmelde- und Anamnesebogen unterstützt die Erhebung der für die Praxisorganisation notwendigen persönlichen Daten (Versicherung etc.) und der allgemein- und zahnmedizinischen Vorgeschichte in rationeller und strukturierter Form (Abb. **32a,b** im Anhang).

→ Anmelde- und Anamnesebogen vorher zusenden oder in der Praxis aushändigen,
→ evtl. spezieller Anamnesebogen (z. B. Schmerzfragebogen),
→ nach Erhalt auf Vollständigkeit und Sinnhaftigkeit überprüfen und evtl. ergänzen, auf Unterschrift durch Patienten achten,
→ evtl. Erklärung für Abrechnung über Abrechnungsgesellschaft (Entbindung von der Schweigepflicht – auf Unterschrift durch Patienten achten),
→ Hilfe bei Verständigungsschwierigkeiten, z. B. fremdsprachige Bögen oder Helferin als Dolmetscherin, evtl. Verwandte und Bekannte mit einbeziehen,
→ auffällige Aussagen rot markieren.

→ (fremdsprachiger) Anamnesebogen
→ Schreibunterlage
→ Kugelschreiber

→ Interview, evtl. durch einen Mitarbeiter,
→ Markierung zweifelhafter, relevanter oder unklarer Angaben.

Endokarditisprophylaxe

Bestimmte Herzerkrankungen erhöhen das Behandlungsrisiko bei der Durchführung zahnärztlicher Maßnahmen. Durch Zahnsteinentfernen kommt es beispielsweise zu einer Bakteriämie, die bei Risikopatienten zum Ausbruch einer potenziell lebensbedrohenden, akuten Endokarditis führen kann. Um dem vorzubeugen, wird eine medikamentöse Endokarditisprophylaxe durchgeführt.

Hauptanliegen

Ablauf
→ Gefährdete Patienten sind von ihrem Hausarzt, Internisten o. ä. informiert und legen evtl. einen Ausweis vor,
→ Anwendung des Therapieschemas wie auf dem Ausweis vorgegeben, sonst:
→ Amoxicillin Stada 1000, Filmtabletten:
  – 1 Tablette 1 Stunde vor der Behandlung
  – 1 Tablette 1 Stunde nach der Behandlung
→ Selbstmedikation, wenn der Patient eigene Medikamente besitzt, sonst: Rezept,
→ vor Behandlungsbeginn: rückversichern, ob prätherapeutische Medikamenteneinnahme erfolgt ist.

Material
→ Antibiotikum (s.o.)
→ Rezept

Nachbereitung
→ Dokumentation,
→ Hinweis für Mitarbeiter,
→ rotes Warnblatt in Karteikarte.

Patienten setzen

Erklärung
Um gute – auch unter wirtschaftlichen Gesichtspunkten – Behandlungsergebnisse zu erlangen, ist neben einer sinnvollen Arbeitsvorbereitung auch das subjektive Wohlbefinden des Patienten ein wichtiges Behandlungsziel.

Ablauf
→ Aufgabenstellung der kommenden Sitzung anhand von Bestellbuch, Tagesplan und Karteikarte festlegen und gedanklich vorbereiten,
→ die benötigten Instrumente, Geräte und Materialien vorbereiten,
→ evtl. Modelle, Zahnersatz aus dem Labor bereithalten,
→ Behandlungsunterlagen vorbereiten
  – Karteiblatt einlegen,
  – Datum eintragen,
  – Röntgenbilder – aktuelles OPG – auf Röntgenbetrachter befestigen.
→ Sauberkeit überprüfen,
→ Serviette, Mundspülbecher (ungefüllt) bereithalten,
→ Kontrollblick: ordentlicher, aufgeräumter Eindruck? Geruch? Musik?
→ wenn innerhalb der nächsten 5–10 min mit dem Behandlungsbeginn zu rechnen ist:
  – Patienten aus dem Wartezimmer abholen und dabei mit Namen ansprechen,
  – nach der Aufforderung Platz zu nehmen: Stuhl einstellen, Kopfstütze einstellen,
  – Wasserglas füllen (frisch!),
  – Patienten nur ausnahmsweise allein lassen. Bei bestehendem Vertrauensverhältnis nach Besonderheiten der letzten Behandlung fragen: Nachbeschwerden, Besserung, neu aufgetretene Probleme? Patienten sind der bekannten Helferin gegenüber u. U. unbefangener. Diese Information in geeigneter Form weitergeben, notieren, evtl. Vermerk in Kartei.

Achtung: Folgende Punkte nur zur Behandlung, nicht zur Besprechung.

→ Serviette umhängen,
→ evtl. Papiertuch zum Abwischen des Lippenstifts geben,
→ Fettcreme für Mundwinkel anbieten,
→ bei Herpesanamnese Virustatikum bereitlegen,
→ Handschuhe, Mundschutz, evtl. Schutzbrille anlegen,
→ Hände waschen und desinfizieren.

→ Karteikarte mit Behandlungsunterlagen
→ benötigte Formulare
→ Schreibzeug
→ Röntgenbilder
→ gibt es Modelle?
→ Zahnersatz
→ alle benötigten Behandlungsmaterialien, -instrumente, -geräte
→ Herpescreme
→ Fettcreme
→ Serviette
→ Mundspülbecher

→ Behandlung.

Ärztliches Interview

Die Angaben des Anamnesebogens werden durch das ärztliche Interview überprüft, evtl. erweitert und vertieft. Dabei kann auch im Sinne einer Blickdiagnose schon extraoral, psychologisierend diagnostiziert werden.

→ Evtl. schon Klärung unklarer anamnestischer Angaben durch die Mitarbeiter – oft ist hier die Hemmschwelle niedriger,
→ „Was können wir für Sie tun?" – Frage nach dem Hauptanliegen,
→ Patienten ausreden lassen,
→ Gespräch anhand des Anamnesebogens strukturieren.
  - „Gibt es alte Röntgenbilder?" Wenn ja, wo liegen diese?
  - beim Vorbehandler? (Warum Zahnarztwechsel? Umzug oder unzufrieden? Wenn ja, warum?)
  - Vorgeschichte und subjektiven Befund abschließend für Patienten und Zahnarzt gemeinsam formulieren.

→ Anamnesebogen (Abb. **32a,b** im Anhang)
→ Bleistift
→ Rotstift
→ Schreibunterlage

→ Dokumentation,
→ Verifizierung der subjektiven Angaben durch die Untersuchung,
→ psychosoziale Diagnose – vorläufig,
→ evtl. weitere Vorbefunde anfordern.

Hauptanliegen

Notfallbehandlung

Erklärung Während der Großteil zahnärztlicher Behandlungen sachlich, inhaltlich und zeitlich planbar und das Ergebnis weitgehend vorhersagbar ist, belasten zahnärztliche Notfälle die materiellen und menschlichen Ressourcen der Praxis, des Patienten und des Arztes über das übliche Maß hinaus. Schon deshalb sind Notfälle in ihrer Prognose schlechter zu bewerten als Normalbehandlungen. Dabei gilt als Notfall alles, was ein rasches Eingreifen notwendig macht, da sonst eine mehr oder weniger gravierende Verschlechterung des Patientenbefindens zu befürchten ist:

→ Schmerzen, entzündliches Geschehen, Abszesse und Schwellungen,
→ Geschwulste,
→ offene, u. U. blutende Wunden, Frakturen, durch Unfall gelockerte Zähne, abgeschlagene Zahnteile,
→ reparaturbedürftiger Zahnersatz, v.a. bei Patienten, deren Arbeitsfähigkeit davon abhängig ist.

Ziel ist es, einen Notfall in einen Normalfall zu überführen, ohne die weitere Therapie negativ zu beeinflussen und Patienten und Arzt wieder zu „Herren des Verfahrens" zu machen. Zwangsläufig müssen dabei Kompromisse eingegangen werden, die aber später, unter normalen Bedingungen, optimiert werden können.

Ablauf
→ Allgemeine und notfallbezogene Anamnese,
→ symptombezogene Untersuchung,
→ Schmerzbehandlung, evtl. Medikamentengabe oder -verordnung,
→ Zustand stabilisieren mit dem Ziel der Planbarkeit,
→ evtl. Überweisung an kompetentere Instanz.

Material
→ Terminbuch
→ Anamnesebogen (Abb. **32a,b** im Anhang)
→ Interview
→ Karteikarte
→ gesamtes zahnärztliches Instrumentarium
→ Überweisungsformular
→ Telefonbuch

Nachbereitung
→ Dokumentation, evtl. auch unter forensischen Gesichtspunkten,
→ Aufklärung des Patienten, auch um – nach Schmerzfreiheit – Folgetermine zu sichern,
→ inhaltliche und terminliche Planung der Weiterbehandlung,
→ evtl. Wiedervorlage.

Untersuchung und Reevaluation

Untersuchung und Reevaluation

Einleitung

Vor der Therapie steht die Diagnose. Das Sammeln von Befunden, ihre Einordnung in ein Konzept und weitergehende Untersuchungen ermöglichen den systematischen Zugang zu therapeutischen Maßnahmen.

Neben dem Erheben akuter Befunde sollen auch weitergehende, evtl. später wichtige Tatbestände festgehalten werden, auch um – ausgehend vom Status quo – Veränderungen und ihre Richtung erkennen zu können. Ist ein Zustand stabil oder verläuft das Krankheitsbild progredient? Zwischenbefunde ermöglichen es, auf Änderungen im Befinden zu reagieren, die weitere Therapie wird in Inhalt und Umfang neu definiert.

Die Dokumentation ermöglicht auch im Nachhinein Vergleiche und Aussagen über die Richtung einer Behandlung.

Verweise

→ Anamnese
→ Grunduntersuchung
→ extraoraler Befund
→ intraoraler Befund
→ ZMK-Status
→ Vitalitätstest
→ parodontaler Screeningindex
→ Funktionsscreening
→ erweiterte Untersuchung
→ Funktionsbefund
→ Mundhygienestatus
→ PA-Befund
→ Planungsmodell
→ Fotodokumentation
→ Reevaluation
→ Wiederholungsuntersuchung

Grunduntersuchung

Erklärung

Ziel der Grunduntersuchung ist es, den subjektiven und objektiven Behandlungsbedarf festzustellen unter Berücksichtigung des Hauptanliegens. Es wird eine Grunddokumentation festgelegt, die eine weitere Dokumentation ermöglicht. Daraus ergibt sich möglicherweise ein primärer Behandlungsbedarf.

Ablauf

→ Befundung des Hauptanliegens nach Anamnesebogen und Interview.

Extraoral

→ Die Grunduntersuchung beginnt bereits beim Betreten des Behandlungsraumes und wird während des Interviews fortgeführt. Untersucht werden:
  – Körperhaltung
  – Hautfarbe und -veränderungen
  – Asymmetrien und Schwellungen (Kaumuskulatur, Lymphknoten)
  – Exophtalmus, Struma
  – Pupillenweite
  – Tremor
  – (Angst-)Schweiß
  – Sprache verwaschen
  – Mundgeruch

Intraoral
→ Zahnbefund: vorhandene und fehlende Zähne, Zahnersatz
→ Karies
→ Abrasion
→ Zahnhalserosion
→ Verfärbung
→ Perkussion
→ Vitalität
→ Funktionstüchtigkeit des Zahnersatzes
→ Zahnstein
→ PSI
→ Schleimhäute: Veränderungen an Wangeninnenseite oder Gingiva
→ Zungengrund, -ränder

→ Grundbesteck
→ Karteikarte
→ ZMK-light-Befundbogen (Abb. **33a** im Anhang)
→ Papier
→ Buntstifte
→ Bleistift
→ Radiergummi
→ PA-Sonde/WHO-Sonde

→ Evtl. erweiterte Untersuchung planen,
→ vorläufiger Therapieplan,
→ vorläufige Terminplanung,
→ evtl. erste Therapiemaßnahmen, z. B. Zahnsteinentfernen, Hauptanliegen,
→ Dokumentation,
→ alte Befunde anfordern (schon bei erstem Kontakt).

ZMK-light-Befund

Der ZMK-light-Befund erlaubt die weitgehend grafische Dokumentation einer Untersuchung, fasst die relevanten anamnestischen Sachverhalte komprimiert zusammen, ermöglicht die Planung von Behandlungsabschnitten und zeigt den aktuellen Behandlungsbedarf. Gegebenenfalls kann der ZMK-light- durch den ZMK-Status nach Reusch oder entsprechende Software ersetzt bzw. erweitert werden (Abb. **33a,b** und **34a,b** im Anhang).

Während der Untersuchung
→ Name des Patienten und Datum der 01,
→ Eintragungen nach Diktat wie folgt (Abb. **33a,b**):
 – krankhafte Befunde und Planungen = *rot*
 – Zahnbefund:
 – fehlende Zähne = *3–4 horizontale Striche*
 – Karies = *rot mit Lokalisation*
 – Füllungen und Zahnersatz, je nach Material farblich gekennzeichnet:
 – Keramik = *grün*
 – Kunststoff/Komposit = *blau*
 – Gold = *gelb/ orange*
 – Amalgam/Stahl = *Bleistift*
→ Datum des 1. PSI (oben),
→ PSI-Werte in Kästchen an Ramfjord-Zähnen,
→ 2. und 3. PSI am Ende des Blattes in eigenes Schema,

Untersuchung und Reevaluation

→ in einer späteren Sitzung wird hier auch der PA-Befund notiert:
  - Lockerungsgrade
  - Taschentiefe
  - Furkationsbefall
  - Rezessionen
  - Blutung beim Sondieren
→ Mundöffnung/Öffnungsbahn in das Schema einzeichnen (Angabe in mm),
→ evtl. mit weiteren Angaben ergänzen:
  - Geräusche, Schmerzen
  - Differenz zentrisch – habituell
  - Ausmaß von Laterotrusion und Protrusion (Angabe in mm)
  - Isometrie
→ Alter des vorhandenen Zahnersatzes (ZE): Herstellungsjahr,
→ ankreuzen: Abrasionen,
→ weitere Befunde entweder als Text in Bemerkungen oder als selbstdefinierte, eindeutige Zeichnung in Befundschema (z. B. retinierte Zähne),
→ ankreuzen nach anamnestischen Angaben und aus dem Verlauf des ärztlichen Interviews:
  - Parafunktionen
  - Kopfschmerzen
  - Muskulatur
  - Kiefergelenk (KG)
  - Kieferorthopädie (KfO)
  - konservierende Zahnmedizin (Kons)
  - Chirurgie (Chir)
  - PA-Behandlung (Paro)
  - PA-Mikrobiologie (Pa-Mikrob.)
  - Schienenbehandlung (Schiene)
  - Biss eingeschliffen (Einschl.)
→ sonstige gesundheitliche Probleme,
→ **wichtig: Hauptanliegen,**
→ danach Therapieplanung: Ankreuzen primärer Bedarf:
  - Mundhygieneverbesserung (MuHy)
  - professionelle Zahnreinigung (PZR)
  - PA-Behandlung (Paro)
  - Zahnstein (Zst)
  - Sonstiges (selbst festlegen)
  - evtl. ergänzende Bemerkungen

Nach der Untersuchung
→ Einzelzahnbezogene Planung in die Zeilen oberhalb/unterhalb des grafischen Schemas:
  - PA, dabei Unterscheidung zwischen GKV- und GOZ-Leistungen
  - konservierende Zahnmedizin, Chirurgie, Schienungen
  - Prothetik
  - Funktion/Sonstiges, z. B. Einschleifen, Aufbauten
→ genauere abschnittsweise Therapieplanung als kurzer Text.

Während der Behandlungsphase
→ Nachführen der Befunde:
  - durch Einzeichnen der jeweiligen Maßnahmen
  - nach Erledigung Übermalen der *roten* Einträge in *blau, grün* oder mit *Bleistift*

- → ZMK-light-Befundbogen (Abb. **33a** im Anhang)
- → Bleistift
- → Farbstift in grün, gelb/orange, rot, blau
- → Radiergummi

- → Komplettierung der Befunde
- → Verbesserung/Verdeutlichung der Einträge, die während des Diktats unvollkommen vorgenommen wurden
- → Knochenverlauf aus vorhandenen aktuellen Röntgenaufnahmen einzeichnen
- → Therapieplanung
- → bei Bedarf Neuanlage eines ZMK-light-Bogens mit **sorgfältigem** Übertrag der vorhandenen Befunde.

Achtung: Übertragungsfehler kommen vor, deshalb Kontrolle oder besser: Softwarelösung.

Vitalitätsprobe

Die Sensibilität eines Zahnes ist das wichtigste diagnostische Kriterium, um seine Lebendigkeit, d. h. seine Funktionsfähigkeit beurteilen zu können.

- → Zahn mit Luft trocknen: Schmerz? = +,
- → Kältespray auf Wattepellet, dann Pellet auf Zahn: Schmerz? = +,
- → evtl. direkt Spray auf Zahn,
- → evtl. Trepanation/Bohren ohne Anästhesie,
- → Wärme: erhitzte Stangenkerrmasse an Zahn,
- → wichtige Kriterien zur Beurteilung:
  - *Geschwindigkeit* des Schmerzeintritts: sofort bis verzögert
  - *Intensität*: fühlbar bis fast unerträglich
  - *Dauer*: Sekunden (während der Applikation) bis andauernd (einige Minuten nach Applikation)
  - *Lokalisation*: einzelner Zahn oder nicht genau lokalisierbar
- → nach Ergebnis/bei Schmerz: Patient soll Zunge an Zahn bringen, wärmt bzw. kühlt,
- → Dokumentation.

- → Grundbesteck
- → Kältespray
- → Wattepellets
- → Stangenkerrmasse

- → Dokumentation.

Parodontaler Screeningindex

Der parodontale Screening Index (PSI) gibt einen raschen Überblick über die zu erwartende parodontale Behandlungsbedürftigkeit eines Patienten.

- → Zuordnung der Zähne zu Sextanten (Tab. **2**).
- → mit WHO-Sonde an allen Zähnen sondieren und Prüfung auf:
  - *Blutung*: sextantenweise sondieren und aufschreiben.
  - *Taschentiefe*: inwieweit bleibt das schwarze Band sichtbar?
  - *Rauigkeiten*: Zahnstein, Konkremente, Füllungs-/Zahnersatzränder?
- → der jeweils schlechteste Wert wird notiert,

Untersuchung und Reevaluation

Tabelle 2   Zuordnung der Zähne zu Sextanten.

I	II	III
18–14	13–23	24–28
VI	**V**	**IV**
48–44	43–33	34–38

→ Einteilung:
  – *Code 0:* schwarzes Band bleibt vollständig sichtbar, keine Rauigkeiten, keine Blutung – keine Therapie.
  – *Code 1*: wie *0* aber mit Blutung – Verbesserung der Mundhygiene.
  – *Code 2*: wie *1*, zudem Zahnstein – Therapie wie *1*, zusätzlich Glättung – Zahnstein entfernen und/oder professionelle Zahnreinigung.
  – *Code 3*: wie *2*, zudem bleibt Band nur teilweise sichtbar, d. h. Taschentiefe zu hoch (Gefahr des Wechsels des Keimspektrums) – Therapie wie *2*, zusätzlich Einleitung einer PA-Behandlung.
  – *Code 4*: wie *3*, zudem verschwindet schwarzes Band ganz – Therapie wie *3*.
  – ein Furkationsbefund wird mit * notiert.

Material
→ WHO-Sonde
→ Grundbesteck
→ Luftbläser
→ ZMK-light-Befundbogen

Nachbereitung
→ Dokumentation
→ Einleitung adäquater Therapie:
  – Mundhygiene?
  – Zahnstein entfernen?
  – PZR?
  – PA-Behandlung?
  – Recall!

Funktionsscreening

Erklärung   Das Wissen um evtl. vorhandene funktionelle Probleme vermeidet Schwierigkeiten im weiteren Behandlungsablauf. Mit einem Funktionsscreening lässt sich schnell entscheiden, ob der Patient in dieser Hinsicht als unproblematisch gelten kann oder ob evtl. weitere Maßnahmen sinnvoll sind.

Ablauf
→ Anamnese beachten bezüglich:
  – Geräuschen oder Schmerzen in Ohrumgebung
  – Geräuschen oder Schmerzen bei Mundöffnung
  – Kieferorthopädie
  – Hals- oder Nackenverspannungen
  – Knirschen
→ Mitte der Oberkieferfront-Schneidekante auf Unterkieferfront mit wasserfestem Stift markieren,
→ 2- bis 3-mal weit öffnen lassen,
→ dabei Gelenkregion palpieren: Geräusche? Knacken? Reiben?
→ Öffnungsbahn beobachten: gerade oder Seitenabweichung?
→ messen, in ZMK-light-Befundbogen notieren: > 40 mm = o.k.; schnellere Methode: *3-Finger-Test,*

ZMK-Status nach Reusch

→ Protrusion und Laterotrusion messen und notieren:
  – Asymmetrien
  – funktionelle Dysfunktion
→ schnelle Zentrik: Abgleiten zentrisch gegen habituell,
→ Isometrie:
  – Erklärung für den Patienten: Muskeltest verschiedener Kaumuskelgruppen,
  – Ausgangsposition: Schneidekanten aufeinander, 1 cm weit öffnen,
  – Position gegen Druck halten, nicht bewegen,
  – schließen gegen Druck der Finger auf den Kauflächen,
  – öffnen gegen Druck auf UK-Unterseite,
  – vorschieben gegen Druck auf Kinnspitze,
  – Schmerzen? sonstige (unangenehme) Gefühle?
  – Kraftentfaltung – absolut sowie im Seitenvergleich,
  – Ergebnisse notieren.

Material

→ Wasserfester Stift
→ ZMK-light-Befundbogen (Abb. **33a** im Anhang)
→ Lineal oder Schiebelehre

Nachbereitung

→ Bewertung,
→ evtl. weitere Untersuchungen,
→ evtl. Therapie.

Erweiterte Untersuchung

Erklärung

Aus der Grunduntersuchung ergibt sich u.U. die Notwendigkeit weiterer Untersuchungen mit speziellen Fragestellungen. Daraus folgt auch eine erweiterte Dokumentation, zweckmäßig im ZMK-Status nach Reusch oder mithilfe entsprechender Software (Abb. **34a,b** im Anhang).

Ablauf

→ Je nach Notwendigkeit einzelne oder kombinierte Anfertigung von:
  – Röntgenbildern, OPG, Zahnfilmen, Bissflügelaufnahmen,
  – Vitalitätsproben,
  – Sulkusblutungsindex,
  – Papillenblutungsindex,
  – Abstriche (mikrobiologische Diagnostik parodontalrelevanter Keime),
  – evtl. Biopsie (wenn bei positivem Befund weitere Therapie ohne Verzögerung gewährleistet ist, sonst besser gleich Überweisung),
  – Situationsmodelle,
  – evtl. Fotodokumentation.

Material

→ Siehe jeweilige Untersuchung

Nachbereitung

→ Aufnahme der Ergebnisse in den Therapieplan,
→ zeitliche und inhaltliche Planung.

ZMK-Status nach Reusch

Erklärung

Der ZMK-Status nach Reusch dient der umfassenden übersichtlichen Befundung und Dokumentation, um weitere notwendige Behandlungen zu planen. Nach der Erstuntersuchung können fragliche Zähne nochmals überprüft werden. Zusammenhängende sachliche und räumliche Bezüge von Einzelbefunden werden mit dem Formular visuell erfassbar (Abb. **34a,b** im Anhang).

Untersuchung und Reevaluation

Ablauf   Vorhandene Befunde aus der 01-Untersuchung, dem alten ZMK-Status und aus Röntgenbildern werden eingetragen und aktualisiert.

- → *Fehlende Zähne* sind *weiß* überklebt,
- → *Vitalität* eingetragen,
- → *Zahnersatz* eingetragen,
- → *Wurzelfüllungen* eingetragen,
- → *zu extrahierende Zähne* durchgestrichen,
- → dann ausfüllen nach Diktat oder nach Aufnahme mit Diktiergerät:
- → **Zeile A1**:
  - im rechten dunklen Feld Kürzel der 01-Untersuchung mit kleinen Buchstaben eintragen
  - im hellen Teil die materialtechnische Beschreibung der vorhandenen Füllungen oder Kronen eintragen (z. B. *fa* = Füllung Amalgam, *ig* = Inlay Gold, *kv* = Krone kunststoffverblendet)
- → **Zeile A2**:
  - Darstellung vorhandener Karies, Füllungen, Kronen sowie des Zustands der Füllungen und Kronen
  - *grüne* Punkte markieren vorhandene Füllungen, *rote* Punkte vorhandene Karies
  - vorhandene Kronen bzw. Füllungen nach Material farblich kennzeichnen: Kunststoff = *blau*, Gold = *gelb*, Keramik = *grün*, Amalgam/Stahl = *grau/Bleistift*
  - nach Behandlung übermalen
- → **Zeile A3**:
  - Perkussion (+)
- → **Zeile A4**:
  - Knochenabbau in Prozent der Wurzellänge
  - 0-Linie etwa 1 mm unterhalb der Schmelz-Zement-Grenze, 100% = Linie der Wurzelspitze
- → **Zeile A5**:
  - Taschenaktivität
  - B = Blutung
  - B+ = Spontanblutung
  - P = Pus oder Sekretion
- → **Zeile A6**:
  - Furkationsbeteiligung, abgestuft in Grad *1*, *2* und *3*
- → **Zeile A7**:
  - *mittleres Kästchen*: Lockerungsgrad in römischen Zahlen:
    0 = o.k.
    I = gerade eben sichtbar
    II = deutlich sichtbar
    III = extraktionsreif
  - *äußeres Kästchen*: Sondierungstiefe in Milimeter pro Zahn an 6 Punkten:
    1. Durchgang: Sondierung bukkal, d. h. Anfang bei 18 distobukkal, dann zentral-bukkal, dann mesiobukkal; ebenso verfahren mit 17, 16 usw., d. h. es ergeben sich im 1. Durchgang pro Zahn 3 Werte,
    2. Durchgang: Sondierung palatinal bzw. lingual sowie distal, zentral und mesial, zusätzlich in Zeile B1 und C1 als *rote horizontale Linie* eintragen
- → **Zeile A8**:
  - Vitalitätsprüfung

- → **Zeilen B2, B1, C1 und C2**:
  - Zahnkronenansicht von okklusal und vestibulär, Zahnwurzelansicht von palatinal und vestibulär
  - in die Okklusalansicht der Zahnkronen können anhand des Okklusogramms oder der Artikulatoranalyse Interferenzen in der habituellen Kontaktposition in *Rot*, protrusive Gleitführung in *Schwarz*, laterotrusive Gleitführung in *Grün* und mediotrusive Gleitführung in *Blau* eingezeichnet werden; Abrasionen werden in flächigem *Orange* dargestellt
  - in der Seitenansicht der Zahnkronen und -wurzeln werden die Befunde so eingetragen, wie sie auf dem Röntgenbild zu erkennen sind (z. B. vorhandene und geplante Wurzelfüllungen, apikale Aufhellungen, Zyste usw.)
  - in B1 und C1 werden Werte der Hyperplasien (+) und Werte der Rezessionen (-) angegeben; der Verlauf der Gingiva wird in *Grün* eingezeichnet; ausgehend von der Obergrenze der Gingiva wird mittels *roter vertikaler* Striche die Sondierungstiefe eingetragen; Knochentaschen, freiliegende Bifurkationen, Limbus alveolaris – wenn notwendig – in *Rot* einzeichnen
  - zwischen B1 und C1 Bemerkungen: wann CP, wann WF, seit wann Zahnersatz?
- → **Zeile ART**:
  - im Artikulationsband werden die am Patienten ermittelten Zähne, die an exzentrischen Führungen beteiligt sind, eingezeichnet; unterhalb des mittleren Kästchens werden Zähne, die beim Zusammenbeißen keine Shimstock-Folie halten, gekennzeichnet
- → **Zeile D1–D4**:
  - hier können die vorgesehene PA-Therapie (D4), konservierende, chirurgische und geplante prothetische Maßnahmen näher erklärt werden
  - geplante Eingriffe in *Rot* schreiben, nach Behandlung *schwarz* übermalen
  - *Bleistift* als noch nicht definitive Notiz
- → **FaL – FtM**:
  - hier ist Raum für funktionsanalytische Leistungen und -therapeutische Maßnahmen.

- → Bleistift
- → Farbstift rot, blau, grün, gelb/orange
- → Radiergummi
- → Korrekturband
- → evtl. Diktiergerät

- → Überarbeiten, in definitive Form bringen,
- → **Datum der Aufnahme nicht vergessen!**
- → unklare vergessene Befunde zur Klärung notieren (nächster Termin).

Material

Nachbereitung

Situationsmodelle

Durch Alginatabformung gelingt die rationelle Erstellung exakter (Situations-)Modelle, die neben den Zähnen auch das Zahnfleisch wiedergeben. Handgehalten ermöglichen sie eine grobe Orientierung über Zahnfehlstellungen, Pflegehindernisse und Destruktionszustand der Zähne. Arbiträr einartikuliert sind Aussagen über den Funktionszustand des Systems und daraus folgernd über den Behandlungsbedarf möglich. Weiterhin können die Modelle – evtl. dubliert – zur Herstellung von Zentrikplatten, individuellen Löffeln oder Provisorien benutzt werden sowie ggf. für ein Wax-Up oder Set-Up.

Erklärung

Untersuchung und Reevaluation

Ablauf
- → Löffel aussuchen (Größe und Form) und anprobieren (entweder an bereits vorhandenen Modellen oder im Mund),
- → mit C-Silikon (billig) oder Boxing Wax abstoppen (am Gaumen, an den letzten Zähnen),
- → Retention des Alginats am Löffel sicherstellen, evtl. durch Haftlack,
- → Alginat nach Anweisung (Messbecher!) anmischen, dabei Zeit beachten, evtl. Farbumschlag,
- → Alginat in den Löffel einfüllen,
- → Patienten auffordern, Kopf anzulehnen und zu schlucken,
- → kleine Menge Alginat auf den Handrücken geben und damit die Okklusalflächen und evtl. andere kritische Stellen vorstreichen (Luftblasen werden dabei entfernt),
- → Löffel einsetzen:
  - OK: hinten ansetzen, dann nach vorne gegen die Zahnreihe herunterdrücken
  - UK: gleichmäßig herunterdrücken
- → beim UK soll Patient Zunge herausstrecken,
- → Patient soll durch die Nase atmen,
- → evtl. passive Bewegung der Lippen und Wangen durch den Abdrucknehmenden zur besseren Abformung des Vestibulums,
- → Löffel vorsichtig von den Zähnen lösen und herausnehmen, dabei nicht verkanten,
- → kontrollieren (Blasen? nichts ausgerissen? alles dargestellt?).

Material
- → Verschiedene OK- und UK-Löffel (Rim-Lock)
- → Abdämmmaterial: C-Silikon und/oder Boxing Wax
- → Retentionsvermittler – Tesakrepp, Haftlack
- → Alginat
- → Messbecher für Pulver
- → Messbecher für Wasser
- → Anmischbecher
- → Anrührspatel

Nachbereitung
- → Alginatabformung zügig ausgießen (Verdunstung!) oder Lagerung im Hygrophor,
- → je nach späterer Verwendung mit unterschiedlichem Gips,
- → evtl. Modelle einartikulieren.

Fotodokumentation

Erklärung
Die Dokumentation der Situation in prothetischer, ästhetischer und funktioneller Sicht erleichtert die Planung am Schreibtisch. Nicht zu vergessen ist die Bedeutung der Dokumentation als Beweissicherung.

Ablauf
- → Patienten informieren,
- → Kamera auf Funktion überprüfen,
- → Lagerung des Patienten für guten Zugang,
- → Objekt (Mund) ausleuchten mit OP-Licht,
- → 1. Bild: Karteikarte fotografieren für die leichtere Zuordnung,
- → ästhetisch orientierte Aufnahmen:
  - 1 Porträtaufnahme: breit grinsend, erfasst die Lachlinie und Sichtbarkeit der Zähne
  - 1 Aufnahme der Mundpartie: lächelnd

→ *zahntechnisch orientierte Aufnahmen* (mit Lippenretraktor):
  – 2 Okklusalaufnahmen mit Spiegel: OK und UK
  – 2-mal Laterotrusion links und rechts, jeweils von entsprechender Seite
  – bei Prothetik Frontalansicht mit Zahnfarbmuster
→ evtl. Spezialaufnahmen für Details und Besonderheiten.

→ Kamera, Ringblitz, Makroobjektiv
→ Lippenretraktoren – handgehalten und selbstspannend
→ Okklusalspiegel – gewölbt
→ Farbring
→ Diafarbfilm ab ISO 400

→ Dokumentation,
→ Film entwickeln,
→ Fotodokumentation in Kartei einfügen,
→ Fehlschüsse wiederholen.

Reevaluation

Nach Abschluss sachlich zusammenhängender Behandlungsabschnitte (z. B. Verbesserung der Mundhygiene, nichtinvasive PA-Therapie, funktionelle Vorbehandlung) findet eine Befundung der bisherigen Behandlung statt. Die Behandlungsergebnisse werden bewertet, und gemeinsam mit dem Patienten stimmt der Zahnarzt die sich daraus ergebenden weiteren Therapieziele und Planungen sowie evtl. die Klärung der zusätzlichen finanziellen Aufwendungen, Zuschussfestsetzungen und Kostenübernahmen ab.

→ Geistige Rekapitulation des bisherigen Behandlungsablaufs,
→ Befundung der neu zu bewertenden Behandlungsergebnisse,
→ Interview des Patienten hinsichtlich der bisherigen Behandlungsabschnitte: seine subjektive und objektive Zufriedenheit,
→ gemeinsame Festlegung des weiteren Behandlungsablaufs:
  – was ist minimal notwendig zum Erhalt des bisherigen Ergebnisses?
  – was ist maximal erreichbar?
  – unter welchen Bedingungen?
  – wie ist der zeitliche und finanzielle Aufwand?
  – was ist das persönliche Optimum?

→ komplette Dokumentation
→ Befundbögen
→ Grundbesteck

→ Dokumentation,
→ schriftliche Fixierung des Ergebnisses der Reevaluation,
→ inhaltliche Planung,
→ zeitliche Planung.

Röntgen

Orthopantomogramm

Einleitung

Auch wenn bildgebende Verfahren wie Ultraschall, Computer- oder Kernspintomografie an Bedeutung gewonnen haben, ist das eigentliche Röntgen noch immer für den Großteil der zahnärztlichen Diagnostik ausschlaggebend, entweder mit konventioneller Filmtechnik oder mit Aufzeichnung auf elektronischen Sensoren. Ultraschall und Kernspin/MRT – letzteres ist verbunden mit einem hohen finanziellen Aufwand – ermöglichen auf anderer physikalischer Basis unterschiedliche Darstellungen und Abbildungen bisher nicht darstellbarer Gewebe.

Während das Orthopantomogramm (OPG) als orientierende Übersichtsaufnahme für viele zahnärztliche Belange ausreichende Ergebnisse liefert, zeigt der Zahnfilm detailreicher, mit höherer Auflösung 3–4 Zähne. Verschiedene Techniken der Positionierung von Film und Röntgenstrahler ermöglichen die Kariesdiagnostik, die Beurteilung parodontaler und apikaler Verhältnisse sowie die Lageorientierung.

Aufgrund des Risikos, das vom Einsatz ionisierender Strahlung ausgeht, sind folgende Regeln immer einzuhalten:

→ Indikation stellen: ist die Aufnahme notwendig?
→ Ist das Ergebnis mit anderen Mitteln weniger belastend zu erreichen?
→ Gibt es andere Aufnahmen mit demselben Aussagewert?
→ Gibt es einen Röntgenpass?
→ Besteht eine Schwangerschaft?
→ Patienten abdecken gegen Streustrahlung – speziell die Schilddrüse.
→ Dokumentation:
  – Ergebnis der Befragung des Patienten
  – Zeitpunkt und Art der Aufnahme
  – Körperregion
  – Befund
  – physikalische Daten
→ Archivierung aller Aufnahmen bis zur Vollendung des 28. Lebensjahres, danach 10 Jahre lang.
→ Auswertung mit Lupe (Filmauflösung ist besser als die Auflösungsfähigkeit des Auges).
→ Hochempfindliche Filme (Kodak Insight).
→ Schriftliche Arbeitsanweisung am Röntgengerät.

Verweise

→ OPG
→ Zahnfilm
→ Bissflügelaufnahme
→ Röntgenstatus
→ Paralleltechnik
→ Rechtwinkeltechnik
→ Mundbodenaufnahme
→ Kiefergelenk-Röntgen
→ Fernröntgenaufnahme

Orthopantomogramm

Erklärung

Das Orthopantomogramm ermöglicht mit relativ geringer Strahlenbelastung ein orientierendes Röntgenbild der Kieferregion und in gewissen Grenzen auch der umliegenden Areale. Details müssen evtl. in Einzelaufnahmen dargestellt werden.

Ablauf

→ Rechtfertigende Indikation?
→ Letzte Röntgenaufnahme – gibt es einen Röntgenpass?
→ Schwangerschaft?
→ Gerät einschalten (Hochlaufzeit),

Röntgen

- → Schmuck, Piercings, herausnehmbaren Zahnersatz ablegen,
- → Röntgenschürze anlegen, **hinten** überlappend schließen (Strahler geht hinten herum),
- → kV-Wert (Strahlungshärte) einstellen (ca. 70 kV), abhängig von Statur und Konstitution des Patienten: *groß und stark* mehr (ca. 75 kV), *zierlich* weniger; bei *Kindern* und *sehr zierlichen* Frauen betätigt man die Taste „Kind" (ca. 65 kV),
- → Positionierung des Patienten:
  - Höhe des Geräts grob einstellen (roter Knopf),
  - Patient hält sich an Handgriffen fest,
  - Füße zusammenstellen und etwas vorrücken,
  - Kinn auf Kinnstütze legen,
  - Frontzähne in Kerben der Positionierungshilfe einbringen,
  - Wirbelsäule strecken,
  - Kauebene parallel zum Fußboden ausrichten,
  - mit Lichtfadenkreuz Mitte und Bipupillarlinie einrichten (grüner Knopf): der senkrechte Strich geht mitten durch die Nase, der waagerechte Strich durch die Pupillen,
  - Stirn- und Schläfenstütze einstellen, den Patienten fixieren.
- → Ablauf erläutern: „Das Gerät läuft um Sie herum – bitte bleiben Sie stehen und legen Sie die Zunge gegen den Gaumen."
- → Sicherheitsbereich (den Raum) verlassen,
- → Auslöser betätigen (**draufbleiben!**),
- → während der Aktion des Geräts Ablauf verfolgen,
- → Patient bleibt noch kurz stehen,
- → *Reset*-Taste betätigen, damit der Schlitten wieder zurückfährt,
- → Patient kann zurücktreten und die Bleischürze ablegen, Schmuck usw. wieder anlegen,
- → Gerät ausschalten.

Material
- → Bleischürze
- → OPG-Film
- → Positionierungshilfe mit Kerben
- → Desinfektionsmittel
- → Kennzeichnungsmaterial

Nachbereitung
- → Patienten ins Behandlungszimmer zurückführen,
- → Desinfektion der kontaminierten Gegenstände,
- → OPG entwickeln,
- → neuen Film einlegen,
- → OPG beschriften: Name, Geburtsdatum, Datum der Aufnahme, kV-Zahl,
- → Dokumentation in der Karteikarte,
- → Röntgenpass ausfüllen,
- → Qualitätskontrolle: bei Auffälligkeiten Fehlerquelle eruieren und ausschalten.

Rechtwinkeltechnik

Erklärung

Durch Kleinröntgenaufnahmen ist auch in Bereichen, die dem Auge nicht zugänglich sind, das Erkennen krankhafter Prozesse des Zahnes und seiner direkten Umgebung möglich. Die modifizierte Rechtwinkeltechnik bietet dabei einen guten Kompromiss zwischen einfacher praktischer Durchführung und aussagekräftiger Diagnose bei befriedigendem Strahlenschutz (Abb. **2**).

Rechtwinkeltechnik

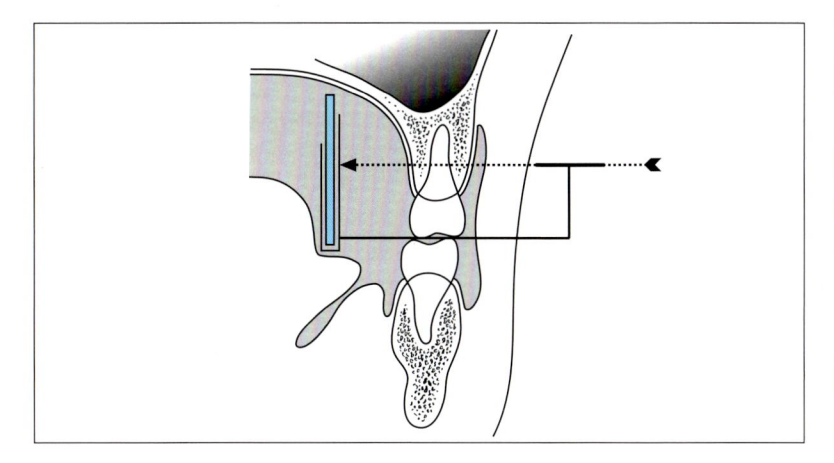

Abb. 2 Rechtwinkeltechnik.

Ablauf

- Patienten über Sinn und Notwendigkeit aufklären,
- rechfertigende Indikation formulieren und dokumentieren,
- Röntgenpass vorhanden?
- Gibt es vorhandene (aktuelle) Aufnahmen?
- Schwangerschaft?
- Strahlenschutz anlegen – Schutz der Schilddrüse beachten,
- Film in Halter befestigen,
- Erhabenheit der Stanzung in Richtung Röhre,
- Patient soll Kopf an Kopfstütze anlegen,
- Filmhalter mit Film positionieren:
  - darzustellender Bereich muss abgedeckt sein,
  - Film liegt möglichst nah und möglichst parallel zur Zahnachse den oralen Flächen an,
  - Fixierung durch Aufbeißen,
  - evtl. durch Watterollen unterstützen.
- Röntgentubus mithilfe der am Filmhalter vorhandenen Zielvorrichtung ausrichten: Zentralstrahl geht senkrecht durch das Zentrum des Filmes (Abb. 2),
- Gerät einschalten,
- Raum verlassen,
- Belichtung nach Vorschrift unter Verwendung der Symbole auf dem Bedienfeld,
- Gerät ausschalten,
- Halter mit Film entfernen, Strahlenschutz entfernen.

Material

- Röntgenfilm (3,1×4,1 cm oder für Kinder 2,2×3,5 cm) mit hoher Empfindlichkeit (F)
- Filmhalter (Rinn Uni-Bite)
- Watterollen
- Strahlenschutz
- Röntgenpass

Nachbereitung

- Film entwickeln nach Vorschrift,
- Desinfektion der kontaminierten Gegenstände,
- Dokumentation der Aufnahme im Röntgenkontrollbuch,
- Eintrag im Röntgenpass,
- Dokumentation des Befunds und der Indikation in der Karteikarte,
- Diagnostik.

Röntgen

Bissflügelaufnahme

Erklärung Bissflügelaufnahmen dienen der erweiterten Kariesdiagnostik, v.a. im Approximalraum. Bei geringem parodontalen Knochenabbau können sie als Parodontalstatus verwendet werden. Bei Anwendung spezieller Filmformate und moderner Filme haben diese Aufnahmen große Aussagekraft bei geringer Strahlenbelastung (Abb. **3**).

Ablauf
→ Patienten über Sinn und Notwendigkeit aufklären,
→ rechtfertigende Indikation?
→ Röntgenpass vorhanden?
→ Gibt es vorhandene (aktuelle) Aufnahmen?
→ Schwangerschaft?
→ Strahlenschutz anlegen – Schutz der Schilddrüse beachten,
→ Film in mittiger Position des Filmhalters befestigen,
→ Patient soll Kopf an Kopfstütze anlegen,
→ Filmhalter mit Film positionieren:
– darzustellender Bereich muss abgedeckt sein,
– Film liegt möglichst nah den Palatinalflächen an,
– Fixierung durch Aufbeißen,
– evtl. durch Watterollen unterstützen.
→ Röntgentubus mithilfe des Filmhalters ausrichten: Zentralstrahl geht senkrecht durch das Zentrum des Filmes,
→ Gerät einschalten,
→ Raum verlassen,
→ Belichtung nach Vorschrift unter Verwendung der Symbole auf dem Bedienfeld,
→ Gerät ausschalten,
→ Halter mit Film entfernen, Strahlenschutz entfernen.

Material
→ Röntgenfilm (3,1 × 4,1 cm oder für Kinder 2,2 × 3,5 cm)
→ Filmhalter
→ Watterollen
→ Strahlenschutz
→ Röntgenpass

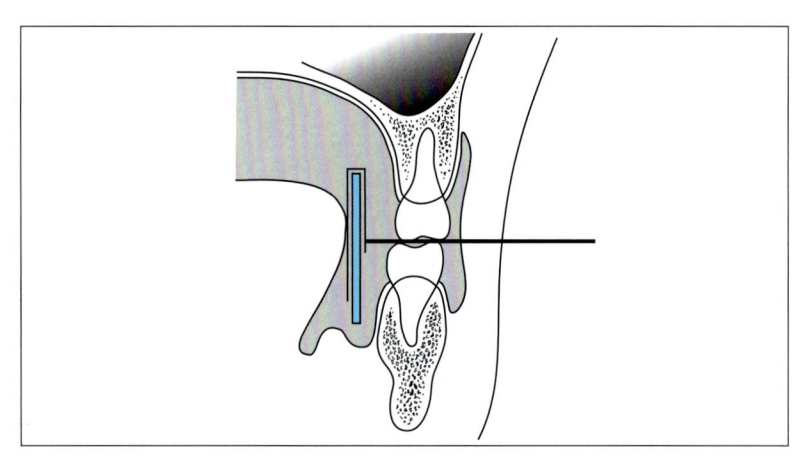

Abb. **3** Bissflügelröntgen.

→ Film entwickleln nach Vorschrift,
→ Desinfektion der kontaminierten Gegenstände,
→ Dokumentation der Aufnahme im Röntgenkontrollbuch,
→ Eintrag im Röntgenpass,
→ Dokumentation des Befunds und der Indikation in der Karteikarte,
→ Diagnostik.

Röntgenstatus

Die genaueste Information über den PA-Zustand und Kariesbefund gibt der Röntgenstatus, d.h. alle Zähne werden durch Einzelzahnaufnahmen dargestellt. Dem steht die höhere Strahlenbelastung entgegen. Es ist grundsätzlich zu überlegen, ob nicht ein geringer belastendes OPG mit ergänzenden Zahnfilmen ein gleiches Ergebnis ermöglicht.

→ Allgemeiner Ablauf wie in Abschnitt *Rechtwinkeltechnik* beschrieben
→ Anfertigung von insgesamt 14 Aufnahmen, evtl. ergänzend 2 Bitewing-Aufnahmen nach folgendem Schema:

Tabelle **3** Aufnahmeschema bei Röntgenstatus.

OK	8 7 6	6 5 4	4 3 2	2 1 1 2	2 3 4	4 5 6	6 7 8
UK	8 7 6	6 5 4	4 3 2	2 1 1 2	2 3 4	4 5 6	6 7 8

→ Positionierung nach Bedarf wie in Abschnitt *Rechtwinkeltechnik* beschrieben.

→ Zahnfilme
→ Zahnfilmhalter
→ Klarsichtfolie

→ Siehe Abschnitt *Rechtwinkeltechnik* (Einzelaufnahmen),
→ nach obigem Schema auf Klarsichtfolie kleben,
→ Dokumentation.

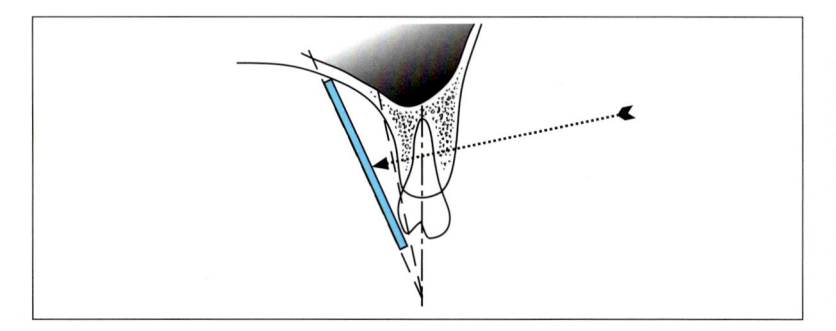

Halbwinkeltechnik

Wenn es mithilfe der Rechtwinkeltechnik nicht gelingt, ein befriedigendes Röntgenbild zu erstellen, bietet die Halbwinkeltechnik eine weitere Möglichkeit der Abbildung einer Struktur unter definierten Bedingungen, wobei allerdings die Größenverhältnisse der Objekte schwieriger einzuschätzen sind (Abb. **4**).

Abb. **4** Halbwinkeltechnik.

Röntgen

Ablauf	→ Es gelten alle Punkte der *Rechtwinkeltechnik*, allerdings werden Film und Strahler anders positioniert (Abb. **4**): → Film möglichst nahe an abzubildendes Objekt bringen, → gedanklich jeweils eine Ebene durch Film und Objekt erstellen, → gedanklich eine winkelhalbierende Ebene zu den beiden vorher definierten konstruieren, → der Zentralstrahl des Röntgentubus trifft diese Ebene mittig und senkrecht.
Material	→ Siehe Abschnitt *Rechtwinkeltechnik*
Nachbereitung	→ Siehe Abschnitt *Rechtwinkeltechnik* → In der Dokumentation Halbwinkeltechnik benennen

Mundbodenaufnahme

Erklärung	Die Darstellung von im Mundbodenbereich befindlichen Fremdkörpern gelingt durch eine spezielle Positionierung von Film und Tubus. Wenn dieser Befund aber nicht akut erhoben werden muss, ist hier zur Vermeidung der Strahlenbelastung die Diagnostik durch Ultraschall sinnvoll – evtl. nach einer Überweisung (Abb. **5**).
Ablauf	→ Siehe Abschnitt *Rechtwinkeltechnik*, aber andere Positionierung (Abb. **5**), → der Film wird durch Zubeißen fixiert.
Material	→ Siehe Abschnitt *Rechtwinkeltechnik* → evtl. größerer Film
Nachbereitung	→ Siehe Abschnitt *Rechtwinkeltechnik* → In der Dokumentation Positionierung vermerken

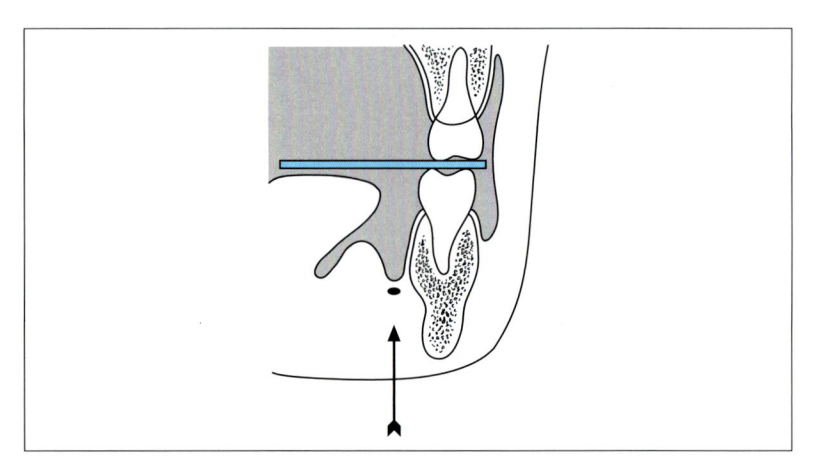

Abb. **5** Mundbodenaufnahme.

Kiefergelenk-Röntgen

Erklärung	Üblicherweise bieten OPG-Geräte auch Programme zur Erstellung von Kiefergelenkaufnahmen an. Da aber mit diesen Programmen eine Darstellung nichtknöcherner Strukturen, v.a. der Disken, nicht möglich ist und die Darstellung nur zweidimensional erfolgt, sind die Ergebnisse nahezu wertlos. Methode der Wahl ist entweder ein normales OPG, das als Screeningaufnahme zur Dar-

stellung der knöchernen Anatomie beider Gelenke – hier dann auch im Seitenvergleich – durchaus seinen Wert hat oder, bei vorhandener Indikation, die Überweisung zum Anfertigen einer MRT-Darstellung. Bei dieser können dann ebenfalls die wichtigen Weichteilstrukturen, auch in verschiedenen Schichten und aus verschiedenen Blickwinkeln, dargestellt werden, evtl. auch in der Dynamik (Abb. **40** im Anhang).

Ablauf
- → Indikationsstellung,
- → Auswertung schon vorhandener aktueller OPG,
- → evtl. Neuanfertigung,
- → evtl. Überweisung mit exakter Fragestellung unter Verwendung spezieller Formulare (Abb. **40** im Anhang).

Material
- → OPG
- → Überweisung
- → Überweisungsbogen

Nachbereitung
- → Siehe Abschnitt *Orthopantomogramm* oder Fremdbefund nach Rücküberweisung auswerten.

Fernröntgen

Erklärung

Die Erfassung anatomischer Parameter des Gesichtsschädels kann Hinweise zur Gestaltung des Zahnersatzes geben. Nach der Bestimmung der Scharnierachse und ihrer röntgendichten Markierung am Patientenkopf (Metallplättchen) wird eine Fernaufnahme des Schädels erstellt und diese nach verschiedenen Methoden (z.B. nach Slavicek) durchgezeichnet. Definierte Strukturen werden aufgesucht, markiert und zueinander in Relation gesetzt. Aus den sich ergebenden geometrischen Werten können Hinweise zur Aufstellung von Zähnen, zur Höckerneigung usw. gewonnen werden.

Ablauf
- → Scharnierachse aufsuchen:
  - exakt durch Axiographie
  - arbiträr mit Denar-Lineal
- → Markierung der Achspunkte auf der Haut:
  - evtl. Tätowierung
  - dann: Metallplättchen mit Heftpflaster aufkleben
- → Infraorbitalpunkt aufsuchen und diesen ebenfalls durch Aufkleben von Metallplättchen markieren,
- → Instruktion des Patienten: Markierungen nicht entfernen,
- → Fernröntgenbild,
- → Pflaster entfernen.

Material
- → Axiographiezubehör
- → Denar-Lineal
- → Metallplättchen
- → Filzstift zur Markierung
- → Heftpflaster

Nachbereitung
- → Auswertung: mit Durchzeichnung und Tabellen oder Software (*Cadias*).

Planung

Behandlungsplanung

Abgesehen von echten Notfallbehandlungen sind in der Zahnheilkunde die meisten Arbeitsschritte zeitlich und inhaltlich planbar, Ergebnisse sind mit unterschiedlicher Wahrscheinlichkeit vorhersagbar. Für Patient und Behandler wird das gemeinsame Tun einfacher, wenn Ziele und Abläufe abgestimmt und im Konsens angesteuert werden. Zeitliche und finanzielle Ressourcen im Vorhinein zu klären, erspart überflüssige medizinische Behandlung, vermeidet Enttäuschungen und Behandlungsabbrüche. Das abschließende Ergebnis einer geplanten Behandlung übertrifft die Qualität unkoordinierter Bemühungen. Selbstverständlich steigt die Komplexität der Planung mit der Komplexität des Behandlungsfalles.

Einleitung

- Hauptanliegen
- Planung am Schreibtisch
- konservierende und endodontologische Planung
- Planung der parodontologischen Behandlung
- funktionelle Planung
- prothetische Planung
- implantologische Planung
- kieferorthopädische Planung
- Planung der Nachsorge, der Erhaltungstherapie
- grafische Darstellung der Behandlungsabschnitte
- Anamnese
- Anamnesebogen (Abb. **32a,b** im Anhang)
- prothetisch-funktionelle Planung (Abb. **35** im Anhang)

Verweise

Behandlungsplanung

Nach Anamnese, Diagnostik und eventueller Reevaluation sind ausreichend Fakten vorhanden, die exakte Prognose für den weiteren Behandlungsablauf ermöglichen; u.U. bieten sich mehrere Alternativen an. Abhängig von den Ergebnissen der einzelnen Behandlungsabschnitte kann der weitere Ablauf genauer geplant und das Therapieziel besser beschrieben werden.

Die Reevaluation und Neuabstimmung der folgenden Arbeitsgänge vermeiden Fehlbehandlungen oder für den Zahnarzt und Patienten ärgerliche Komplikationen.

Erklärung

- Erste Zuordnung des Patienten:
  - Patient für konservierende Zahnmedizin
  - Parodontologie-Patient
  - Zahnersatz-Patient
  - Kieferorthopädie-Patient
- grobes Behandlungsziel definieren,
- Stichwortsammlung: welche Behandlungsschritte stehen an?
- sind weitere diagnostische Maßnahmen notwendig?
- was will der Patient?
- was ist medizinisch möglich?
- Erhaltungswürdigkeit der Zähne klären,
- Zahnersatz festsitzend oder herausnehmbar – mit Patienten abstimmen,
- wie ist die finanzielle Situation?
- Alternativen klären,
- provisorische Versorgung abstimmen,
- Behandlungsschritte in großen Zügen festlegen – in Abschnitte einteilen,
- jeweils 1 oder 2 Abschnitte genau planen: Sitzungen, Zeitbedarf, Labor usw..

Ablauf

Planung

Material
→ Befundunterlagen:
  – ZMK-light (Abb. **33a,b** im Anhang)
  – ZMK nach Reusch (Abb. **34a,b** im Anhang)
→ prothetisch-funktionelle Planung (Abb. **35** im Anhang)
→ Laborauftrag (Abb. **36** im Anhang)

Nachbereitung
→ Schriftliche Darlegung der Planung,
→ Besprechungsprotokoll.

Modellsimulation

Erklärung
Eine Modellsimulation (Wax-Up/Probewachsen, Set-Up/Probeaufstellung) ermöglicht die Simulation der geplanten Versorgung an zumindest arbiträr montierten Modellen des Patientengebisses. Kieferorthopädische, chirurgische (implantologische), funktionelle, präparatorische oder ästhetische Schwierigkeiten werden in einer Simulation vorweggenommen und Lösungen definiert. Alternativen können dargestellt werden. Fehler sind in Wachs korrigierbar. Wird das Wax-Up bzw. das Set-Up dubliert, können auf den so erstellten Modellen Tiefziehfolien für die provisorische Versorgung erstellt werden. Bei einer abschnittsweisen Umsetzung einer Sanierung über möglicherweise mehrere Jahre weg, bleibt somit ein Bauplan bestehen.

Ablauf
→ Arbiträre Modellmontage,
→ Artikulatorprogrammierung,
→ Behandlungsplanung (Abb. **35** im Anhang),
→ Set-Up,
→ evtl. Probepräparation: Ermittlung des Platzbedarfs,
→ Laborauftrag (Abb. **36** im Anhang),
→ Wax-Up:
  – farbiges Wachs zur Darstellung der Funktion
  – zahnfarbiges Wachs zur Darstellung der Ästhetik
→ Zahntechniker:
  – Fehlermöglichkeiten und Alternativen notieren
  – aufgewachste/Set-Up-Modelle dublieren

Material
→ Exakte Modelle
→ Artikulatorprogrammierung
→ Modellsäge
→ Set-Up-Wachs
→ farbiges Wachs
→ zahnfarbiges Wachs
→ prothetisch-funktionelle Planung (Abb. **35** im Anhang)

Nachbereitung
→ Planung unter Berücksichtigung der Simulation,
→ Besprechung und Präsentation mit dem Patienten.

Planungsbesprechung

Erklärung
Mithilfe des Besprechungsprotokolls wird der weitere Behandlungsablauf dem Patienten gegenüber strukturiert und eindeutig erklärt. Unklarheiten sowohl im Behandlungsablauf als auch in finanzieller Hinsicht werden soweit wie möglich anhand des schriftlich formulierten Textes von vornherein ausgeschlossen. Der Patient erhält das Original, eine Kopie verbleibt in der Karteikarte und dient als weiterer „Fahrplan" für die Behandlung.

Planungsbesprechung

Ablauf

→ Ablauf erläutern anhand der Planungsunterlagen:
  – Modelle
  – Simulationsmodelle
  – Röntgenbilder
→ Darlegung des Inhalts nach folgender Struktur:
  – Befund
  – Was ist dagegen zu tun?
  – kurzfristig
  – notwendigerweise
  – sinnvollerweise
  – Ablauf der Behandlung
  – Zeitbedarf
  – Was passiert sonst?
  – Was ist der Nutzen?
  – Was kostet es?
  – Wer bezahlt es?
  – Wie kann man es bezahlen? (Z.B. in Raten, über einen Kredit oder über Abschlagszahlungen)
  – weitere Empfehlungen mit Begründungen, Nutzen, Preis, Kostenträgern
→ einzelne Punkte abhaken.

Material

→ gedrucktes Formular

Nachbereitung

→ Dokumentation,
→ inhaltliche Planung,
→ finanzielle Planung,
→ zeitliche Planung.

Mundhygiene

Mundhygienestatus

Einleitung

Orale Gesundheit kann nur in einem Milieu erlangt und gesichert werden, das dem Körper die Chance gewährt, schädigende Faktoren erfolgreich abzuwehren. Die Schaffung und Bewahrung „sauberer" Verhältnisse ist Voraussetzung dauerhaft positiver Ergebnisse einer zahnärztlichen Behandlung. Eine professionelle Zahnreinigung, die Anleitung und Motivation zu eigener guter Mundhygiene sowie das Einüben notwendiger Techniken sind notwendige Voraussetzungen, die im Einzelfall durch chemische Plaquekontrolle ergänzt werden können. Der Recall hilft, das erreichte positive Ergebnis zu halten und zu stabilisieren.

Verweise

- → Erstuntersuchung
- → Befundaufnahme
- → Paradontaler Screening Index
- → Mundhygieneinstruktion
- → Plaque- bzw. Blutungsindex
- → PA-Status
- → Motivation
- → Remotivation
- → Prophylaxefähigkeit herstellen, Politur vorhandener Füllungen
- → Ernährungsberatung
- → mikrobielle Untersuchung
- → Fluoridierung
- → Behandlung lokaler Mundschleimhauterkrankungen

Mundhygienestatus

Erklärung

Diese Untersuchung und Dokumentation dient der Beurteilung des aktuellen Mundhygienezustands des Patienten, sodass anschließend eine individuelle Anleitung zur Mundhygiene gegeben werden kann. Ein Index, angelehnt an das System der Schulnoten, ist in der Praxis leicht zu vermitteln und damit gut für Motivationszwecke geeignet. Das Anfärben macht weiche Zahnbeläge sichtbar und erleichtert die Kontrolle der Wirksamkeit der Mundhygieneunterweisungen (s.u.). Der Papillenblutungsindex ermöglicht die Beurteilung einer Zahnfleischerkrankung.

Ablauf

- → Anfärben der Zähne,
- → Dokumentation mithilfe von Indizes,
- → **Plaqueindex** nach Schulnotensystem:
  - *1* = keine Beläge
  - *2* = vereinzelt kleine Regionen mit Belägen
  - *3* = am Gingivalsaum eine Belagslinie
  - *4* = Beläge im unteren Drittel des Zahnes
  - *5* = die Hälfte des Zahnes ist mit Belägen bedeckt
  - *6* = auf dem gesamten Zahn sind Beläge
- → **Papillenblutungsindex** – Beurteilung des Entzündungsgrades durch Sondieren des Gingivalsaumes und Beurteilung der Stärke der auftretenden Blutung:
  - *0* = keine Blutung
  - *1* = ein Blutungspunkt einige Sekunden nach der Sondierung
  - *2* = verschiedene isolierte Blutungspunkte sofort nach Sondierung
  - *3* = interdentales Dreieck füllt sich unmittelbar nach der Sondierung mit Blut
  - *4* = profuse Blutung beim Sondieren, Blut fließt sofort in den marginalen Sulkus

Mundhygiene

Material	→ Plaquefärbemittel (Flüssigkeit oder Tabletten) → Grund- oder Prophylaxe-Tray → Kartei für Dokumentation
Nachbereitung	→ Dokumentation, → je nach Ergebnis erfolgt Mundhygieneinstruktion.

Anfärben

Erklärung	Das Anfärben der Zähne und Bewerten des Ergebnisses ermöglicht dem Patienten und Behandler die Beurteilung der Effektivität der häuslichen Zahnpflege und zeigt individuelle Schwachstellen auf.

Ablauf	→ Lippen mit Vaseline oder besser Kakaobutter schützen,
	→ Zähne anfärben durch Auftragen des Plaquefärbemittels mit Tupfer oder Wattepellet,
	→ ausspülen lassen,
	→ Waschbecken gründlich nachspülen, wird sonst nicht mehr sauber,
	→ Stellen, die beim Zähneputzen vernachlässigt wurden, werden deutlich sichtbar,
	→ diese Stellen werden dem Patienten im Spiegel gezeigt,
	→ nun werden Schulnoten vergeben von 1–6 (s.o.):
	  – *1* = sehr gut
	  – *2* = gut
	  – *3* = befriedigend
	  – *4* = ausreichend
	  – *5* = mangelhaft
	  – *6* = ungenügend
	→ Plaque- und/oder Blutungsindex mit Dokumentation,
	→ Zähne putzen,
	→ Zahnreinigung.

Material	→ Vaseline/Kakaobutter → Plaquefärbemittel → Pinzette → Handspiegel → Wattepellets (oder Wattestäbchen)
Nachbereitung	→ Dokumentation, → Terminvergabe zur Kontrolle.

Mundhygieneberatung

Erklärung	Die Anleitung zu einer individuell abgestimmten Zahn- und Mundpflege findet speziell im Rahmen einer Parodontalbehandlung statt oder auch generell, zum Einüben einer angemessenen dauerhaften Mundhygiene bei Kindern und Jugendlichen im Rahmen der IP-Leistungen. Ziel ist es, dem Patienten das Gefühl zu vermitteln, dass er für die Pflege seiner Zähne etwas dazugelernt hat. Er soll seine Schwachpunkte kennen lernen und erkennen, dass er selber etwas für seine orale Gesundheit tun kann.

Mundhygieneberatung

Ablauf

→ Zahnputzgewohnheiten erfragen:
  – Wie oft?
  – Welche Technik?
  – Welche Hilfsmittel?
  – Welche Zahnpasta?
  – Welche Zahnbürste?
  – Fluoridgel?
→ am Besten mit den eigenen mitgebrachten „Werkzeugen" eigene Putztechnik zeigen lassen,
→ Lippen mit Vaseline oder Kakaobutter schützen,
→ Plaque- oder Blutungsindex mit Dokumentation,
→ Zähne anfärben,
→ Ergebnis im Handspiegel zeigen und erläutern; dabei hinweisen auf parodontale (z.B. Spontanblutung) und kariöse Erkrankungen (z.B. white spots),
→ Erläuterung von Karies- und Zahnfleischerkrankungen, evtl. mit Bildmaterial oder am Modell,
→ Augenmerk auf Problemstellen richten (Zahnsäume, Interdentalräume, Nischen, Zahnersatz, Zahnflächen im „Windschatten", Engstand),
→ evtl. Modelle anfertigen und bei der nächsten Sitzung an den Modellen die Problemzonen markieren,
→ dem Patienten Gedächtnisstützen (Zahnpflegeanleitungen) mitgeben,
→ adäquate Pflegetechnik zeigen und einüben,
→ Patienten loben und verbessern (niemals tadeln – der Zahnarzt ist Trainer und der Patient gönnt sich Trainerstunden),
→ keine unrealistischen Ansprüche – evtl. kleine Fortschritte als Zwischenschritte anstreben,
→ evtl. Empfehlung von besonders geeigneter Zahnbürste (manuell? elektrisch?) und Zahnpasta,
→ Interdentalraumreinigung zeigen, z.B. Anwendung von Zahnseide, Superfloss, Zahnhölzern, Interdentalraumbürste,
→ falls nötig: optimale Größe der Interdentalraumbürste bestimmen,
→ Reinigung der angefärbten Zähne als Übung für den Patienten, evtl. im Anschluss professionelle Zahnreinigung,
→ Patient soll sich hinterher besser fühlen,
→ zeitliches System der Zahnpflege etablieren – Gewohnheiten schaffen nach dem Motto: *„Die beste Zahnpflege ist die, die stattfindet."*
→ in derselben Sitzung u.U. weitere Diagnoseunterlagen anlegen:
  – Zahnfarbe provisorisch bestimmen
  – Fotos anfertigen

Material

→ Tray für Prophylaxe
→ Modelle zur Demonstration (evtl. Gipsmodelle des Patienten – z.B. bei Parodontalbehandlung)
→ diverse Zahnbürsten
→ Zahnseide, Superfloss
→ Handspiegel
→ Bilder zu Demonstrationszwecken

Nachbereitung

→ Dokumentation,
→ Folgesitzungen zur Überprüfung der Pflegetechnik vereinbaren, je nach Karies- bzw. Paradontitisrisiko des Patienten individuell abgestimmt.

Mundhygiene

Fluoridierung

Erklärung

Die lokale Anwendung von höher dosierten Fluoridlacken, -lösungen oder -gelen sollte generell nur nach zahnärztlicher Anweisung (i.d.R. bei Kariesrisikopatienten) und unter zahnärztlicher Kontrolle erfolgen.

Ablauf

→ Zähne säubern,
→ trockenlegen,
→ Fluoridlack auftragen.

Material

→ Fluoridpräparate:
  – Fluorprotector
  – Duraphat
  – Elmex Gelee
  – Elmex Fluid
→ Wattepellets

Nachbereitung

→ Dokumentation,
→ Recall.

Zahnsteinentfernung

Erklärung

Zahnstein setzt sich aus Mikroorganismen, Speichel und Nahrungsrückständen zusammen und bildet einen wasserunlöslichen Bakterienrasen aus verschiedenen, schlecht zu reinigenden Schichten. Der Ansatz liegt v.a. im Bereich der unteren Frontzähne oral und der oberen 6er bukkal gegenüber den Ausführungsgängen der Speicheldrüsen. Zahnstein führt zu einer Entzündung des Zahnfleisches und fördert Karies.

Ablauf

Cave: Endokarditisprophylaxe.

→ Optisches Aufsuchen des Zahnsteines (Hinweis: Blutung durch Entzündung),
→ mit der Parodontalsonde tasten, wo sich raue Stellen und tiefe Zahnfleischtaschen befinden,
→ wenig weicher Zahnstein: Entfernung von Hand mit Küretten und Scalern,
→ viel harter Zahnstein: Entfernung mit Ultraschall, Airscaler,
→ Spülung der Zahnfleischtaschen, aus denen es geblutet hat, mit Chlorhexidin (CHX),
→ Politur.

Material

→ PA-Sonde
→ Airscaler mit Ansatz
→ Scaler
→ Küretten
→ CHX in Einmalspritze mit stumpfer Kanüle

Nachbereitung

→ Bei stark entzündeter Gingiva Kontrolle nach ca. 2 Wochen,
→ (Re-)Motivation.

Professionelle Zahnreinigung

Die Entfernung harter und weicher Beläge erfolgt durch eine Dentalhygienikerin oder Prophylaxehelferin zur Vorbeugung plaquebedingter parodontaler und kariöser Erkrankungen, zur Reduktion pathogener Keime, zur Verbesserung der Hygienefähigkeit und zur Verbesserung des Aussehens in 1- bis 12-monatigem Abstand, abhängig von der häuslichen Zahnpflege und dem individuellen Krankheitsrisiko des Patienten.

Erklärung

→ Mundhygieneinstruktion,
→ harte Beläge, Zahnstein und evtl. Raucherbeläge mit Zahnsteinentfernungsgerät, z.B. Airscaler entfernen – supragingival,
→ harte und weiche Beläge mit Scalern und Küretten entfernen,
→ mit Chlorhexidin-Lösung am Gingivalsaum und interdental spülen,
→ evtl. Beseitigung überstehender Kronen- und/oder Füllungsränder,
→ Politur alter Füllungen,
→ Politur der Zähne mit Polierpaste, -bürstchen und -napf,
→ Reinigung der Interdentalräume mit Interdentalbürstchen, Zahnseide, Superfloss, Polierstreifen, EVA-Winkelstück mit Poliereinsätzen, abhängig von Größe und Zugänglichkeit des Interdentalraumes,
→ Fluoridierung.

Ablauf

→ Zahnsteinentfernungsgerät (z.B. Airscaler mit Zahnsteinansatz)
→ grünes (Prophylaxe-)Winkelstück
→ EVA-Winkelstück mit Poliereinsätzen
→ Chlorhexidin-Lösung in Einmalspritze mit stumpfer Kanüle
→ Tray für Prophylaxe mit folgender Bestückung:

Material

Tabelle 4 Prophylaxe-Tray für PZR.

Scaler	H 6/H 7
(Gracey-)Kürette	5/6
	7/8
	11/12
	13/14

→ diverse Zahnseiden (ungewachst, gewachst, Superfloss)
→ Interdentalraumbürstchen unterschiedlicher Größen
→ Polierpaste (z.B. Hawe Cleanic, Cleanpolish, Superpolish)
→ Poliernapf
→ Polierbürstchen
→ Kunststoffpolierstreifen
→ Fluoridierungslösung, Lack (z.B. Fluorprotector, Elmex Gelee)

→ Recall nach inhaltlicher und zeitlicher Notwendigkeit neu bewerten und festlegen.

Nachbereitung

Mundhygiene

Überstehende Ränder

Erklärung Überstehende Kronen- und Füllungsränder sowie unzweckmäßig (konkav) geformte Brückenbasisglieder stehen einer adäquaten Zahnpflege im Wege; sie verursachen Entzündungen der Gingiva. Um eine gute Mundhygiene zu gewährleisten, müssen überstehende Ränder entfernt und damit physiologische Übergänge zwischen Zahn und Zahnersatz bzw. Füllung hergestellt werden. Nicht alle existierenden Überschüsse sind im Röntgenbild sichtbar.

Ablauf
→ Röntgenbilder auswerten,
→ überstehende Kronen- und Füllungsränder mit WHO-Sonde aufsuchen,
→ evtl. Lokalanästhesie,
→ bei Metallkeramik auf zu erwartende Metallränder hinweisen: zweckmäßig aber unschön – Alternative: Neuanfertigung,
→ überstehende Teile grob entfernen,
→ mit Steinchen glätten,
→ polieren mit Gummipolierer,
→ polieren mit Polierstreifen,
→ Behandlung überempfindlicher Zahnhälse.

Material
→ Finierer – flammenförmig und spitz
→ EVA-Winkelstück mit Ansätzen
→ Steinchen verschiedener Körnung:
  – Arkansas-Steinchen
  – Brownie-Polierer
  – Greenie-Polierer

Nachbereitung
→ CHX zur Pflege während der Heilung,
→ Pflegeanleitung (Zwischenraumbürstchen, Zahnseide).

Konservierende Behandlung

Konservierende Behandlung

Einleitung

Unter konservierender Therapie oder Zahnerhaltung wird die Wiederherstellung der durch Karies oder Trauma verloren gegangenen, ursprünglichen anatomischen Form und Farbe eines noch zumindest teilweise vorhandenen Zahnes, mithilfe einer Füllungstherapie verstanden – früher mit Silberamalgam, heute mit Komposit oder Glasionomer. Die Therapie schließt das Entfernen vorhandener und das Aufhalten künftiger Karies mit ein.

Die Übergänge zum Zahnersatz sind fließend, ebenso die zur Prophylaxe: Bestandteil der konservierenden Behandlung sind auch Teilkronen- und Kronenversorgung, erweiterte Versiegelungen und adhäsive Befestigungen. Durch adhäsive Techniken ist es möglich, additive Veränderungen der Form eines Zahnes zu erreichen – gerade auch unter ästhetischen Gesichtspunkten (z.B. Diastemaschluss). Ästhetisch optimierte Füllungen in Adhäsivtechnik erfordern Kofferdam. Selbstverständlich sind karies- und parodontalprophylaktische Kriterien zu beachten, funktionell ist die Wiederherstellung der okklusalen Kontakte erforderlich. Bei der Sanierung nicht kooperativer Kinder ist eine Behandlung unter Narkose zu erwägen.

Auch endodontische Maßnahmen gehören zur Zahnerhaltung, werden aber in einem eigenen Kapitel beschrieben.

Verweise

→ Amalgamfüllung – aufpolieren, rekonturieren
→ Aufbaufüllung
→ indirekte Überkappung/Caries-profunda-Behandlung
→ direkte Überkappung
→ Kompositfüllung
→ Säure-Ätz-Technik
→ Kompositinlay
→ Keramikinlay
→ Inlay/Gussfüllung
→ Farbauswahl
→ Bleichen

Füllungstherapie am Seitenzahn

Erklärung

Die Therapie umfasst das Aufhalten und Entfernen der Karies, das kaustabile Füllen der dadurch entstehenden Defekte, ggf. unter Beachtung der ästhetischen Situation (v.a. im Frontzahnbereich, am Zahnhals oder bei Schmelzdefekten) sowie die Wiederherstellung der okklusalen und Approximalkontakte. Mithilfe der Säure-Ätz-Technik (SÄT) und moderner Kompositmaterialien gelingt es, zahnfarbene Füllungen zu gestalten, die einerseits Substanz schonend präpariert werden können, andererseits hinreichend stabil und randdicht sind, um auch langfristig ihren Zweck zu erfüllen (Abb. **6** u. **7**).

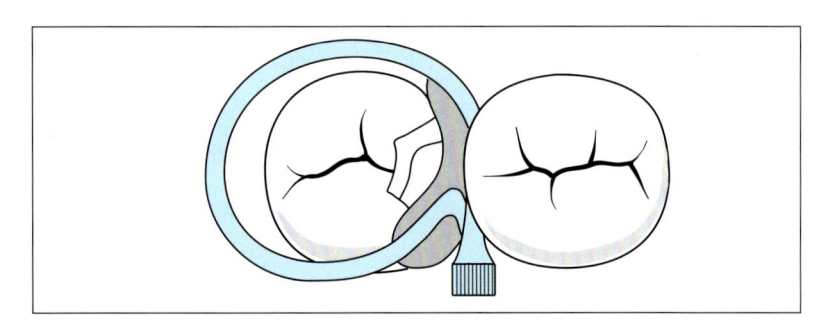

Abb. **6** Hawe Adapt Matrize.

Füllungstherapie am Seitenzahn

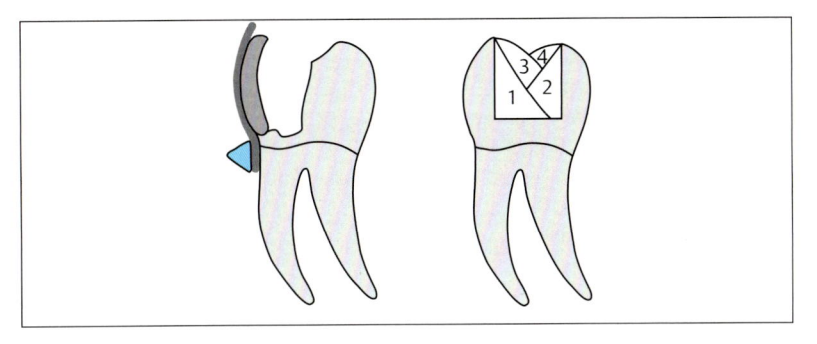

Abb. 7 Adhäsive Füllungstechnik.
1. Abschnitt oral
2. Abschnitt vestibulär
3. Abschnitt oral
4. Abschnitt vestibulär

Ablauf

→ Evtl. Anästhesie (Ubistesin),
→ Farbbestimmung, vorzugsweise VitaPan-3D-Master wegen Kompatibilität zu vorhandenem oder späterem Zahnersatz,
→ evtl. Matrizenhalterringe anbringen zur Separierung,
→ alte Füllungen und die Karies entfernen mit rotem Winkelstück unter Spraykühlung mit Absaugung,
→ Substanz schonende Präparation (maximaler Schmelzerhalt),
→ anschließend Karies vollständig entfernen mit Rosenbohrer (trocken) und/oder Handinstrumenten,
→ Ränder anschrägen,
→ Kontrolle, evtl. Kariesdetektor (gleich abspülen),
→ Kavität auswaschen mit CHX,
→ Unterfüllung: Schutz pulpennahen Dentins; **Achtung: eugenolhaltige Präparate verhindern vollständige Polymerisation, deshalb $Ca(OH)_2$, Vivaglass Liner,**
→ relative oder besser absolute Trockenlegung (Kofferdam),
→ Ränder säubern,
→ evtl. Matrizentechnik:
  – bleitote Kompositmatrize aussuchen nach Größe und Form
  – approximal leicht subgingival einbringen
  – mit Holz- oder Kunststoffkeil approximal-apikal fixieren und zur Gestaltung des Kontaktpunktes an Füllungsflanken anformen
  – mit Klammern (Hawe Adapt Sectional Matrix) approximal fixieren
  – evtl. Kontaktpunkt nachformen
→ konditionieren durch Ätzen von Schmelz (ca. 30 s) und Dentin (ca. 15 s) mit Ätzgel (ca. 30%ige o-Phosphorsäure),
→ **gründlich absprayen** – mattes Aussehen – Ätzmuster,
→ **Wichtig:** Verunreinigung mit Speichel oder Blut unbedingt vermeiden,
→ evtl. Dentin Bonding:
  – Optibond 1 (Primer/Adhäsiv) mit Microbrush in Dentin einreiben (15 s)
  – verblasen – **nicht trocknen**
  – Optibond 2 (gefülltes Bonding) aufbringen (10 s)
  – verblasen
  – lichthärten (20 s)
→ unter sich gehende Stellen, Präparationsgrenzen, Kavitätenboden mit Flow-Material dünn vorbelegen,
→ Kompositmaterial portionsweise (1–2 mm Schichtstärke) einbringen und aushärten (30 s),

Konservierende Behandlung

- zuerst approximale Wand gegen Matrize aufbauen – entfernen – **bessere Sicht der Füllungsränder**,
- Matrizenklammer entfernen,
- dann orale Bereiche aufbauen,
- dann vestibulär dagegen,
- dabei Formgestaltung, speziell Randschluss und approximalen Kontakt beachten,
- ausreichende Lichtmenge gewährleisten; evtl. abschließende Polymerisation von verschiedenen Seiten,
- Keil und Matrize entfernen,
- Formgebung mit Finierer,
- Kofferdam entfernen,
- definitive Gestaltung: Okklusionsgestaltung unter Kontrolle mit Folie,
- Politur mit Brownie und Greenie,
- abschließend Okklubrush,
- Approximalräume mit EVA-Winkelstück und angeschliffenen Ansätzen glätten,
- Polierstreifen,
- Kontrolle der Approximalräume mit Zahnseide.

Material
- Grund-Tray (Spiegel, Sonde, Diamantbohrer und Finierer verschiedener Körnung, Rosenbohrer)
- Kariesdetektor
- $Ca(OH)_2$
- Vivaglass Liner
- evtl. Kofferdam und Zubehör
- Einmalpinsel
- Microbrush
- Matrizen (Hawe Adapt Sectional Matrix)
- Keile (Holz oder Kunststoff)
- Matrizenhalter
- Matrizenspannzange
- Ätzgel
- Optibond 1
- Optibond 2
- Flow (Grandio)
- Farbauswahlring (VitaPan-3D-Master)
- Nanohybrid-Komposit (Grandio) in Compule
- Microhybrid-Komposit (3 D Direct) in Compule
- Compulenspritze
- Spatel, evtl. mit spezieller Beschichtung
- Kompositlampe
- Okklusionsfolie
- Okklusionspapier
- spitzer Finierer
- EVA-Winkelstück mit angeschliffenen Ansätzen
- Brownie
- Greenie
- Okklubrush
- Polierstreifen
- Zahnseide

Nachbereitung
- Wenn möglich in gleicher Sitzung unter Ausnutzung der Anästhesie im Arbeitsbereich Zahnstein entfernen,
- in nächster Sitzung Kontrolle auf Überschüsse v.a. im Approximalraum.

Aufbaufüllung

Ergibt sich nach dem Exkavieren eines kariösen Defekts die Indikation für eine laborgefertigte Versorgung, muss der vorliegende Befund bis zu einer weiteren Behandlung verschlossen, die Dentinwunde versorgt und der funktionelle Zustand stabilisiert werden. Eventuell ist es angeraten, bis zur Klärung einer endodontischen oder parodontalen Situation Wochen oder Monate abzuwarten.

Erklärung

→ Es gelten alle Regeln der regulären Füllungstherapie zur Gestaltung der Kavität:
  – Formgebung
  – Ausdehnung
  – Substanzerhalt
→ Matrizentechnik mit Bandmatrize oder Automatrix,
→ Pulpenschutz mit CHX, $Ca(OH)_2$, Vivaglass Liner,
→ Glasionomerzement (Fuji LC Improved) anmischen,
→ in Zentrix-Einfüllspritze einbringen,
→ schichtweise in Kavität einfüllen,
→ lichthärten,
→ mit Finierer formen,
→ glätten mit Arkansas-Steinchen,
→ Okklusionskontrolle,

Ablauf

→ Grund-Tray (Spiegel, Sonde, Diamantbohrer und Finierer verschiedener Körnung, Rosenbohrer)
→ Kariesdetektor
→ $Ca(OH)_2$
→ Vivaglass Liner
→ Bandmatrize
→ Matrizenhalter
→ Automatrix
→ Fuji LC Improved
→ Spatel
→ Kompositlampe
→ Okklusionsfolie
→ Okklusionspapier
→ spitzer Finierer
→ EVA-Winkelstück mit angeschliffenen Ansätzen
→ Arkansas-Steinchen
→ Polierstreifen
→ Zahnseide

Material

→ Aufklärung des Patienten über den provisorischen Charakter der Aufbaufüllung,
→ definitive Versorgung planen.

Nachbereitung

Provisorischer Verschluss

Wenn eine endodontische Versorgung nicht in einer Sitzung abgeschlossen werden kann, muss sie zwischenzeitlich bakteriendicht stabil verschlossen werden, um eine Reinfektion des Wurzelkanalsystems von der Mundhöhle aus zu verhindern.

Erklärung

Konservierende Behandlung

Ablauf Verschluss in mehreren Schichten:
- sterile Watte mit CHX getränkt als Trennmedium und Medikamentendepot,
- Phosphatzement fest angemischt in 2. Schicht einbringen mit Spatel,
- Ränder mit walzenförmigem Diamanten unter Spraykühlung säubern,
- Glasionomerzement (Fuji LC Improved) mit Zentrix-Spritze einbringen,
- lichthärten,
- mit Finierer glätten,
- mit Arkansas-Steinchen glätten,
- Okklusionskontrolle,
- bei längerer Liegedauer Verschluss mit Komposit in Adhäsivtechnik, entscheidend ist der bakteriendichte Verschluss.

Material
- Sterile Wattepellets
- CHX-Lösung 0,2%ig
- Phosphatzement (Fixodont)
- Diamant (Walze, Finierer)
- Arkansas-Steinchen
- Okklusionspapier
- Okklusionsfolie
- Komposit oder Glasionomerzement

Nachbereitung
- Instruktion des Patienten zum Verhalten bei Füllungsverlust.

Kofferdam bei Adhäsivtechnik

Erklärung Kofferdamtechnik ermöglicht die absolute Trockenlegung – die Voraussetzung für ein sicheres Gelingen und den dauerhaften Erfolg adhäsiver Füllungs- und Befestigungstechniken. Der Schutz der umliegenden Gewebe vor schädigenden oder unangenehmen Agenzien ist so gewährleistet.

Ablauf
- Patienten instruieren,
- Mundwinkel des Patienten mit Kakaobutter einreiben,
- je nach Behandlungsgebiet und -umfang wird der Kofferdamgummi vorbereitet:
  – mithilfe einer Schablone werden Löcher auf dem Kofferdamgummi markiert – für die zu behandelnden Zähne und jeweils nach mesial und distal für einen weiteren.
  – Filzstiftkreuz auf dem Gummi im Bereich des zu behandelnden Quadranten
  – Löcher stanzen: zweitgrößtes Loch für Prämolaren, großes für Molaren
  – Unterseite des Gummis hauchdünn mit Vaseline einstreichen – die Stege rutschen leichter durch die Approximalkontakte
- Klammer für den endständigen Zahn aussuchen,
- Zange greift in die Löcher der Klammer, Bügel zeigt von der Klammer weg,
- festen Sitz am Zahn prüfen,
- Klammer am Gummi befestigen, dabei wird Gummi von den Klammerflügeln gehalten (**vorsichtig, sonst wird Gummi beschädigt**),
- mit der Kofferdamzange die Klammer spreizen und gefühlvoll zusammen auf den Zahn setzen – **Zahnfleisch nicht verletzen,**
- wenn die Klammer gut sitzt, Zange entfernen,
- Gummi mit Heidemann-Spatel über die Flügel streifen – Gummi liegt eng um den Zahnhals,
- Gummistege zwischen den Löchern für die weiteren Zähne werden durch die Approximalkontakte gezogen,
- Vorgehen von distal nach mesial,
- erst eine Flanke des Steges mit Zahnseide durchziehen,

Frontzahnfüllung

- → Zahnseide belassen,
- → andere Flanke mit weiterem Zahnseidestück nachführen,
- → evtl. mit Heidemann-Spatel nachhelfen,
- → eingeführten Steg mit Keil, Kofferdamstückchen oder Wet-Jet sichern,
- → nach mesial auf diese Weise alle gewünschten Zähne mit Kofferdam versorgen,
- → mesial endständigen Zahn wieder mit Klammer sichern – erst Gummi, dann Klammer,
- → wenn nötig wird der Kofferdam an einzelnen Zähnen mit Zahnseideschlingen gesichert – nicht so sperrig wie Keile usw.,
- → Serviette um den Mund legen,
- → das Gummi auf den Rahmen spannen – **nicht zu straff,**
- → Naseneingänge beachten: **Atmung nicht beeinträchtigen**; evtl. freischneiden,
- → Gummi trocknen,
- → mit CHX desinfizieren.

Material

- → Kofferdamlochzange
- → Schablone
- → Filzstift
- → Kakaobutter
- → Klammern
- → Kofferdamzange
- → vorbereitetes Kofferdamgummi
- → Vaseline
- → Zahnseide
- → Keile
- → Wet-Jets
- → Kofferdamstückchen
- → vorbereitete Papierserviette
- → Rahmen
- → CHX

Nachbereitung

- → Kofferdam entfernen,
- → Gummi und Serviette wegwerfen,
- → Klammern, Zange und Rahmen säubern, desinfizieren und sterilisieren.

Frontzahnfüllung

Erklärung

Die Therapie umfasst das Aufhalten und Entfernen der Karies, das kaustabile Füllen der dadurch entstehenden Defekte unter besonderer Beachtung der ästhetischen Situation sowie die Wiederherstellung der okklusalen und Approximalkontakte. Mithilfe der Säure-Ätz-Technik (SÄT) und moderner Kompositmaterialien gelingt es, zahnfarbene Füllungen zu gestalten, die einerseits Substanz schonend präpariert werden können, andererseits hinreichend stabil und randdicht sind, um auch langfristig ihren Zweck zu erfüllen.

Ablauf

- → Evtl. Anästhesie (Ubistesin),
- → Farbbestimmung, vorzugsweise VitaPan-3D-Master aufgrund der Kompatibilität zu vorhandenem oder späterem Zahnersatz,
- → alte Füllungen und die Karies entfernen mit rotem Winkelstück unter Spraykühlung mit Absaugung,
- → Substanz schonende Präparation vorzugsweise von palatinal – auch dünne Schmelzanteile erhalten (maximaler Schmelzerhalt),
- → gerade Linien vermeiden – Camouflage,

Konservierende Behandlung

→ anschließend Karies vollständig entfernen mit Rosenbohrer (trocken) und/oder Handinstrumenten,
→ Ränder anschrägen,
→ Kontrolle, evtl. Kariesdetektor (gleich abspülen),
→ Kavität mit CHX auswaschen,
→ Unterfüllung: Schutz pulpennahen Dentins; **Achtung: Eugenolhaltige Präparate verhindern vollständige Polymerisation, deshalb Ca(OH)$_2$, Vivaglass Liner,**
→ relative oder besser absolute Trockenlegung (Kofferdam),
→ Ränder säubern,
→ Kunststoffstreifen als Matrize in den Approximalraum einbringen, Schutz des Nachbarzahnes,
→ fixieren mit Holz- oder Kunststoffkeil,
→ konditionieren durch Ätzen von Schmelz (ca. 30 s) und Dentin (ca. 15 s) mit Ätzgel (ca. 30%ige o-Phosphorsäure),
→ **gründlich absprayen** – mattes Aussehen – Ätzmuster,
→ **Wichtig:** Verunreinigung mit Speichel oder Blut unbedingt vermeiden,
→ evtl. Dentin Bonding:
   – Optibond 1 (Primer/Adhäsiv) mit Microbrush in Dentin einreiben (15 s)
   – verblasen – **nicht trocknen**
   – Optibond 2 (gefülltes Bonding) aufbringen (10 s)
   – verblasen
   – lichthärten (20 s)
→ unter sich gehende Stellen, Präparationsgrenzen, Kavitätenboden mit Flow-Material dünn vorbelegen,
→ Kompositmaterial portionsweise (1–1,5 mm Schichtstärke) einbringen und aushärten (30 s),
→ dabei Formgestaltung, speziell Randschluss und approximalen Kontakt beachten,
→ Eckenaufbau:
   – Frasaco-Strip-Krone passend zuschneiden
   – inzisal mit Sonde kleines Loch zum Abfluss überschüssigen Materials anbringen
   – Krone inzisal und approximal mit transparenter Schneidemasse füllen
   – nach palatinal opake Masse als Kernfarbe einlegen
   – möglichst passgenau einbringen und aushärten
→ evtl. Effektfarben einbringen – sparsam anwenden,
→ ausreichende Lichtmenge gewährleisten (30 s); evtl. abschließende Polymerisation von verschiedenen Seiten,
→ Keil und Matrize entfernen,
→ Formgebung mit Finierer,
→ Politur mit Polierscheiben (Shofu Super Snap), von grob nach fein,
→ Kofferdam entfernen,
→ definitive Gestaltung: Okklusionsgestaltung unter Kontrolle mit Folie,
→ Politur mit Brownie und Greenie,
→ abschließend Okklubrush anwenden,
→ Approximalräume glätten mit EVA-Winkelstück und angeschliffenen Ansätzen,
→ Polierstreifen anwenden,
→ Kontrolle der Approximalräume mit Zahnseide.

Material

→ Grund-Tray (Spiegel, Sonde, Diamantbohrer und Finierer verschiedener Körnung, Rosenbohrer)
→ Kariesdetektor
→ Ca(OH)$_2$
→ Vivaglass Liner
→ evtl. Kofferdam und Zubehör

- → Einmalpinsel
- → Microbrush
- → transparenter Kunststoffmatrizenstreifen
- → Frasaco-Strip-Kronen
- → Keile – Holz und Kunststoff
- → Ätzgel
- → Optibond 1
- → Optibond 2
- → Flow (Grandio)
- → Farbauswahlring (VitaPan-3D-Master)
- → Microhybrid-Komposit (3 D Direct)
- → Spatel, evtl. mit spezieller Beschichtung
- → Kompositlampe
- → Okklusionsfolie
- → Okklusionspapier
- → spitzer Finierer
- → Polierscheiben (Shofu Super Snap)
- → EVA-Winkelstück mit angeschliffenen Ansätzen
- → Brownie
- → Greenie
- → Okklubrush
- → Polierstreifen
- → Zahnseide

Nachbereitung

- → Wenn möglich, in gleicher Sitzung unter Ausnutzung der Anästhesie im Arbeitsbereich Zahnstein entfernen,
- → in nächster Sitzung Kontrolle auf Überschüsse v.a. im Approximalraum,
- → evtl. Farbkorrekturen der Zähne durch Bleichen.

Fissurenversiegelung

Erklärung

Das Einbringen von Kunststoff in die kariesfreien Grübchen und Furchen der Zähne macht als mechanisches Hindernis die Ansammlung von Plaque unmöglich. Manche Fissurenversiegler setzen Fluoride frei und wirken so zusätzlich Karies hemmend.

Ablauf

- → Wenn möglich absolute Trockenlegung mit Kofferdam,
- → Schmelzoberfläche intensiv säubern mit fluoridfreier Polierpaste oder Pulverstrahlgerät,
- → Reinigung mit Spray,
- → Schmelz ätzen für 1 min, dabei auf Penetration bis in die Tiefe der Fissur achten:
  - – wenig flüssiges Ätzmittel in Fissuren bringen
  - – mit tixotropem Ätzgel überschichten
- → sprayen,
- → trocknen mit Luft (Oberfläche erscheint rau),
- → relativ trockenlegen mit Watterollen oder Dry-Tip,
- → evtl. Bonding (Optibond 2) in tiefe Fissuren einbringen,
- → Sealer (Helioseal) in Fissuren einbringen,
- → mit Sonde oder Pinsel in die Tiefe einarbeiten,
- → evtl. bei weiten tiefen Fissuren Flow einbringen,
- → Überschuss mit Pinsel oder Wattepellet entfernen,
- → aushärten mit Licht (60 s),
- → Kontrolle der Ränder, Kontrolle der Okklusion.

Cave: bei Kontaminierung mit Speichel – Konditionierung wiederholen.

Konservierende Behandlung

Material
- Polierpaste
- Bürstchen
- Ätzgel – flüssig
- Ätzgel – tixotrop
- Kofferdam mit Zubehör
- Mikropinsel
- Bonding (Optibond 2)
- Sealer (Helioseal)
- Flow-Material
- Polimerisationslampe
- Okklusionsfolie/-papier
- Watterollen
- Dry-Tips

Nachbereitung
- Fluoridierung,
- Aufklärung über den nur die Fissuren schützenden Effekt,
- Hinweis auf Notwendigkeit der Prävention für andere Zahnflächen.

Farbauswahl und -übermittlung

Erklärung

Zahnfarbene Restaurationen – Füllungen oder Zahnersatz – bedingen eine Farbauswahl, die objektivierbar und reproduzierbar sein muss, damit bei indirekten Restaurierungen eine eindeutig definierte Übermittlung an das Labor möglich ist. Neben den dazu optimierten äußeren Bedingungen wie Lichtquelle und Umgebung kommt dem System der Farbbestimmung und -übermittlung eine eminente Bedeutung zu. Wegen der großen Zahl der bestimmbaren und zu erreichenden Farben ist es sinnvoll, auch Zwischenwerte definiert benennen zu können.

Da weitere Eigenschaften eines Zahnes wie Transparenz, Opazität, Opaleszenz und Fluoreszenz nur schwer eindeutig beschrieben werden können, sind idealerweise der Farbbestimmer und -umsetzer identisch, d.h. bei direkten Restaurationen der Zahnarzt, bei indirekten der Techniker. Aufgrund der physiologisch bedingten, schlechter ausgebildeten Farbsichtigkeit von Männern, sollten diese sich ggf. von Mitarbeiterinnen bei der Farbbestimmung unterstützen lassen.

Wenn möglich sollte nur ein einziges Farbsystem eingesetzt werden, um einen Übungseffekt zu erreichen, der das Ergebnis optimieren kann.

Folgende Anweisungen gelten sinngemäß sowohl für direkte als auch für indirekte Wiederherstellungen.

Ablauf
- Reinigung der Zahnoberfläche,
- verfärbtes Dentin beachten – evtl. Zahn vorher lokal bleichen,
- wenn möglich Farbnahme durch ausführenden Techniker,
- standardisierte Beleuchtung (Tageslichtleuchtstofflampen mit der Farbbezeichnung xx-950, z.B. Osram Lumilux Deluxe Daylight 12–950). Beleuchtungsstärke 1000–2000 lx; ideale Farbtemperatur 5000+1000/-750K,
- Operationsleuchte wegdrehen; zu starkes Licht (OP-Lampen): >1500 lx zu hell; zu schwaches Licht < 1500 lx zu grau,
- falls keine genormten Beleuchtungsverhältnisse möglich sind, Zahnfarbe vormittags, bei leicht bewölktem Himmel und Licht von Norden bestimmen; **Vorsicht: starke Unterschiede je nach Jahres- und Tageszeit,**
- dezentes Umfeld: keine farbigen Fenstervorhänge, nichts Buntes in der Nähe, kein Lippenstift, keine grelle Kleidung – evtl. abdecken,
- keine Brille mit getönten Gläsern tragen,
- Farbnahme vor der Präparation – sonst, wegen Austrocknung der Zähne z.B. durch Kofferdam, zu heller Farbton,

- → Farbskala in Armlänge zum Patienten halten; immer konstanten Abstand zwischen Auge und Zahn einhalten,
- → vor der Farbbestimmung entscheiden:
    - Schichten der Restauration mit nur einer Zahnfarbe (Dentinfarbe?)
    - Mehrschichttechnik mit verschiedenen Farbtönen
- → die Zahnfarbe wird überwiegend durch die Dentinfarbe definiert,
- → Bestimmung mit Farbschlüssel VitaPan-3D-Master, systematisierte Aufteilung in 3 aufeinander folgenden Schritten (Wichtung in Prozent):
    - *Zahnhelligkeit (hell–dunkel)*: dazu Raumbeleuchtung abdunkeln (erleichtert alleinige Helligkeitsbestimmung), Vergleich mit den oberen 5 Farbmustern, das bestpassende Muster herausziehen – dann auffächern (60%)
    - *Intensität (blass–intensiv)*: Licht wieder heller – das bestpassende Muster der Gruppe auswählen (30%)
    - *Farbe (gelblich–rötlich)*: etwas gelber – linke Muster wählen, etwas rötlicher – rechte Muster wählen (10%)
    - Zwischenwerte können notiert werden (evtl. auf zugehörigem Laborblatt)
- → darauf aufbauend die Verteilung der Schmelzmassen festlegen, Schichtdicke?
- → Ermüdung des Auges nach ca. 5–7 s, danach Fokus 10 s wechseln und weitermachen; kurze Betrachtungszeiten – dem ersten Eindruck vertrauen.
- → Vorauswahl durch den Behandler – dann Patient mitwählen lassen.
- → Charakterisierungen? z.B. Schmelzflecken, Schmelzsprünge, Mammelons.
- → Zeichnung auf Laborzettel (Abb. **36** im Anhang).
- → Fotos sind zwar nicht farbecht, aber geben die Farbverteilung wieder, Farbmuster mit auf das Bild.
- → Am Besten: individuelle Farbbestimmung mit originalen Materialien am Zahn aushärten ohne Schmelzätzung.

Material

- → Bürste
- → Polierpaste
- → Laborbogen (Abb. **36** im Anhang)
- → Bleistift
- → Farbmuster VitaPan-3D-Master
- → Kleenex (für Lippenstift)
- → dezent gefärbte Abdecktücher
- → Kamera

Nachbereitung

- → Dokumentation der Farbe in der Karteikarte,
- → Desinfektion.

Matrizentechnik

Erklärung

Mithilfe der Matrizentechnik gelingt es, fehlende seitliche Bestandteile eines Zahnes durch das Anlegen einer temporären Schalung zahnkongruent und approximal-zervikal randschlüssig so zu ersetzen, dass Aproximalkontakte das Einbeißen von Nahrungsresten verhindern und eine physiologische Reinigung ermöglicht wird.

Konservierende Behandlung

Ablauf
- Evtl. schon vor dem Exkavieren Einbringen des Approximalmatrizenspanners zur Separation,
- nach vollständiger Exkavation des Defekts, nach Randabschrägung und Pulpenschutz Auswahl der passenden Matrize unter Berücksichtigung der:
  - Zirkumferenz des Zahnes
  - Konizität des Zahnes
  - evtl. Einziehungen im Furkationsbereich
  - Höhe der angrenzenden Zähne
- Matrize einbringen samt Halter,
- Band anspannen, bis fester Sitz zervikal erreicht ist,
- Keile im Approximalraum zum sicheren Anliegen,
- erneut trockenlegen,
- Füllung,
- Keile entfernen,
- Matrizenspanner lockern,
- Matrize und Halter entfernen,
- bei Platzmangel oder tief subgingivalen Defekten: Automatrix,
- passendes Matrizenband auswählen und anbringen,
- zervikales Vorschieben,
- Spanninstrument einführen,
- festziehen,
- Instrument entfernen,
- approximal verkeilen,
- erneut trockenlegen,
- Füllung,
- Keile entfernen,
- Zunge der Automatrix mit Seitenschneider durchtrennen,
- Matrize entfernen.

Material
- Matrizenhalter mit montierten Matrizenbändern
- Keile
- Automatrixbänder
- Spanninstrument
- Seitenschneider

Nachbereitung
- Kontrolle des zervikalen Abschlusses auf Über- und Unterschuss,
- Reinigung und evtl. Glättung der Bänder.

Endodontie

Endodontie

Einleitung

Unter Endodontie versteht man die Behandlung der im Zahn eingeschlossenen Gewebe, der Pulpa. Neben der Vitalerhaltung wird die teilweise oder totale Entfernung dieser Strukturen und der darauf folgende Verschluss des resultierenden Defekts als eigentliche Endodontie verstanden.

Die erfolgreiche Behandlung von Zähnen mit erkrankter oder abgestorbener Pulpa ermöglicht den Verbleib dieser Zähne über Jahrzehnte. Dabei gelten in vielerlei Hinsicht dieselben Prinzipien wie bei der chirurgischen Amputation anderer Körperteile, hier jedoch auf eine spezielle Anatomie und Situation abgestimmt. Zu beachten ist die Vermeidung oder weitgehende Reduzierung weiterer Traumatisierung, ein steriles Vorgehen, um Wundheilungsstörungen durch Infektion oder Sekundärinfektion zu verhindern sowie die Herstellung der Prothesenfähigkeit unter Berücksichtigung der andersartigen – eingeschränkten – Funktion und Belastungsfähigkeit des verbleibenden Restgewebes.

Als im wörtlichen Sinne Zahn erhaltende Maßnahme stellen aufwändige „Wurzelbehandlungen", u.U. mit chirurgischen Techniken kombiniert, eine Alternative zu implantologischen und prothetischen Leistungen dar.

Grundsätzlich steht am Anfang der Therapie eine Diagnose. Dabei wird die Ausbreitung der Infektion erkundet (von der partiellen Entzündung der Kronenpulpa bis zur eitrigen Einschmelzung des periapikalen Gewebes), begründet durch Anamnese, klinischen Blick, Vitalitätsprobe, Perkussionsempfindlichkeit und Röntgen. Darauf fußend erfolgt die Therapieplanung: unter Beachtung der Erhaltungswürdigkeit und -fähigkeit wird die Amputationsstelle festgelegt.

Zur Wahl stehen:

→ Vitalamputation
→ Vitalexstirpation
→ Gangränbehandlung
→ Wurzelspitzenkürettage
→ Wurzelspitzenresektion
→ und als Ultima Ratio: Extraktion

Die geplante Amputation wird unter sterilen Kautelen mit geeigneter Technik durchgeführt. Die Wundversorgung erfolgt durch medikamentöse Behandlung und/oder eine Wurzelfüllung. Eine Stabilisierung des Behandlungsergebnisses steht am Ende der Therapie.

Verweise

→ indirekte Überkappung – Caries-profunda-Behandlung (Cp)
→ direkte Überkappung – Pulpabehandlung (P)
→ Gangränbehandlung
→ Vitalamputation
→ Mortalexstirpation
→ Vitalexstirpation
→ maschinelle Aufbereitung
→ Wurzelkanalfüllung
→ apikales Granulom
→ Wurzelspitzenkürettage
→ Wurzelspitzenresektion
→ Aufbaufüllung
→ Bleichen
→ Kofferdam
→ Endo-Blatt (s. Abb. **37** im Anhang)
→ Stiftkernaufbau

Indirekte Überkappung – Caries profunda

Da zum einen die Dicke einer pulpennahen Dentinschicht klinisch nicht zerstörungsfrei gemessen werden kann, zum anderen das vorhandene Dentin keinen absoluten Schutz gegen bakterielle Infektionen bietet, muss in der vermuteten Nähe (noch) vitalen Pulpengewebes die Entfernung kariösen Dentins besonders sorgsam und mit dosierter Drehzahl eines Rosenbohrers oder mittels Handinstrumenten erfolgen. Die Regenerationsfähigkeit der entzündeten Pulpa wird durch Einbringen desinfizierender und medikamentös wirksamer Substanzen unterstützt.

→ Karies soweit möglich nach Sicht entfernen,
→ Kavitätenboden mit Kariesdetektor anfärben,
→ mit langsam drehendem Rosenbohrer weiter entfernen – ein großer Bohrer frisst sich nicht fest – ein kleiner Bohrer opfert weniger Substanz,
→ evtl. mit Exkavatoren arbeiten,
→ Kavität reinigen mit Chlorhexidin,
→ $Ca(OH)_2$ pastös angemischt auf pulpennahe Bezirke bringen,
→ fixieren mit lichthärtendem Unterfüllungsmaterial (Vivaglass Liner),
→ darüber definitive oder provisorische Füllung.

→ Kariesdetektor
→ Rosenbohrer
→ Chlorhexidin
→ $Ca(OH)_2$
→ Vivaglass Liner
→ Ledermix-Zement

→ Indirekte Überkappung als *Cp* in Kartei notieren,
→ im Befund notieren,
→ Vitalitätsprobe in nächster Sitzung.

Direkte Überkappung – Pulpabehandlung

Sollte das Pulpenkavum punktförmig eröffnet werden, ist der Versuch einer direkten Überkappung angemessen. Voraussetzung dafür ist ein anamnestisch beschwerdefreier Zahn und die Eröffnung muss im kariesfreien Gebiet erfolgt sein. Eine (relative) Kontraindikation ist gegeben, wenn der Zahn im Anschluss prothetisch versorgt werden soll.
  Bei jugendlichen Zähnen mit noch weit offenem Foramen apicale sind die Erfolgsaussichten höher.
  Wenn aus Zeitmangel eine eigentlich notwendige endodontische Behandlung nicht begonnen werden kann, schafft eine Behandlung mit Ledermix-Zement im hier genannten Sinne für einige Zeit Schmerzfreiheit.

→ Steriles Arbeiten,
→ evtl. mit CHX auswischen,
→ Blutstillung mit H_2O_2,
→ pastös angemischtes $Ca(OH)_2$ aufbringen,
→ evtl. Ledermixzement aufbringen,
→ fixieren mit Vivaglass Liner.

Endodontie

Material
→ CHX
→ H_2O_2
→ $Ca(OH)_2$
→ Ledermixzement
→ Vivaglass Liner

Nachbereitung
→ Dokumentation,
→ im Befund deutlich hervorheben,
→ Vitalitätsprobe in nächster Sitzung.

Kofferdam für Einzelzahn

Erklärung
Die Kofferdamtechnik ermöglicht eine absolute Trockenlegung. Außerdem ist ein sicheres Arbeiten bei endodontischer Behandlung möglich, die Gefahr des Verschluckens und der Aspiration besteht nicht. Des Weiteren kann „steriles" Arbeiten im Wurzelkanal garantiert werden. Das Eindringen von Bakterien der Mundflora in das nahezu anaerobe Milieu der Apexregion wird zumindest stark eingeschränkt.

Ablauf
→ Es wird nur ein Zahn isoliert,
→ ein quadratisch zugeschnittenes Kofferdamgummi ist vorbereitet:
  – obere linke Ecke ist mit wasserfestem Stift markiert
  – etwas neben der Mitte ist ein Loch für einen kleinen Molaren gestanzt
  – durch passendes Drehen des Gummis kann das Loch universal genutzt werden
→ Klammer für den entsprechenden Zahn aussuchen,
→ auf sicheren Sitz prüfen,
→ Klammer wird am Gummi befestigt, dabei wird das Gummi von den Klammerflügeln gehalten:
  – Assistenz spreizt das Loch im Gummi
  – die mit der Kofferdamzange gehaltene Klammer wird in die Öffnung eingeführt
  – das Gummi wird entspannt und hält jetzt auf den Klammerflügeln
→ mit der Zange die Klammer spreizen und mit dem Gummi über den zu isolierenden Zahn schieben,
→ entspannen und auf dem Zahn befestigen – **Zahnfleisch nicht verletzen,**
→ Zange entfernen,
→ Gummi über die Flügel in Richtung Gingiva streifen – Gummi liegt eng am Zahnhals an,
→ nötigenfalls undichte Stellen mit Bonding versiegeln,
→ Mundwinkel des Patienten mit Kakaobutter schützen,
→ Serviette um den Mund des Patienten legen,
→ Gummi am Spannrahmen befestigen, **nicht zu straff ziehen,**
→ Gummi trocknen,
→ „Operationsgebiet" mit CHX desinfizieren.

Material
→ Kofferdamlochzange
→ vorbereitetes Kofferdamgummi (Loch etwa für den Zahn 15)
→ vorbereitete Papierserviette
→ Zahnseide
→ Kakaobutter
→ CHX
→ Klammern
→ Kofferdamzange
→ Kofferdamrahmen

Nachbereitung

- Kofferdam nach abgeschlossener Behandlung entfernen,
- Gummi und Serviette wegwerfen,
- Klammern, Zange und Rahmen säubern,
- auf Kratzer und Grate untersuchen und evtl. polieren (Gummi reißt sonst ein),
- desinfizieren und sterilisieren.

Vitalexstirpation

Erklärung

Das (noch) vitale Pulpengewebe wird entfernt bis zu einer Absetzlokalisation mit günstigen Heilungsbedingungen (geringer Querschnitt, dichter Verschluss dort möglich), konkret bis zum Foramen apicale (Step-Back-Technik). Anschließend wird das so entstandene Lumen unter sterilen Kautelen bakteriendicht, dauerhaft und revidierbar verschlossen.

Ablauf

- Vitalitätsprobe,
- Lokalanästhesie,
- bei stark zerstörter Krone ist das provisorische Einzementieren eines passenden Kupferringes zu erwägen,
- relative oder besser absolute Trockenlegung (Kofferdam),
- vorläufige Arbeitslänge festlegen anhand eines (evtl. vorhandenen) Röntgenbildes,
- alle Mess- und Sollwerte **schriftlich** im Formular Endo-Blatt festhalten (Abb. **37** im Anhang),
- weiteres Arbeiten unter sterilen Bedingungen,
- desinfizieren mit Chlorhexidin,
- Zugangskavität zur Darstellung der Pulpenregion erstellen,
- Pulpendach eröffnen mit sterilem Rosenbohrer,
- Blutstillung mit H_2O_2,
- Kanäle aufsuchen mithilfe einer Lupenbrille,
- erweitern mit Gates-Bohrern, koronales Drittel freilegen,
- bis zur vorläufigen Arbeitslänge vordringen, dabei Entfernung des Detritus sowie Desinfektion des Kanallumens und der Innenwände durch reichliches Spülen mit NaOCl 3%ig, CHX 2%ig,
- Messpunkt für jeden Kanal definieren: definierter Punkt, an dem Gummi- oder Metallstop anstößt, z.B. distaler Höcker – in Endo-Blatt eintragen,
- steriles Arbeiten auch beim Röntgen, d.h. Kofferdam bleibt auf dem Zahn, Rahmen wird gelöst, Aufnahmen mit speziellem Röntgenhalter,
- Messaufnahme mit eingeführten, verschieden dicken Instrumenten, um die Kanäle auf dem Röntgenbild identifizieren zu können (evtl. verschiedene Formen) – Werte in Endo-Blatt eintragen,
- definitive Arbeitslänge festlegen: idealerweise bis zum Foramen apicale – Werte in Endo-Blatt eintragen,
- definitve konische Aufbereitung der Wurzelkanäle mit in der Stärke zunehmenden Instrumenten,
- **keine Instrumentengröße überspringen,**
- bei stark gekrümmten Kanälen Endo-Instrumente mit einer sterilen Nagelfeile auf einer Seite abfeilen,
- verkalkte Kanäle: Gleitmittel (Canal +) benutzen,
- Masterpoint-Aufnahme mit eingeführtem Guttastift,
- evtl. Korrektur der Arbeitslänge,
- definitive Werte in Endo-Blatt: Länge und ISO-Stärke,
- Kanal mit Alkohol entfetten,
- trocknen mit sterilen Papierspitzen,
- abfüllen mit passendem Masterpoint, wenig Sealer, akzessorischen Points,

Endodontie

- → wenn das Abfüllen in einer Sitzung nicht möglich ist:
  - Zwischeneinlage mit Calciumhydroxid
  - Ledermix-Paste im Ausnahmefall bei vorhergehenden Schmerzen
- → bakteriendichter Verschluss der Kavität (adhäsive Füllung),
- → Kofferdam entfernen,
- → Röntgenabfüllkontrolle,
- → Okklusionskontrolle – evtl. aus der Okklusion nehmen,
- → Instruktion des Patienten.

Material

- → Lupenbrille
- → Endo-Tray
- → Endo-Wagen
- → Endo-Blatt (Abb. **37** im Anhang)
- → Endo-Instrumente in 3 Längen (21, 25 und 28 mm):
  - Kerr-Feilen 08–15
  - Hedström-Feilen 15–60
- → Schere
- → 2 Dappengläser für Medikamente (H_2O_2, NaOCl)
- → 2 Einmalspritzen zum Spülen
- → sterile Glasplatte zum Anmischen der Wurzelfüllpaste
- → Spreader
- → sterile Rosenbohrer
- → sterile Gates-Bohrer
- → sterile Anrührspatel
- → Lentulo
- → sterile Watte
- → Arterienklemme
- → Längenmessinstrument steril
- → Kofferdam mit Zubehör
- → Kugelsterilisator
- → Nagelfeile
- → Heidemann-Spatel
- → Grund-Tray (Spiegel, Sonde, Pinzette, Diamantbohrer und Finierer verschiedener Körnung, Rosenbohrer)
- → Canal + (Chelator/Gleitmittel)
- → Einmalspritzen mit dünner, stumpfer Kanüle, Inhalt: NaOCl, H_2O_2, Alkohol
- → Papierspitzen
- → Sealer
- → Guttaperchaspitzen (Gutta-Points) verschiedener Stärke
- → adhäsives Füllungsmaterial mit Zubehör

Nachbereitung

- → Dokumentation,
- → evtl. prothetische Versorgung,
- → Röntgenkontrolle nach 6 Monaten, nach 2 und 5 Jahren,
- → evtl. Aufhellen des Zahnes.

Maschinelle Aufbereitung

Erklärung

Mit der Verwendung von Nickel-Titan-Instrumenten und drehmomentbegrenzten Bohrantrieben können endodontisch zu behandelnde Zähne auch maschinell aufbereitet werden. Dabei gelten prinzipiell alle Bedingungen, die auch bei klassischer, von-Hand-Aufbereitung zutreffend sind (s.o.); angewendet wird eine Crown-Down-Technik.

Maschinelle Aufbereitung

Ablauf

- Alles wie bei konventioneller Aufbereitung von Hand bis zur Erweiterung mit Gates-Bohrern (s. Abschnitt *Vitalexstirpation*),
- koronales Drittel freilegen,
- Handinstrumente bis zur prospektiven Aufbereitungslänge einführen,
- Entscheidung über Kanaltyp: weit, mittel oder eng,
- Arbeitslänge definieren: prospektive Aufbereitungslänge – 3 mm,
- je nach Kanaltyp Aufbereitungssequenz wählen:
  - *weit* – blau
  - *mittel* – rot
  - *eng* – gelb
- Reihenfolge des Vorgehens wie auf der Flexmaster-Systembox mit Pfeilen gekennzeichnet,
- Bohrantrieb: NiTi Control von Anthogyr,
- ohne Druck jedes Instrument pumpend einbringen,
- **Trick:** niedrigstes Drehmoment einstellen; evtl. 2. Stufe,
- bei Widerstand nächstkleineres Instrument,
- **keine Instrumentengröße überspringen,**
- Gleitmittel (Canal +) benutzen,
- bis zur vorläufigen Arbeitslänge vordringen, dabei Entfernung des Detritus sowie Desinfektion des Kanallumens und der Innenwände durch reichliches Spülen mit NaOCl 3%ig, CHX 2%ig,
- Messaufnahme mit Handinstrument,
- Korrektur – definierte Arbeitslänge,
- Aufbereitung zur definitiven Länge mit grüner Sequenz (Durchmesser nimmt zu),
- dann weiter wie bei Handaufbereitung.

Material

- Lupenbrille
- Endo-Tray
- Endo-Wagen
- Endo-Blatt
- Endo-Instrumente:
  - VDW FlexMaster in Systembox 21 mm, 25 mm
- NiTi Control von Anthogyr
- Schere
- sterile Glasplatte zum Anmischen der Wurzelfüllpaste
- Spreader
- sterile Rosenbohrer
- sterile Gates-Bohrer
- sterile Anrührspatel
- Lentulo
- sterile Watte
- Arterienklemme
- Längenmessinstrument steril
- Kofferdam mit Zubehör
- Kugelsterilisator
- Heidemann-Spatel
- Grund-Tray (Spiegel, Sonde, Pinzette, Diamantbohrer und Finierer verschiedener Körnung, Rosenbohrer)
- Canal + (Chelator/Gleitmittel)
- Einmalspritzen mit dünner, stumpfer Kanüle – Inhalt:
  - NaOCl 3%ig
  - CHX 2%ig
  - Alkohol
- Papierspitzen

Endodontie

→ Sealer
→ Guttaperchaspitzen (Gutta-Points) verschiedener Stärke
→ adhäsives Füllungsmaterial mit Zubehör
→ Endo-Blatt

Nachbereitung

→ Dokumentation (Endo-Blatt),
→ evtl. prothetische Versorgung,
→ Röntgenkontrolle nach 6 Monaten, nach 2 Jahren und 5 Jahren,
→ evtl. Zahn aufhellen.

Desinfizierende, medizinische Einlage

Erklärung

Blutungen, eine unklare Prognose, Zeitmangel oder eine bakterielle Infektion können beispielsweise Indikationen für eine medikamentöse Zwischeneinlage während einer Wurzelkanalbehandlung sein. Conditio sine qua non ist steriles Arbeiten mit dem Ergebnis eines stabilen bakteriendichten Verschlusses.

Ablauf

→ Absolute bzw. im Ausnahmefall gute relative Trockenlegung,
→ nach möglichst vollständiger Kanalaufbereitung in vorhergehender Sitzung Eröffnung des Wurzelkanalsystems, oder
→ direkt im Anschluss bei noch eröffnetem Wurzelkanalsystem,
→ spülen mit NaOCl,
→ spülen mit CHX,
→ trocknen mit passenden Papierspitzen,
→ Medikament einrotieren mit Lentulo:
  – pastös angemischtes $Ca(OH)_2$ oder
  – unter Beachtung der Indikation Ledermix-Paste
→ bei hartnäckig therapieresistenten Kanälen Versuch mit ChKM:
  – Papierspitze mit ChKM-Lösung tränken und einbringen
  – Wattepellet mit ChKM-Depot auflegen
→ bakteriendichter Verschluss:
  – Wattepellet
  – Harvard-Zement
  – Fuji LC improved
→ Okklusionskontrolle

Material

→ Lupenbrille
→ Kofferdam
→ Grund-Tray (Spiegel, Sonde, Pinzette, Diamantbohrer und Finierer verschiedener Körnung, Rosenbohrer)
→ Lentulo
→ Papierspitzen
→ Einmalspritzen mit dünner, stumpfer Kanüle – Inhalt:
  – NaOCl 3%ig
  – CHX 2%ig
  – Alkohol
→ $Ca(OH)_2$
→ Ledermix-Zement
→ ChKM
→ Wattepellets
→ Harvard-Zement
→ Fuji LC Improved
→ Okklusionsfolie
→ Endo-Blatt

→ Instruktion des Patienten
→ Folgetermin zur Weiterbehandlung
→ Dokumentation (Endo-Blatt)

Gangränbehandlung

Unter einer Gangränbehandlung versteht man die endodontische Behandlung eines primär putride infizierten Zahnes – prinzipiell ist das Vorgehen mit dem in Abschnitt *Vitalexstirpation* beschriebenen identisch.

Da aber das Kanalsystem infiziert ist – auch das Kanaldentin – wird im Unterschied dazu weiter aufbereitet, evtl. auch weiter nach apikal; eine oder mehrere desinfizierende Zwischeneinlagen sind obligatorisch.

→ Siehe Abschnitt *Vitalexstirpation*, aber:
→ weiter aufbereiten – bis ISO 35–45,
→ apikal unbedingt bis 1 mm vor radiologischen Apex,
→ mehrere medikamentöse Einlagen.

→ Siehe Abschnitt *Vitalexstirpation* sowie Abschnitt *Desinfizierende, medizinische Einlage*

→ Siehe Abschnitt *Vitalexstirpation* sowie Abschnitt *Desinfizierende, medizinische Einlage*

Revision einer Wurzelfüllung

Der klinische (Schmerzen) oder radiologische Misserfolg einer endodontischen Behandlung macht u.U. die Entfernung des eingebrachten Wurzelfüllmaterials und die erneute evtl. bessere Aufbereitung des Lumens notwendig.

→ Steriles Vorgehen, siehe Abschnitt *Vitalexstirpation*
→ Arbeitslänge anhand eines Röntgenbildes bestimmen,
→ ehemaliges Pulpenkavum freilegen,
→ Kanaleingänge suchen und mit Gates-Bohrern erweitern,
→ eingebrachte Guttapercha, vorhandenes Füllmaterial mit Gates-Bohrern im koronalen Drittel entfernen,
→ Eukalyptusöl mit Pipette einbringen, um Guttapercha und/oder Zemente anzulösen,
→ mit Eukalyptusöl getränkten Wattepellet auflegen,
→ 5 min belassen,
→ mit kleiner Hedström-Feile sondieren,
→ in Richtung Apex vorgehen,
→ evtl. stückweises Entfernen des vorhandenen Materials,
→ mit weiteren Handinstrumenten erweitern,
→ nach vollständiger Entfernung bessere (weitere, tiefere, vollständige) Aufbereitung,
→ bestehende Zysten probeweise mit $Ca(OH)_2$ füllen: zur Reduktion des Umfangs bis hin zur vollständigen Abheilung,
→ weiter wie in Abschnitt *Gangränbehandlung*.

→ Siehe Abschnitt *Vitalexstirpation*
→ Eukalyptusöl

→ Siehe Abschnitt *Vitalexstirpation*

Endodontie

Wurzelkanalfüllung durch laterale Kondensation

Erklärung

Ziel der Behandlung ist ein bakteriendichter stabiler Verschluss des durch die Aufbereitung entstandenen Lumens im Wurzelsystem. Dieser soll revidierbar wie in Abschnitt *Revision einer Wurzelfüllung* beschrieben, physiologisch toleriert und radioopak sein. Bewährt hat sich eine Kombination aus Guttapercha und einem Sealer.

Ablauf

→ Steriles Arbeiten,
→ reinigen mit NaOCl, CHX und Alkohol,
→ trocknen mit Papierspitzen,
→ Masterpoint mit Alkohol waschen,
→ Sealer mit sterilem Anmischspatel auf steriler Glasplatte anmischen,
→ mit Lentulo einrotieren,
→ Masterpoint einbringen bis zum definitiven Sitz (Längenkontrolle),
→ Spreader einbringen,
→ 10 s belassen,
→ anschließend entfernen,
→ akzessorischen Guttasperchastift einbringen (laterale Kondensation),
→ erneut Spreader einbringen,
→ erneut akzessorischen Stift einbringen,
→ bis Lumen fest gefüllt: wenig Sealer, viel Guttapercha,
→ auf der Höhe der Kanaleingänge mit heißem Heidemann-Spatel absetzen,
→ bakteriendichter, koronaler Verschluss.

Material

→ Siehe Abschnitt *Vitalexstirpation*
→ sterile Anmischplatte
→ steriler Anmischspatel
→ Sealer
→ Lentulo
→ ISO-genormte Guttaperchaspitzen
→ Spreader
→ akzessorische Spitzen

Nachbereitung

→ Dokumentation (Endo-Blatt),
→ evtl. prothetische Versorgung,
→ Röntgenkontrolle nach 6 Monaten, nach 2 Jahren und 5 Jahren,
→ evtl. Aufhellen des Zahnes.

Wurzelkanalfüllung nach McSpadden

Erklärung

Mit dem Thermokompaktor nach McSpadden (im Prinzip eine umgekehrte Hedström-Feile) wird Guttapercha bei schneller Rotation erwärmt, erweicht und gleichzeitig nach apikal komprimiert. Da es sich um ein Stahlinstrument handelt, besteht erhöhte Frakturgefahr. Aber solange die Sterilität gewährleistet bleibt, können frakturierte Teile bei entsprechender unschädlicher Lokalisation belassen werden.

Ablauf

Wie in Abschnitt *Wurzelkanalfüllung durch laterale Kondensation* beschrieben, aber:

→ Nach Einführen von 3–4 akzessorischen Stiften Thermokompaktor rotierend einführen,
→ mit schneller Rotation bis etwa 5–8 mm vor den Apex eintauchen,

- → die Guttapercha wird plastisch,
- → mit Gefühl nach apikal hin verdichten, gegen die Kanalwände hin andrücken,
- → nach koronal unter Rotation langsam herausziehen,
- → in die noch weiche Guttapercha Sonde einführen ähnlich dem Spreader,
- → in das so entstandene Lumen dicke akzessorische Guttaperchaspitze einführen,
- → Überschuss am Kanaleingang mit heißem Heidemann-Spatel absetzen.

- → Siehe Abschnitt *Wurzelkanalfüllung durch laterale Kondensation*
- → Thermokompaktor nach McSpadden

Material

- → Siehe Abschnitt *Wurzelkanalfüllung durch laterale Kondensation*

Nachbereitung

Internes Bleichen avitaler Zähne

Wurzelbehandelte Zähne werden nicht selten nach einiger Zeit dunkler, etwa durch Zerfallsprodukte der Pulpa und des Wurzelfüllmaterials. Durch internes Bleichen wird diese Verfärbung zumindest verringert; unbeschadet stabilisierender Maßnahmen können weitere Schritte zur Verbesserung der ästhetischen Wirkung evtl. unterbleiben (Krone, Veneer).

Erklärung

- → Nach (Röntgen-)Kontrolle auf Erhaltungswürdigkeit des Zahnes Präparation einer Zugangskavität,
- → Lippen fetten,
- → Kofferdam anlegen,
- → stark verfärbtes Dentin entfernen unter weitgehender Schonung des Schmelzes von palatinal,
- → Wurzelfüllung freilegen bis etwa 2 mm unterhalb der Schmelz-Zement-Grenze,
- → dichter Verschluss der Wurzelfüllung mit Phosphatzement, Glasionomerzement oder adhäsiv eingebrachtem Komposit – Farbe möglichst weißopak,
- → Reinigung der Kavität mit Chloroform,
- → Mischung aus Wasserstoffperoxid-Harnstoff und Glycerin in das Pulpenkavum einbringen,
- → dichter Verschluss mit Wattepellet und Glasionomer oder Komposit,
- → Kofferdam entfernen.

Ablauf

- → Fettcreme/Kakaobutter
- → Kofferdam mit Zubehör
- → Phosphatzement oder Glasionomerzement oder Komposit
- → Chloroform
- → Wattepellets
- → Grund-Tray (Spiegel, Sonde, Pinzette, Diamantbohrer und Finierer verschiedener Körnung, Rosenbohrer)
- → Kavitätenbohrer/Kugeldiamant
- → Rosenbohrer
- → Exkavator
- → Wasserstoffperoxid-Harnstoff (Synonyme: Carbamid-Peroxid, Perhydrit, Hydrogenperoxid-Carbamid; Summenformel: $CH_6N_2O_3$) mit Glycerin frisch zu einem sämigen Brei vermischt

Material

Endodontie

Nachbereitung
→ Kontrolle nach 3–4 Tagen,
→ evtl. Vorgang wiederholen,
→ bei befriedigendem Ergebnis Material unter Kofferdam entfernen und verbleibenden Defekt adhäsiv füllen,
→ dabei letzte Farbkorrekturen durch Auswahl und geschickte Applikation des Füllungsmaterials.

Aufhellen von Zähnen durch externes Bleichen

Erklärung
Als zu dunkel empfundene Zähne werden durch das Aufbringen Sauerstoff abspaltender Substanzen aufgehellt: vitale Zähne durch externes Bleichen, avitale – nach Wurzelbehandlung – auch durch Einbringen des Bleichmittels in die Zugangskavität.

Ablauf
→ Zahnreinigung mit Bimssteinpulver/Polierpaste und Bürstchen/Kelch/Pulverstrahlgerät, Zahnsteingerät,
→ Farbnahme mit Farbring – anschließende Dokumentation,
→ Vitalitätsprobe – anschließende Dokumentation,
→ evtl. alte (verfärbte, dunkle) Füllungen entfernen,
→ neue helle Füllungen – aufgrund der Farbänderung und schlechterer Haftung nach dem Bleichen evtl. provisorisch,
→ evtl. stark verfärbtes Dentin mit heller opaker Füllung abdecken,
→ aufzuhellende Zähne mit Kofferdam isolieren, zum Schutz der Gingiva und der benachbarten Zähne vor dem aggressiven Bleichmittel,
→ dichter gingivaler Abschluss, mit Zahnseideschlingen zervikal sichern,
→ evtl. probebleichen an nicht sichtbarer Stelle,
→ Bleichmittel aufbringen – **flächig arbeiten, um Fleckenbildung zu vermeiden,**
→ 10–30 min einwirken lassen, evtl. nach 20 min wiederholen,
→ gründlich mit viel Wasser und guter Absaugtechnik sprayen, reinigen, dabei **Spritzer vermeiden: Augen! Kleidung!**
→ Kofferdam entfernen,
→ erneute Farbnahme (Dokumentation des Ergebnisses, da unterschiedlich intensive Reaktion),
→ fluoridieren.

Material
→ Bimssteinpulver
→ Polierpaste
→ Bürstchen
→ Polierkelch
→ Farbring
→ Vitalitätsprobe
→ Material und Instrumente für Kompositfüllung
→ Kofferdam
→ Zahnseide
→ Bleichmittel – Herstellung wie folgt: auf einer Glasplatte Wasserstoffperoxid-Harnstoff (ca. 35%) aus der Apotheke mit Glycerin zu einem Brei glatt streichen, bis sich die Kristalle aufgelöst haben (ca. 2–3 min); Konsistenz wie Harvard-Zement zum Einsetzen
→ Elmex Gelee, Fluorprotector, o.ä.

Nachbereitung

→ Kontrolle nach 1 Woche,
→ evtl. Hypersensibilität durch Fluoridieren oder Dentinversiegeln behandeln,
→ Intensität des Bleichens beurteilen, evtl. wiederholen,
→ evtl. farblich nicht mehr passende Kompositfüllungen erneuern.

Cave: Die Komposithaftung wird durch das Bleichen verringert, definitive Füllungen sollten frühestens 3 Wochen nach dem Bleichen eingesetzt werden.

Vitalamputation

Erklärung

Im Milchgebiss oder bei jugendlichen Zähnen mit noch nicht geschlossenem Foramen apicale kann bei gleicher Indikation anstelle der Vitalexstirpation (Entfernung des gesamten Pulpengewebes und des Wurzelkanalinhalts) mit Aussicht auf Erfolg eine Vitalamputation durchgeführt werden. Das Vorgehen entspricht prinzipiell dem der Vitalexstirpation, es wird jedoch nur die Kronenpulpa entfernt.

Ablauf

→ Siehe Abschnitt *Vitalexstirpation*,
→ absolut steriles Vorgehen,
→ Pulpenkavum eröffnen in seiner ganzen Zirkumferenz,
→ Blutstillung mit H_2O_2,
→ gesamte Kronenpulpa entfernen mit **scharfem** Rosenbohrer oder
→ bei ausreichendem Zugang, mit scharfem Exkavator bis zum Kanaleingang,
→ erneute Blutstillung, H_2O_2 auf Wattepellet,
→ fest mit CHX angemischtes $Ca(OH)_2$ auf Amputationsstümpfe aufbringen,
→ mit Wattepellet verfestigen, Flüssigkeit aufsaugen,
→ mit Vivaglass Liner fixieren,
→ absolut bakteriendichter Verschluss mit SÄT-Komposit,
→ weiter wie im Abschnitt *Vitalexstirpation*.

Material

→ Siehe Abschnitt *Vitalexstirpation*
→ $Ca(OH)_2$
→ Vivaglass Liner

Nachbereitung

→ Dokumentation (Endo-Blatt),
→ Röntgenkontrolle nach 6 Monaten, nach 2 Jahren und 5 Jahren,
→ evtl. Aufhellen des Zahnes.
→ evtl. prothetische Versorgung.

Chirurgie

OP-Vorbereitung

Einleitung

Im Laufe einer zahnärztlichen Sanierung sind u.U. zu unterschiedlichen Zeitpunkten chirurgische Eingriffe nötig. Abgesehen von Notfallbehandlungen lassen sich aber viele dieser Interventionen zeitlich und sachlich vorausplanen. Zum Beispiel ist es ggf. sinnvoll, unrettbar verlorene Zähne im Rahmen einer Parodontalbehandlung unter Anästhesie zeitgleich zu entfernen. In anderen Fällen kann es sinnvoll sein, sie als verankernde Elemente für eine provisorische Versorgung länger zu belassen. Häufig kann der Erfolg einer chirurgischen Maßnahme erst nach einer gewissen Zeit beurteilt werden, sodass sich auch hieraus für den Ablauf einer Sanierung gewisse Abhängigkeiten ergeben. Die Planung dieser chirurgischen Eingriffe kann für die Komplikationsrate einer Behandlungssequenz entscheidend sein. Die Compliance des Patienten wird hier stark beeinflusst.

Neben der Größe und Dringlichkeit des Eingriffs, der Erfahrung und Geschicklichkeit des Operateurs, der räumlichen und apparativen Ausstattung der Praxis sollte auch das soziale Umfeld des Patienten beachtet werden, um zu entscheiden, welche Therapie das individuelle Optimum darstellt: eine ambulante Behandlung unter Lokalanästhesie, eine Überweisung zur stationären Aufnahme oder eine Behandlung unter Narkose in Kooperation mit einem Facharzt. Die Standards bezüglich Hygiene und Sterilität sind gerade beim Einsatz rotierender Instrumente zu beachten.

Chirurgische Eingriffe zur Behandlung von Parodontalerkrankungen sind im entsprechenden Kapitel beschrieben, Gleiches gilt für die Implantologie.

Verweise

→ Abszessspaltung/Inzision
→ Extraktion
→ Aufklappung
→ obere Weisheitszähne
→ untere Weisheitszähne
→ plastische Deckung
→ Wurzelspitzenresektion
→ Probeentnahme

OP-Vorbereitung

Erklärung

Um dem Patienten wie dem Behandler optimale Bedingungen zu bieten und damit bestmögliche Ergebnisse zu fördern, ist es sinnvoll, vor komplizierteren Behandlungsschritten – dazu zählen zumindest subjektiv auch Operationen kleineren Umfangs – gründliche Vorbereitungen zu treffen. Vorrangig müssen ein zügiger Behandlungsablauf und Sterilität gewährleistet sein. Dabei werden standardmäßig nachfolgende Maßnahmen ergriffen.

Ablauf

→ Winkelstücke von Bohrantrieben entfernen und wegräumen (Schubfach),
→ OP-Motor (drehmoment- und drehzahlkontrolliert, sterilisierbar) anbringen,
→ Kochsalzpumpe (Aqua Press) anschließen:
  – Ventil montieren
  – Schlauchsystem montieren
  – Ventilsteuerung umschalten (an Unterseite des Instrumententrägers)
  – Drucksystem aufblasen
→ Funktion überprüfen,
→ mit sterilen Tüchern abdecken:
  – Instrumententräger
  – Lampengriff
→ sterile Stoffhüllen anbringen für:
  – Handpumpe für Kochsalz
  – Bohrantrieb mit Kochsalzsystemschlauch

Chirurgie

→ evtl. Zusatztisch für Zusatzinstrumente aufstellen und steril abdecken,
→ Instrumente geordnet ausbreiten und steril abdecken,
→ bereitlegen – aber noch nicht auspacken:
  – Nahtmaterial
  – Skalpellklingen
  – Knochenwachs
  – chirurgische Bohrer und Fräsen
→ Tray mit Instrumentenzange bereitlegen,
→ Schlitztuch.

Material

→ Jeweilig zutreffende Instrumentenkassette (Tray):
  – Aufklappung
  – Lappenoperation
  – Mukogingivalchirurgie
  – Implantation
→ Aqua Press/Kochsalzpumpe
→ Skalpellklingen
→ Nahtmaterial
→ Kochsalz
→ chirurgische Hand- und Winkelstücke
→ chirurgische Bohrer
→ Bohrerschälchen
→ Tisch
→ sterile Spritze
→ Klebeband
→ OP-Handschuhe, Mundschutz
→ Luer-Zange

Nachbereitung

→ Zimmer aufräumen,
→ Instrumente säubern, evtl. schleifen.

Abszessspaltung

Erklärung

Neben der Extraktion stellt die Spaltung eines dentoalveolären Abszesses (Parulis, „dicke Backe") die häufigste chirurgische Notfallintervention in der zahnärztlichen Praxis dar. Auch in Zeiten antibiotischer Medikation ist die Inzision hier die Primärtherapie.

Ablauf

→ Entscheidung: ambulant beherrschbar oder stationäre Aufnahme notwendig: abhängig von retromandibulärer, parapharyngealer Lokalisation, Allgemeinzustand, Fieber,
→ abhängig von Ursache: evtl. besser verursachenden Zahn extrahieren?
→ Differenzialdiagnose: Tumor?
→ ist der Abszess schon inzisionsreif? – Fluktuation?
→ wenn nicht: Wärme verordnen,
→ Ubi pus – ibi evacua,
→ mit Lokalanästhetikum umspritzen,
→ Inzision – **nicht zu klein** – 1,5–2,5 cm mit geballtem Skalpell,
→ erweitern mit Raspatorium,
→ Pus und Blut absaugen,
→ offen halten, um Abfluss zu gewährleisten:
  – Streifen einlegen (Clauden-Tamponade)
  – oder Gummilasche aus Kofferdamgummi einlegen
→ Tupfer aufbringen,
→ PA-Abszess: evtl. reicht Abspreizen mit Raspatorium und Einlegen einer Lasche.

Material

- Lokalanästhesie
- Tray für Aufklappung
- geballtes Skalpell
- Raspatorium
- Clauden-Tamponade
- Gummilasche
- Tamponadestopfer nach Luniatschek
- Tupfer
- chirurgischer Sauger

Nachbereitung

- Rezept für:
  - CHX
  - ben-u-ron 500 mg
- Instruktion des Patienten,
- Termin für Streifenwechsel,
- Wechsel, bis akute Schwellung abgeklungen.

Extraktion

Erklärung

Eine Extraktion ist die Methode der Wahl bei Zähnen, deren Erhalt eher schadet als nutzt, die aus parodontalen Gründen nicht erhaltenswert oder für die Mundhygiene schädlich sind, die die Kaufunktion stören oder kariös zerstört sind.

Ablauf

- Evtl. orientierende Röntgenaufnahme: altes Bild oder Neuanfertigung,
- Instrumente bereitlegen,
- Tupfer bereitlegen,
- Injektion, im OK auch palatinal, im UK auch vestibulär,
- Wirkung nach einiger Zeit testen durch Sondenprobe,
- PA-Spalt mit Hebeln erweitern:
  - am Zahn entlang in Richtung Apex mit dosiertem Druck in den PA-Spalt einführen, leicht rotieren; dabei wird der Knochen des Alveolarfortsatzes komprimiert und der Zahn aus der Alveole gedrängt; **nicht zu schnell – Gewebe braucht Zeit zum „fließen"**
- passende Zange über den Zahn schieben,
- bei rundem Wurzelquerschnitt rotieren,
- in vestibulär-oraler Richtung luxieren,
- anfänglich dabei in Alveole hineindrücken,
- Knochen dehnen – **dabei Zeit lassen,**
- abwechselnd Hebel einsetzen,
- nach ausreichender Lockerung mit der Zange in einer Rotations- oder Luxationsbewegung herausbewegen,
- Kraft dosieren, **nicht ruckartig arbeiten,**
- Knochen stützen,
- dabei selbst abgestützt arbeiten,
- UK: die Gelenke werden von der Assistenz unterstützt:
  - beide Hände umfassen den UK im Prämolaren- und Molarenbereich, die Finger liegen im Bereich der Unterzungenmuskulatur, die Handballen fixieren den UK am aufsteigenden Ast, die Daumen fühlen die Gelenkregion und steuern den unterstützenden Druck der Hände
- Extraktionswunde aussaugen,
- extrahierten Zahn auf Vollständigkeit prüfen: Wurzelenden, Bruchstellen,
- die blutende Wunde immer gut absaugen,
- Wunde mit Kürette säubern – Granulationsgewebe entfernen,
- Nasenblasprobe – Kieferhöhle offen ? – dann plastische Deckung,
- digitale Kompression,

Chirurgie

- → Tupfer auf die Wunde legen (Druckverband),
- → bei vorhergehender starker Entzündung mit potenziell infizierter Alveole Streifen einlegen (Clauden-Tamponade),
- → bei starker Blutung zur Unterstützung der Koagulation und Stabilisierung des Koagulums Wundränder mit Naht zusammenziehen.

Material
- → Zangen (OK oder UK, Molaren oder Prämolaren)
- → Kürette (oder scharfer Löffel)
- → Kopp-Hebel (2 unterschiedliche, rechts und links)
- → chirurgischer Sauger
- → Tupfer
- → evtl. Clauden-Tamponade
- → evtl. Nahtmaterial

Nachbereitung
- → Dokumentation,
- → Instruktion des Patienten,
- → Rezept:
  - CHX
  - ben-u-ron 500 mg
- → **Kontrolle!**
- → evtl. Streifenwechsel,
- → evtl. Naht ex.

Erschwerte Extraktion

Erklärung Sollte eine Zahnentfernung nicht, wie im Abschnitt *Extraktion* beschrieben, möglich sein, ist v.a. bei mehrwurzeligen Zähnen u.U. das Zertrennen des Zahnes in mehrere Teile hilfreich. Der so entstandene Trennspalt kann als Ansatz zum Hebeln genutzt werden. Einzelne Wurzeln lassen sich ggf. rotieren und bei Divergenz der Wurzeln in die jeweils günstige Richtung extrahieren.

Ablauf
- → Siehe Abschnitt *Extraktion*, aber:
- → Furkation auffinden,
- → Verlauf der Furkation nach koronal mit langem spitzem Trenndiamanten durchtrennen,
- → Spraykühlung,
- → minimale, stehengebliebene Stege können durch Hebeldrehung im Spalt gesprengt werden,
- → die einzelnen Wurzeln werden weiterbehandelt, wie beschrieben in Abschnitt *Extraktion*.

Material
- → Siehe Abschnitt *Extraktion*
- → Trenndiamant

Nachbereitung
- → Siehe Abschnitt *Extraktion*,
- → Kontrolle (da zwangsläufig Knochenwunde durch Trenndiamanten).

Aufklappung

Erklärung Frakturierte Zähne, verlagerte Zähne, verbliebene Wurzelreste werden, wenn es nicht einfacher möglich ist, nach Aufklappung und Knochenentfernung extrahiert (Abb. **8**).

Aufklappung

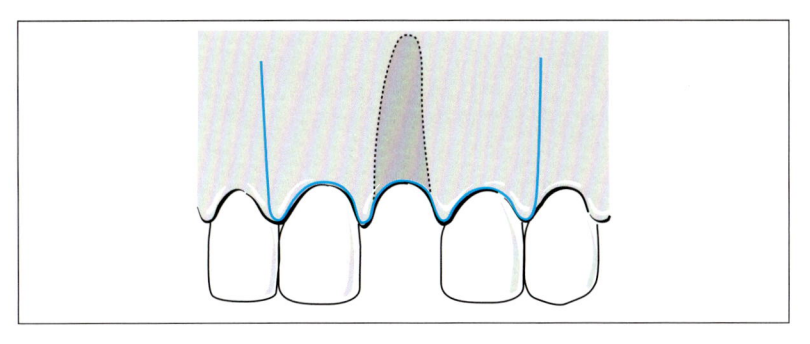

Abb. **8** Zahnfleischrandschnitt.

Ablauf

→ Desinfektion des OP-Gebiets durch Spülen mit CHX (0,2%ig, 1 min),
→ Zahnfleischrandschnitt (sichelförmiges Skalpell) vestibulär jeweils bis in den Bereich der angrenzenden Zähne (Abb. **8**),
→ Papillen schonen – im Frontzahnbereich palatinal durchtrennen,
→ vertikale Inzision ausdehnen bis in die Mukosa beidseitig (evtl. reicht einseitig),
→ einen Mukoperiostlappen freipräparieren mit Raspatorium, Pinzette und Skalpell – Abschieben vom Knochen,
→ Sichtverbesserung durch Spülen und Absaugen von Kochsalzlösung,
→ Erweiterung des Parodontalspalts, störenden Knochen entfernen mit Lindemann-Fräse und/oder Kugelfräse unter Kühlung bzw. Spülung,
→ Zahn(-teile) lockern mit Hebeln,
→ mit Zange greifen,
→ in die Alveole eindrücken,
→ rotieren oder luxieren,
→ Zahn(-teile) entfernen,
→ Inspektion des Zahnes,
→ Inspektion der Alveole (Kieferhöhle?),
→ Granulationsgewebe entfernen mit Kürette, scharfem Löffel,
→ Knochenkanten mit Fräse oder Luer-Zange entfernen,
→ Lappen reponieren,
→ wenn der Lappen dicht vernäht werden soll evtl. Periostschlitzung,
→ mit Nähten fixieren.

Material

→ CHX-Lösung
→ Skalpell
→ Raspatorium
→ chirurgische Pinzette
→ zahnärztliche Pinzette
→ Nahtmaterial
→ Kugelfräse
→ Lindemann-Fräse
→ grünes Handstück
→ grünes Winkelstück
→ Schere
→ Kürette
→ scharfer Löffel
→ Hebel
→ Zangen
→ Kochsalzspritzen
→ Kochsalzlösung

Chirurgie

- → Kochsalzpumpe
- → chirurgischer Absauger
- → Tupfer

Nachbereitung
- → Dokumentation,
- → Wundkontrolle,
- → Rezept:
  - CHX
  - Schmerzmittel (ben-u-ron 500 mg)

Operative Weisheitszahnentfernung

Erklärung Häufig wegen des Platzmangels, aber auch aus kieferorthopädischen Gründen müssen 8er entfernt werden, die ganz oder teilweise retiniert sind.

Ablauf
- → Vorgehen wie in Abschnitt *Aufklappung*, aber:
- → Schnittführung:
  - OK: wie in Abschnitt *Aufklappung*, aber distaler Schnitt wird auf dem Tuber maxillae gerade weiter nach distal fortgesetzt
  - Weichteile schonen – mithilfe eines Raspatoriums
  - UK: wie in Abschnitt *Aufklappung*, aber distaler Schnitt wird auf der Vorderkante des aufsteigenden Asts fortgesetzt
  - Weichteile, N. lingualis, Mundboden schützen – Raspatorium verwenden
- → klinische Krone freilegen mit Kugelfräse und Lindemann-Fräse,
- → bei starker Angulation und Wurzeldivergenz, v. a. im UK, Zahn teilen.

Material
- → Siehe Abschnitt *Aufklappung*

Nachbereitung Instruktion des Patienten:
- → Kühlen des OP-Gebiets,
- → spülen mit CHX,
- → Einschränkung der Mundöffnung zur Vermeidung eines postoperativen Ödems,
- → Rezept:
  - CHX
  - Schmerzmittel (ben-u-ron 500 mg)
  - evtl. Antibiotikum (Penicillin V Stada 1,2 Mega) bei traumatisierendem OP-Verlauf und langer OP-Dauer
- → Kontrolle nach 2–3 Tagen,
- → Naht ex nach 8–10 Tagen.

Plastische Deckung

Erklärung Kommt es bei der Entfernung eines OK-Zahnes zur Eröffnung der Kieferhöhle, so muss diese zur Vermeidung einer dauerhaften Mund-Antrum-Verbindung dicht verschlossen werden. Die dazu verwendete Technik der Lappenmobilisierung und Periostschlitzung kann auch zum Verschluss anderer Epitheldefekte verwendet werden (Abb. **9**).

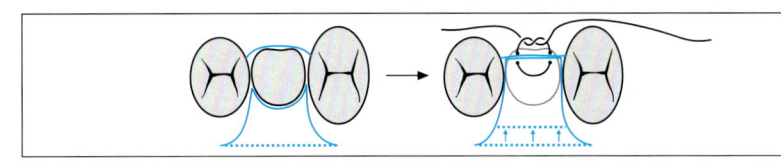

Abb. **9** Plastische Deckung – Periostschlitzung.

Ablauf
→ Lappen probeweise in ursprüngliche Lage zurücklegen,
→ Defizit feststellen,
→ Koagulum überprüfen: ausreichende Blutung? – sonst provozieren,
→ palatinalen Wundrand mit Raspatorium mobilisieren,
→ vestibuläre Basis des Mukoperiostlappens darstellen,
→ Periostschicht an der Basis mit scharfem (neuem) Skalpell durchtrennen – Mukosa erhalten,
→ Lappen kann jetzt weiter mobilisiert werden in Richtung oraler Wundrand,
→ Ränder mit Matratzennaht vernähen, dabei Wundflächen gegeneinander bringen,
→ das Vestibulum ist jetzt abgeflacht,
→ Aufbissstupfer für 30 min.

Material
→ Tray für Lappenoperation

Nachbereitung
→ Instruktion des Patienten:
  – spülen mit CHX
  – nicht niesen, schnauben
  – nicht intensiv spülen
→ Rezept:
  – CHX
  – Schmerzmittel (ben-u-ron 500 mg)
  – evtl. Antibiotikum (Penicillin V Stada 1,2 Mega) für 10 Tage
→ Kontrolle nach 2–3 Tagen,
→ Naht ex nach 10 Tagen.

Wurzelspitzenresektion

Erklärung
Wenn nach fehlgeschlagener endodontischer Behandlung – evtl. auch nach Revision – radiologisch in der Apexregion Aufhellungen als Zeichen eines entzündlichen Geschehens diagnostiziert werden, kann die in diesem Gebiet ramifizierte, nicht komplett aufbereitbare Wurzelspitze entfernt werden. Unter Umständen ist die Kürettage des Apex ausreichend.

Ablauf
→ Siehe Abschnitt *Aufklappung*,
→ Lokalisation der Wurzelspitze klinisch und durch Röntgenbild,
→ evtl. Schnittführung nach Partsch,
→ Granulationsgewebe entfernen – Übersicht verschaffen,
→ Kürettage, Wurzelspitze entfernen,
→ Kontrolle und evtl. Erneuerung der vorhandenen Wurzelfüllung:
  – alte Füllung belassen?
  – neu von apikal?
  – neu von koronal?
→ bei starker Blutung dazu Knochenwachs einbringen,
→ evtl. Zystenbalg entfernen,

Chirurgie

→ Inspektion der Knochenwunde:
  – OK-Seitenzahnbereich – Kieferhöhle eröffnet?
  – OK-Frontzahnbereich – Nasenhöhle verletzt?
  – UK-Seitenzahnbereich – N. mandibularis sichtbar?
→ scharfe Knochenkanten glätten – Luer-Zange,
→ Lappen reponieren und dicht vernähen,
→ bei Ostomie in die Wundhöhle einlegen, eindrücken, fixieren (Obturator?),
→ Tupfer aufbringen.

Material

→ Tray für Aufklappung
→ chirurgisches Hand- bzw. Winkelstück
→ Rosenbohrer
→ Lindemann-Fräse
→ verschiedene Nähte
→ Kochsalz
→ Knochenwachs
→ Lupenbrille
→ Endo-Material

Nachbereitung

→ Röntgenkontrolle,
→ Verhaltensregeln nach OP erläutern,
→ Rezept:
  – CHX
  – ben-u-ron 500 mg
  – Penicillin?
→ Kontrolle nach 2 Tagen,
→ Naht ex nach 10 Tagen.

Nichtoperative Parodontologie

Nichtoperative Parodontologie

Einleitung

Die Therapie des geschädigten Zahnhalteapparats und die Vermeidung der Zustandsverschlechterung sind Aufgaben einer parodontologischen Behandlung. Nach der Herstellung hygienefähiger Verhältnisse führen weniger belastende Schritte wie Scaling, Deep Scaling und Kürettage – evtl. unter Anwendung begleitender mikrobiologischer Maßnahmen – zu einer Keimreduzierung, die dem Körper Gelegenheit gibt, eigene Reparaturmechanismen wirken zu lassen.

Eine Reevaluation nach angemessener Abheilzeit liefert Entscheidungskriterien für evtl. notwendige, weitere Behandlungsschritte wie z.B. eine Lappen-OP, Kronenverlängerung, Gingivektomie oder Mukogingivalchirurgie. Augmentative Methoden sind in dem nach Vorbehandlung weniger entzündeten Gewebe schmerzärmer, technisch einfacher und erfolgreicher (siehe Kap. *Operative Parodontologie*).

Die Kontrolle des Behandlungsergebnisses in individuell festgelegten Abständen dient der Motivation und dem frühzeitigen Erkennen neuer Erkrankungsschübe.

Verweise

→ PA-Status
→ Grobdepuration
→ Hygienehindernisse entfernen
→ überstehende Füllungs- und Kronenränder
→ mikrobiologische Diagnose
→ Kürettage
→ Scaling
→ Schleimhauttransplantat
→ Bindegewebstransplantat
→ rosa Ästhetik
→ Lappen-OP
→ Gingivektomie
→ apikaler Verschiebelappen/Kronenverlängerung
→ GTR-Technik
→ Mukogingivalchirurgie
→ Vestibulumplastik
→ Edlan-Plastik
→ autologes Knochentransplantat

PA-Status

Erklärung

Der PA-Status dient der Erstbefundung und im Weiteren der Verlaufsdokumentation bei einer Parodontalerkrankung. Er ist Grundlage für die PA-Therapie und die Beantragung beim Kostenträger.

Ablauf

→ Anamnese erheben,
→ Eintragen des Zahnstatus (fehlende Zähne, Zahnersatz),
→ „Kons" und Zahnersatzbefunde – Prüfung der Ränder,
→ gleichzeitig Angabe der Lockerungsgrade:
– *0* = normale Beweglichkeit
– *I* = fühlbar
– *II* = sichtbar
– *III* = beweglich auf Lippen-/Zungendruck – axial
→ Taschentiefe:
– an 6 oder 2 Stellen messen (distal/mesial und/oder vestibulär/oral), mit WHO-Sonde, Angabe in Millimeter (Abb. **10** u. **11**)
– quadrantenweise sondieren: erst vestibulär I–II, dann oral II–I zurück, im Unterkiefer III–IV/IV–III zurück
→ jeweils quadrantenweise Blutung angeben: *ja/nein*

PA-Status

→ dann 2. Durchgang für Furkation *ja/nein* oder Furkationsgrad:
  – *0* = nichts
  – *I* = palpabel
  – *II* = palpabel, aber noch nicht durchgängig
  – *III* = durchgängig
→ Rezessionen: pro Wurzel Abstand der Schmelz-Zement-Grenze vom oberen Taschenrand – in Millimeter

Material

→ Grundbesteck
→ WHO-Sonde
→ Furkationssonde
→ PA-Status auf ZMK-light-Befundbogen (Abb. **33a** im Anhang)
→ Bleistift
→ Rotstift

Nachbereitung

→ Einzeichnen des Knochenverlaufs aus OPG oder PA-Status,
→ Therapieplanung,
→ evtl. Beantragung beim Kostenträger.

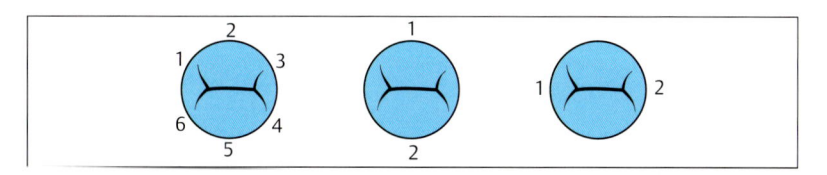

Abb. **10** Taschentiefenmessung – Messpunkte.

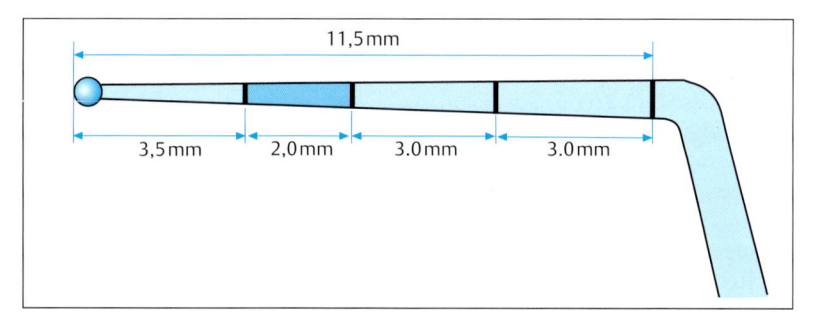

Abb. **11** WHO-Sonde.

Nichtoperative Parodontologie

Kürettage

Erklärung — Durch die Kürettage wird subgingivale Plaqueflora (Konkremente, parodontopathogene Keime) entfernt und die Wurzeloberfläche geglättet, ohne direkte Sicht, aber unter Schonung der Attachment gewährleistenden Strukturen.

Ablauf
→ Voraussetzung ist abgeschlossene Vorbehandlung mit mehrmaliger Mundhygieneinstruktion und PZR über einen Zeitraum von ca. 6–8 Wochen,
→ Behandlung aller 4 Quadranten, am besten in 2 Sitzungen innerhalb von 24 h (innerhalb von 36 h?) nach folgendem Schema:
  – 1. + 4. Quadrant
  – 2. + 3. Quadrant
→ Patient spült ca. 30–60 s mit 0,2%iger CHX-Lösung,
→ Anästhesie,
→ Zungenreinigung,
→ Anleitung zur Zungenreinigung,
→ maschinelles Scaling subgingival mit Paro-Airscaler:
  – unterstützt durch Spülung/Kühlung mit 0,2%iger CHX-Lösung
  – evtl. lokale antibakterielle medikamentöse Therapie
→ mechanisch-instrumentelle Reinigung und Wurzelglättung mit Gracey-Küretten:
  – 5/6
  – 7/8
  – 11/12
  – 13/14
→ evtl. maschinelle Wurzelglättung mit Desmo-Clean (Vierkant),
→ Gingiva mit Tupfer komprimieren.

Material
→ Paro-Airscaler (Sonicflex)
→ PA-Ansatz für Airscaler
→ Zwischenstück zur externen Kühlung
→ Aqua-Press mit Zubehör
→ CHX-Lösung 0,2%ig in Kunststoffflasche (Aqua-Press)
→ CHX-Lösung 0,2%ig für Mundspülung
→ grünes Winkelstück
→ Zungenreiniger
→ Tray für Prophylaxe
→ Zahnseide
→ Interdentalraumbürste
→ Fluorprotector

Nachbereitung
→ Rezept: CHX,
→ Mundhygieneinstruktion nach Kürettage: 2-mal tägl. mit CHX für 1–2 Wochen spülen,
→ gewöhnliche bzw. erlernte Zahnpflege – wenn Gingiva nicht mehr empfindlich ist – wieder aufnehmen,
→ evtl. Interdentalbürste in CHX tränken,
→ Nachbehandlung mit Politur der Flächen nach ca. 1–2 Wochen,
→ 1- bis 3-mal Kontrolltermin vereinbaren,
→ Nachbehandlung mit PA-Status ca. 4–6 Wochen später,
→ Recall für PZR festlegen.

Nachbehandlung mit Politur der Flächen

Aufgrund der Blutung können die gescalten, gereinigten Zahn- und Wurzeloberflächen zunächst nicht ausreichend poliert werden. Etwa 2–3 Tage nach der Kürettage kann der Erfolg der Behandlung überprüft werden, gleichzeitig wird unter ausreichender Sicht poliert. Eventuell können wegen der Blutung zuvor übersehene Konkremente entfernt werden.

Erklärung

→ Kontrolle:
  – Hygienefähigkeit
  – Entzündungsgrad und Blutung
→ Politur der Flächen mit Polierpaste auf Polierkelch,
→ Politur mit Polierbürsten,
→ Reinigung v.a. der Zahnzwischenräume mit CHX-Lösung,
→ evtl. CHX-Chips in Taschen > 4 mm,
→ evtl. erneute Pflegeanleitung.

Ablauf

→ Polierkelch
→ Polierbürsten
→ Polierpaste
→ CHX-Lösung 0,1%ig in Einmalspritze mit stumpfer Kanüle
→ CHX-Chips

Material

→ Terminvereinbarung für Nachsorge mit PA-Reevaluation (PA-Status).

Nachbereitung

CHX-Chip

Um die Keimzahl der bei der Reinigung nur ungenügend zugänglichen Taschen (> 4 mm) zu verringern, wird CHX in fester und langsam abbaubarer Form in einzelne Taschen eingebracht.

Erklärung

→ Auf der Wurzeloberfläche anhaftenden Biofilm entfernen durch Kürettage oder Scaling,
→ tiefste Stelle der Tasche sondieren,
→ trocknen mit Luftbläser,
→ dabei Tasche öffnen,
→ Periochip mit Pinzette der Verpackung entnehmen,
→ trockenhalten – **klebt sonst,**
→ evtl. mit Kältespray härten,
→ in Tasche einführen bis unter den Oberrand der Tasche,
→ vorzugsweise im Approximalraum,
→ Instruktion des Patienten:
  – keine Interdentalraumpflege am Tag des Einsetzens
  – normale Pflege erlaubt

Ablauf

→ Küretten
→ Scaler
→ Periochip
→ Grundbesteck
→ Kältespray

Material

→ Kontrolle des Erfolgs.

Nachbereitung

Nichtoperative Parodontologie

Mikrobiologische Diagnostik parodontalrelevanter Keime

Erklärung

Entzündliche Erkrankungen des Parodonts werden überwiegend unter Beteiligung von (anaeroben) Mikroorganismen verursacht. Es ist deshalb u.U. nötig, diese zu identifizieren und – zusätzlich zur mechanisch reinigenden Behandlung – gezielt medikamentös zu bekämpfen.

Ablauf

→ Überprüfung der Indikation:
  - *a* = *therapieresistente Parodontitis*: d.h. nach adäquat durchgeführter mechanischer Therapie – Scaling, Deep Scaling – und hinreichender Mundhygiene des Patienten weiter bestehende Parodontitis mit fortschreitendem Knochenverlust, evtl. Taschensekretion und „bleeding on probing"
  - *b* = aggressiv, „akut" verlaufende Parodontitisformen.

Cave: Wegen der sofort nötigen Therapie kommen evtl. Ergebnisse zu spät, haben somit nur bedingt Relevanz und sind u.U. überflüssig.

  - *c* = früh beginnende Parodontitisformen
  - *d* = *Parodontitis bei systemischen Erkrankungen* (z.B. Diabetes mellitus, HIV, Erkrankungen des Blut bildenden Systems)
  - *e* = *Periimplantitis*
→ Überprüfung des Zeitpunkts:
  - *a* und *e*: nach abgeschlossener, mechanisch reinigender Therapie
  - *c* und *d*: vor Beginn der Behandlung
  - *b*: wenn nach Ablauf der akuten Phase noch nötig, evtl. Einordnung unter *a*, *c*, *d* oder *e*
→ Entscheidung über Art und damit über Ort der Entnahme:
  - *gesamplet*: d.h. am jeweils schlechtesten Zahn in jedem Quadranten – alles in ein Proberöhrchen – Übersicht über die Keimsituation
  - *zahnspezifisch*: je Zahn 1 Befund in jeweils ein eigenes Röhrchen – bei lokalisierten Therapieversagern
→ supragingivale Plaque entfernen,
→ Zahn (relativ) trockenlegen,
→ sterile Papierspitzen (Endo) bis zum Taschenboden einbringen,
→ 10 s belassen,
→ entfernen, dabei nicht mit Speichel oder Plaque in Berührung bringen,
→ in Proberöhrchen – gesamplet oder zahnspezifisch – einbringen.

Material

→ Grundbesteck
→ zusätzliche Watterollen, Dry-Tips
→ Küretten
→ sterile Papierspitzen
→ Probenentnahmematerial des Labors, d.h. Röhrchen, Verpackung, Begleitzettel

Nachbereitung

→ Versand-, Befundbogen ausfüllen,
→ Versand an Labor,
→ nach Ergebnis Therapieentscheidung.

Operative Parodontologie

Operative Parodontologie

Einleitung

Nach Abschluss der Hygiene- und der nichtinvasiven Phase der Parodontalbehandlung sind nach Neubewertung der aktuellen Befunde u.U. weitergehende Maßnahmen zur Erhaltung und im besten Fall zur Regeneration der Zahn haltenden Strukturen notwendig. Bevor diese auch in finanzieller Hinsicht aufwändigeren Verfahren begonnen werden, sollte nochmals reevaluiert werden; evtl. sind vorhergehend eine weitere Mundhygieneinstruktion und/oder eine PZR sinnvoll. Die Compliance des Patienten, auch nach der Therapie, ist zu bedenken.

Verweise

→ Furkationsplastik
→ Tunnelierung
→ Prämolarisierung
→ Hemisektion
→ Keilexzision
→ Vorbereitung zur OP
→ Lappen-OP
→ Membrantechnik/GTR
→ Exzision von Bändchen
→ Mukogingivalchirurgie
→ Vestibulumplastik
→ Edlan-Plastik
→ Rezessionsdeckung
→ lateraler Verschiebelappen
→ koronaler Verschiebelappen
→ freies Schleimhauttransplantat
→ Bindegewebstransplantat

Furkationsplastik

Erklärung

Der Furkationsbereich mehrwurzeliger Zähne ist häufig der Reinigung nur ungenügend zugänglich, v.a. nach bereits stattgefundenem Attachmentverlust und evtl. Knochenverlust. Außerdem finden sich gerade in dieser Region nicht selten Schmelzperlen. Sinn der Furkationsplastik ist es, durch Schaffung besserer Zugangsmöglichkeiten und Glättung die Mundhygienesituation zu verbessern und so das Fortschreiten der Parodontalerkrankung zu verhindern.

Ablauf

→ Furkationsplastik evtl. im Zusammenhang mit einem modifizierten Widmann-Lappen, sonst:
→ evtl. Anästhesie,
→ Furkation sondieren und darstellen,
→ Furkationseingang erweitern und glätten mit Diamant und/oder Hartmetallfräsen geeigneter Form,
→ Schmelzüberhänge entfernen,
→ polieren mit Arkansas-Steinchen,
→ polieren mit EVA-Winkelstück,
→ fluoridieren,
→ Pflege erläutern.

Material

→ Furkationssonde
→ rotes Winkelstück
→ grünes Winkelstück
→ Diamantschleifer
→ Hartmetallfinierer
→ Arkansas-Steinchen
→ Fluoridierungslack
→ EVA-Winkelstück

- → Kontrolle der Pflege,
- → erneute Fluoridierung,
- → Behandlung der evtl. auftretenden Sensibilität (i. S. einer Behandlung eines überempfindlichen Zahnhalses).

Tunnelierung

Zweiwurzelige UK-Molaren (ausnahmsweise auch OK) mit offener Furkation werden durch eine kombinierte Osteo-, Odonto-, Gingivoplastik einer adäquaten Reinigung zugeführt und können so erhalten werden.

- → Übersicht anhand des klinischen und Röntgenbefunds,
- → evtl. Lappen-OP,
- → evtl. Furkation mit Finierdiamanten erweitern,
- → dann kürettieren,
- → polieren,
- → fluoridieren,
- → Exzision der Gingiva im Furkationsbereich,
- → evtl. Osteoplastik,
- → OP-Ergebnis sichern durch Einlegen einer Clauden-Tamponade in die Furkation.

- → Tray für Lappen-OP
- → Tray für Kürettage
- → Finierdiamanten
- → Polierer
- → Fluoridierungslack
- → Clauden-Tamponade

- → Instruktion des Patienten:
    - Tamponade bleibt für 3 Tage
    - Spülung mit CHX
- → Rezept:
    - CHX
    - Schmerzmittel (ben-u-ron 500 mg)
- → Wechsel der Tamponade nach 3 Tagen,
- → Tamponade entfernen, Kontrolle nach 8–10 Tagen,
- → Erläuterung der Pflege: Reinigung mit Interdentalraumbürstchen,
- → erneut fluoridieren.

Hemisektion und Prämolarisierung

Ein mehrwurzeliger Zahn wird aufgrund endodontischer oder parodontaler Probleme entlang der Furkationen in 2 oder mehr Bestandteile getrennt, zum Erhalt aller oder einzelner Wurzeln nach einer endodontischen Behandlung. Dabei bleiben bei der Prämolarisation alle Wurzeln erhalten, bei der Hemisektion werden die nicht erhaltenswerten Radices extrahiert.

- → Röntgenbild mit Diagnose,
- → Lokalanästhesie,
- → Wurzelbehandlung an den zu erhaltenden Wurzeln,
- → evtl. Lappen-OP/Aufklappung,
- → Teilung des Zahnes zwischen den Wurzeln,
- → schonende Extraktion der nicht erhaltungswürdigen Wurzel,
- → Glättung der Trennungsstellen,

Operative Parodontologie

→ evtl. Kürettage der verbleibenden Wurzeln,
→ Osteoplastik nötig?
→ Wundversorgung.

Material
→ Endo-Wagen
→ Anästhesie
→ langer, konischer Diamant
→ Hebel
→ Prämolarenzange
→ Kürette oder scharfer Löffel
→ Tupfer

Nachbereitung
→ Röntgenkontrolle der Wurzelbehandlung, der Knochenwunde, des PA-Zustands,
→ Wurzelkernstiftaufbau,
→ Kronenversorgung,
→ Brückenversorgung,
→ PA-Nachsorge.

Keilexzision

Erklärung
Distal des oberen und unteren 8er besteht nicht selten ein stärkeres Bindegewebspolster, das, ohne primär entzündlich zu sein, die Reinigung dieser Region erschwert und so sekundär wegen erhöhter Plaquebesiedelung entzündungsfördernd wirkt (Schlupfwinkel). Ähnliches gilt für nur teilweise durchgebrochene 8er, die mit Schleimhautkapuzen versehen sind.

Ablauf
→ Lokalanästhesie,
→ allgemeine OP-Vorbereitung,
→ Ermittlung der anatomischen Situation klinisch und/oder mit Röntgenbild,
→ davon abhängige Wahl der Methode:
    a) überschüssiges Material elektrochirurgisch abtragen – Wunde granuliert frei zu – schmerzhaft, deshalb nur bei kleinem Ausmaß
    b) Skalpell – Wundränder blockförmig ausschneiden und vernähen – technisch diffiziler
→ Blutstillung durch Aufbisstupfer.

Material
→ Grundbesteck
→ Elektrochirurgie
→ dünne elektrochirurgische Sonde
→ elektrochirurgische Schlinge
→ Wattetupfer
→ Tray für Aufklappung
→ sichelförmiges Skalpell
→ gebogene Naht

Nachbereitung
→ Rezept: CHX,
→ Kontrolle nach 8–10 Tagen,
→ Naht ex nach 8–10 Tagen.

Modifizierter Widmann-Lappen

Erklärung

Nach Abschluss der konservativen, nichtinvasiven Parodontaltherapie (s.o.) und ausreichender Reaktionszeit bestehen evtl. noch tiefe Taschen (> 4 mm). Taschen, deren Fundus auf Höhe oder apikal der Linea girlandisformis liegt (Knochentaschen) werden ggf. mit einer Lappen-OP therapiert. Bei einer Kürettage unter Sicht werden die Zahnoberfläche geglättet und Granulationen entfernt. Nach Lappenbildung können Osteoplastiken, Ostektomie und Odontoplastiken zur Beseitigung oder Verkleinerung der Knochentaschen und zur Verbesserung der Morphologie durchgeführt werden. Weiterhin sind Transplantationen von autologem Knochen und Knorpel sowie Membrantechniken (Guided Tissue Regeneration, GTR) möglich. Da die Knochenoberfläche mehr oder weniger umfangreich freigelegt wird, ist steriles Vorgehen unbedingt zu gewährleisten.

Ablauf

- → Vorbereitungen für OP treffen,
- → spülen mit CHX,
- → Anästhesie (mit Adrenalin – dadurch Blutleere und bessere Sicht),
- → Lappenbildung:
  - siehe Kap. *Chirurgie*, Abschnitt *Aufklappung*
  - evtl. interner Gingivektomieschnitt
  - Papillen schonen durch Zahnfleischrandschnitt
  - im Frontzahnbereich palatinal durchtrennen
- → Ablösung vom Knochen:
  - nicht weiter lösen bzw. abspreizen als für den Zugang nötig ist
  - Papillen mit Küretten oder scharfem Löffel schonend durch den Approximalraum schieben
- → Konkremente und entzündliches Granulationsgewebe entfernen,
- → Zahn- bzw. Wurzeloberfläche auf Sauberkeit und Glätte überprüfen,
- → Knochenkanten glätten,
- → evtl. autologes Knochentransplantat einbringen,
- → evtl. Membrantechnik,
- → evtl. Ausdünnung der koronalen Anteile des Lappens mit frischem, scharfem Skalpell oder Zahnfleischschere,
- → evtl. Lappen girlandenförmig zurückschneiden,
- → Lappen reponieren,
- → mit Knopfnähten fixieren:
  - zuerst Papillen mit gerader Naht vernähen
  - vertikale Inzisionen mit gebogener Naht
- → evtl. Verbandplatte einsetzen.

Material

- → Spiegel
- → Michigan-Sonde
- → 2 kleine Abhalteinstrumente
- → Pinzette
- → 1 Skalpellgriff, rund
- → Schlitztuch
- → OP-Tuch
- → Tuchklemme
- → sterile Handschuhe
- → Kochsalzspritze
- → Bohrschlauch
- → Kochsalzpumpe
- → chirurgisches Winkelstück
- → chirurgisches Handstück
- → Bohrer/Fräsen
- → Tupfer

Operative Parodontologie

- Furkationssonde
- Middeldorf-Haken
- Dappenglas
- Gracey (5/6, 7/8, 11/12, 13/14)
- Universalscaler
- chirurgische Pinzette
- 1 Skalpellgriff, gerade
- Skalpellklinge, gebogen, geballt
- Nahtmaterial, gebogen, gerade
- Nadelhalter
- chirurgische Schere
- Zahnfleischschere
- chirurgischer Sauger
- CHX
- physiologische Kochsalzlösung
- Verbandplatte
- Ubistesin forte
- Wundverband
- Luer-Zange

Nachbereitung

- Rezept:
  - CHX
  - Schmerzmittel
- Patienten auf Verhalten nach OP hinweisen,
- Termine überprüfen zur Kontrolle, Entfernung der Naht und Politur,
- Abbau der Gerätschaften,
- chirurgische Hand- und Winkelstücke mit Wasser spülen,
- Instrumente desinfizieren, reinigen und sterilisieren.

Membrantechnik

Erklärung

Da, vereinfacht gesagt, Epithelien schneller wachsen als Bindegewebe, wird das Einwachsen des Taschenepithels in den vom Bindegewebe – später vom Knochen – einzunehmenden Knochentaschenraum durch Membranen barriereartig verhindert. Diese Membranen sind resorbierbar – keine Zweit-OP – oder müssen, wenn nicht resorbierbar (Goretex), wieder entfernt werden. Unterschiedlich geformte und lokalisierte Knochendefekte werden im Sinne einer Guided Tissue Regeneration (GTR) behandelt.

Ablauf

- Kritische Indikationsstellung: besteht die Bereitschaft und Fähigkeit zur Durchführung angemessener Mundhygiene und Plaquekontrolle?
- vorheriges Scaling und Kürettage sind von Vorteil,
- zum Prinzip siehe Abschnitt *Modifizierter Widmann-Lappen*, aber:
- keine oder geringe Gingivektomie – Lappen soll Membran speicheldicht bedecken,
- Knochendefekt freilegen,
- Granulationsgewebe entfernen,
- bei unzureichender Blutung punktförmige Anfräsungen der Kompakta,
- evtl. Knochenentnahme an anderer Stelle (retromolarer Raum, Tuber, Kinn),
- evtl. Defekte mit eigenem Knochen auffüllen,
- passende Membran wählen,
- zuschneiden,
- Membran platzieren: idealerweise knapp unterhalb der Schmelz-Zement-Grenze, aber vom Lappen vollständig bedeckbar,
- Membran mit Naht fixieren – Zahn umschlingen – Knoten machen,

- → evtl. mit Knochenpins fixieren,
- → Membran hält den Raum der Knochentasche zeltartig offen,
- → Lappen reponieren,
- → evtl. Periost schlitzen,
- → dichter Verschluss – primär speicheldicht.

- → Siehe Abschnitt *Modifizierter Widmann-Lappen*
- → Membrane
- → Pins

- → Instruktion des Patienten:
  - im OP-Bereich für 14 Tage keine mechanische Mundhygienemaßnahmen
  - stattdessen Spülung mit CHX
- → Rezept:
  - CHX
  - evtl. Penicillin
- → Kontrolle nach 2 Tagen,
- → Kontrolle nach 10–14 Tagen:
- → Naht ex,
- → wenn die Membran exponiert ist, diese mit Wattestäbchen und CHX abtupfen,
- → Membran entfernen.

Material

Nachbereitung

Exzision des Lippenbändchens

Lippen- und Wangenbändchen strahlen evtl. bis nahe an die attached Gingiva aus und können so durch permanenten Zug bei Artikulationsbewegungen zu Rezessionen führen. Das Lippenbändchen in der OK-Front ist evtl. zwischen den 1ern bindegewebig basiert und bewirkt bzw. fördert die Entstehung eines Diastemas. Bleibt das Bändchen erhalten, wird dadurch bei einer späteren prothetischen Behandlung ein sog. Gum Smile verhindert.

Erklärung

- → Siehe Kap. *Chirurgie*, Abschnitt *Aufklappung*, aber:
- → Basis des Bandes keilförmig umschneiden: mit Skalpell oder elektrochirurgisch mit dünner Sonde,
- → Verschluss:
  - mit Naht
  - durch freie Granulation – dann Tupfer auflegen
- → Tamponadestreifen anwenden, um Wiederanwachsen zu vermeiden.

Ablauf

- → Siehe Kap. *Chirurgie*, Abschnitt *Aufklappung*
- → Elektrotom
- → dünne Elektrotomsonde
- → Clauden-Tamponade
- → Tupfer

Material

- → Instruktion des Patienten:
  - OP-Gebiet 5–7 Tage nicht putzen
  - stattdessen Spülung mit CHX
  - danach 1 Woche mit Wattestäbchen und CHX abwischen
- → Rezept:
  - CHX
  - Schmerzmittel (ben-u-ron 500 mg)
- → Kontrolle nach 2 Tagen,
- → Naht ex nach 10 Tagen.

Nachbereitung

Operative Parodontologie

Vestibulumplastik

Erklärung

Um das Ausmaß der attached Gingiva zu vergrößern und das Prothesenlager zu verbessern, ist u.U. eine Vertiefung des Vestibulums hilfreich; dies gelingt mit einer entsprechenden OP.

Ablauf

→ Zur Vorbereitung und zum Prinzip siehe Abschnitt *Modifizierter Widmann-Lappen*, aber:
→ mit geballtem Skalpell Schnittführung an der Grenze bewegliche-unbewegliche-Schleimhaut,
→ Periost nicht durchtrennen,
→ Schnitt nach außen anschrägen (Verbreiterung der ernährenden Wundfläche),
→ Schnittenden nach apikal im Bogen auslaufen lassen,
→ überwiegend stumpfes Abpräparieren eines Mukosalappens nach apikal,
→ Periost wird nicht entfernt,
→ Lappen fixieren am apikalen Ende der freipräparierten Periostfläche mit Nähten (**schwierig** – 5–0er Nähte, 13 mm 1/2 c),
→ Tupfer auf Periostfläche aufbringen,
→ Schleimhauttransplantat entnehmen und formen (siehe Abschnitt *Freies Schleimhauttransplantat*),
→ Transplantat einpassen,
→ mit Nähten fixieren (**unbedingt schonendes Vorgehen**, 5–0er Nähte),
→ Kompression auf Lager mit Tupfer für 3 min,
→ evtl. Verbandplatte (Tiefziehfolie aus Polyethylen).

Material

→ Siehe Abschnitt *Modifizierter Widmann-Lappen*
→ geballte Skalpellklinge
→ Naht 5–0, 13 mm 1/2 c

Nachbereitung

→ Instruktion des Patienten:
  – keine mechanische Zahnpflege im OP-Gebiet für 14 Tage
  – stattdessen Spülung mit CHX
  – danach 14 Tage CHX mit Wattestäbchen oder Tupfer
→ Rezept:
  – CHX-Lösung, evtl. CHX-Gel bei starken Pflegedefiziten
  – Schmerzmittel
→ Kontrolle nach 2 Tagen,
→ Kontrolle nach 14 Tagen – Naht ex.

Edlan-Plastik

Erklärung

Wenn nicht genügend oder nur schwierig zu gewinnende Transplantatschleimhaut zur Verfügung steht, kann im erweiterten Frontzahngebiet des Unterkiefers die Edlan-Technik angewendet werden. Deren Vorteile sind das schnelle Verfahren, die Beschränkung auf nur einen OP-Bereich und ein großer Gewinn an unbeweglicher Schleimhaut; nachteilig ist die schmerzhafte Wundheilung.

Ablauf

→ Siehe Abschnitt *Vestibulumplastik*, aber andere Schnittführung:
→ Unterlippe wird abgezogen, bis die Grenze der Gingiva propria dargestellt wird,
→ bogenförmiger seichter Schnitt in der Unterlippenmukosa, der zur Grenze bewegliche-unbewegliche-Schleimhaut ausläuft,

- → die Mukosa wird in diesem Bereich vorsichtig scharf präpariert – bleibt nach koronal gestielt,
- → beim Erreichen der Grenze von dort an Periost stumpf freipräparieren nach apikal – Richtung UK-Unterkante, bis der Mukosalappen diesen Bereich ausfüllen kann,
- → Lappen auf Periost auflagern,
- → apikal mit 5-0er Nähten fixieren (**schwierig – evtl. mit resorbierbarem Nahtmaterial**),
- → 5 min Kompression mit Tupfer,
- → frischen Tupfer belassen,
- → die freie Wundfläche bleibt der freien Epithelisierung überlassen.

- → Siehe Abschnitt *Vestibulumplastik*   **Material**

Nachbereitung

- → Instruktion des Patienten:
    - keine mechanische Zahnpflege im OP-Gebiet für 14 Tage
    - stattdessen Spülung mit CHX
    - danach 14 Tage CHX mit Wattestäbchen oder Tupfer
- → Rezept:
    - CHX-Lösung, evtl. CHX-Gel bei starken Pflegedefiziten
    - Schmerzmittel
- → Kontrolle nach 2 Tagen,
- → Kontrolle nach 7 Tagen,
- → Kontrolle nach 14 Tagen – Naht ex.

Freies Schleimhauttransplantat

Auf ein vorbereitetes Transplantatlager kann andernorts entnommene Schleimhaut aufgebracht werden.

Erklärung

- → Entnahmeregion Gaumen hinter den Rugae palatinae,
- → Lokalanästhesie/Infiltration (Schleimhaut wird etwas abgehoben und blutleer),
- → Form und Größe nach Transplantatlager wählen,
- → seichte, schräg nach innen geneigte Schnittführung,
- → kleines, geballtes Skalpell:
  1–1,5–2 mm Stärke des Transplantats,
- → anhängendes Fett- und Drüsengewebe zuschneiden und entfernen auf sterilem Holzbrettchen,
- → Versorgung der Wunde:
    - mit Histoacryl-Wundkleber und/oder
    - mit Verbandplatte

Ablauf

- → Siehe Abschnitt *Modifizierter Widmann-Lappen*
- → Histoacryl
- → Verbandplatte

Material

- → Instruktion des Patienten:
    - keine mechanische Zahnpflege im OP-Gebiet für 14 Tage
    - stattdessen Spülung mit CHX
- → Rezept:
    - CHX-Lösung, evtl. CHX-Gel bei starken Pflegedefiziten
    - Schmerzmittel
- → Kontrolle nach 2 Tagen,
- → Kontrolle nach 14 Tagen.

Nachbereitung

Operative Parodontologie

Lateraler Verschiebelappen

Erklärung Beim lateralen Verschiebelappen handelt es sich um eine, bei entsprechenden anatomischen Gegebenheiten – vorzugsweise bei angrenzendem nicht bezahnten Kieferkamm – anwendbare, mukogingivalchirurgische Technik zur Rezessionsdeckung, die sinnvollerweise erst nach Abklärung der Ursache und evtl. der Therapie der Rezession vorgenommen wird (Abb. **12**).

Ablauf
→ Zum Prinzip siehe Abschnitt *Vestibulumplastik*, aber:
→ Schnittführung als Verschiebelappen,
→ der Rand der Rezession wird entepithelisiert,
→ 5–8 mm apikal der tiefsten Stelle der Rezession schräg in das Gebiet der Papille hinein: geplanten Lappen als Mukosalappen mit schräger Klingenhaltung freipräparieren,
→ Basis bleibt gestielt,
→ prospektives Lager entepithelisieren,
→ Lappen schwenken,
→ mit dünnen Nähten fixieren,
→ mit Tupfer 3 min aufpressen,
→ Spendegebiet bleibt der freien Epithelisierung überlassen.

Material
→ Siehe Abschnitt *Vestibulumplastik*

Nachbereitung
→ Instruktion des Patienten:
  – keine mechanische Zahnpflege im OP-Gebiet für 14 Tage
  – stattdessen Spülung mit CHX
→ Rezept:
  – CHX-Lösung, evtl. CHX-Gel bei starken Pflegedefiziten
  – Schmerzmittel
→ Kontrolle nach 2 Tagen,
→ Kontrolle nach 10 Tagen,
→ Naht ex nach 10 Tagen.

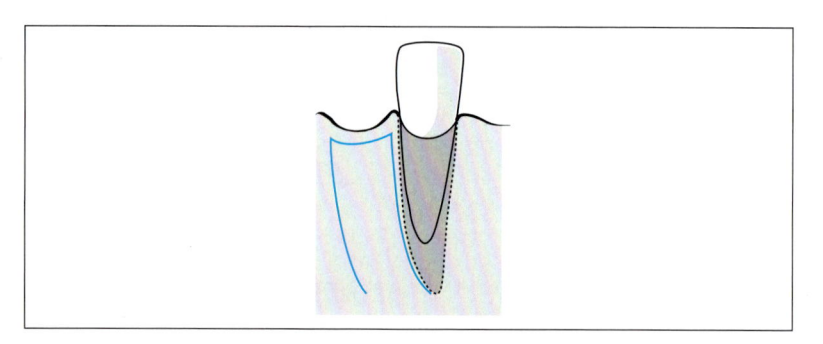

Abb. **12** Lateraler Verschiebelappen.

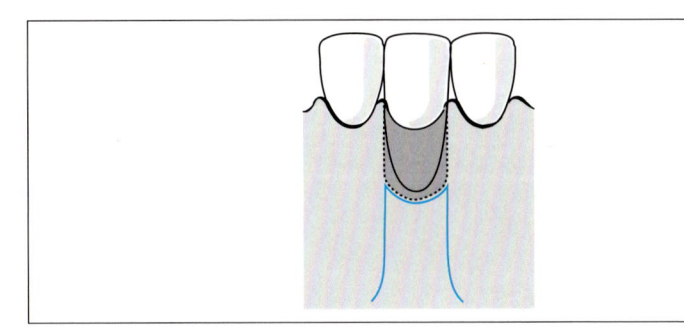

Koronaler Verschiebelappen

Auch mit einem koronalen Verschiebelappen ist eine Rezessionsdeckung möglich, allerdings ist es u.U. zweckmäßig, durch ein vorhergehendes freies Gingivatransplantat das Ausmaß an „attached" Gingiva zu erweitern; Voraussetzung ist nämlich ein nach apikal ausreichendes Angebot (Abb. **13**).

Erklärung

→ Siehe Abschnitt *Lateraler Verschiebelappen*, aber andere Schnittführung:
→ Rezessionsränder entepithelisieren,
→ Lappen wie oben beschrieben freipräparieren, aber apikal der Rezession,
→ bis in die bewegliche Schleimhaut ausdehnen,
→ bleibt dort gestielt,
→ Transplantatlager entepithelisieren,
→ Lappen nach koronal verschieben (möglich, weil in der beweglichen Schleimhaut basierend),
→ fixieren mit dünnen Nähten,
→ komprimieren mit Tupfer.

Ablauf

→ Siehe Abschnitt *Lateraler Verschiebelappen*

Material

→ Instruktion des Patienten:
　– keine mechanische Zahnpflege im OP-Gebiet für 14 Tage
　– stattdessen Spülung mit CHX
→ Rezept:
　– CHX-Lösung, evtl. CHX-Gel bei starken Pflegedefiziten
　– Schmerzmittel
→ Kontrolle nach 2 Tagen,
→ Kontrolle nach 10 Tagen,
→ Naht ex nach 10 Tagen.

Nachbereitung

Abb. **13**　Koronaler Verschiebelappen.

Operative Parodontologie

Bindegewebstransplantat

Erklärung Verluste der Kontinuität, die nach Abbau des Alveolarfortsatzes sowie nach Extraktion entstanden sind, können durch Transplantation von Bindegewebe ausgeglichen bzw. aufgebaut werden.

Ablauf
- Zum Prinzip siehe Abschnitt *Freies Schleimhauttransplantat*, aber:
- Entnahme am Gaumen oder im retromolaren Bereich,
- so dick wie nötig,
- entepithelisieren auf Holzbrettchen,
- dann formen,
- Transplantatlager taschenförmig aufbereiten,
- Transplantat einlegen,
- mit Nähten fixieren,
- Verschluss der Tasche.

Material
- Siehe Abschnitt *Freies Schleimhauttransplantat*

Nachbereitung
- Instruktion des Patienten:
  - keine mechanische Zahnpflege im OP-Gebiet für 14 Tage
  - stattdessen Spülung mit CHX
- Rezept:
  - CHX-Lösung, evtl. CHX-Gel bei starken Pflegedefiziten
  - Schmerzmittel
- Kontrolle nach 2 Tagen,
- Kontrolle nach 10 Tagen,
- Naht ex nach 10 Tagen.

Implantologie

Implantologie

Einleitung

Implantate dienen dem Ersatz verloren gegangener Zähne und können – da fest verankert – in funktioneller Hinsicht einen Großteil ihrer Aufgaben übernehmen. Die Besonderheiten der biologisch-physiologischen Inkorporation erfordern aber in vielen Fällen eine Modifikation bekannter Behandlungsabläufe. Der Langzeiterfolg einer Implantation hängt nach einer ersten Einheilphase nicht zuletzt von der Nachsorge ab. Organisiertes Recall und Hilfe bei der Erhaltung der erforderlichen Mundhygiene verlängern die Überlebensdauer entscheidend.

Verweise

→ Implantatanalyse
→ Implantatschablone
→ Freilegung
→ prothetische Versorgung auf Implantaten
→ Periimplantitis
→ Explantation

Implantatanalyse

Erklärung

Da das Ziel einer Implantation eine prothetische Versorgung ist, hat der praktischen Ausführung eine Planung vorauszugehen, die unter prothetischen Gesichtspunkten über die Art und den Ort der Inkorporation entscheidet. Der dazu notwendige Aufwand hängt von der individuellen Situation ab.

Ablauf

→ Ist die zu erwartende Mundhygiene ausreichend?
  – evtl. Mundhygienetraining
→ geplante Lokalisation der Implantate:
  – evtl. Planung an Modellen
  – evtl. an arbiträr montieren Modellen
→ Anzahl der Implantate,
→ Implantattyp,
→ ausreichendes Knochenangebot? – Röntgendiagnostik heranziehen,
→ evtl. chirurgische Verbesserung des Knochenangebots,
→ Notwendigkeit und Art der provisorischen Versorgung,
→ evtl. Einholen zahntechnischer Kompetenz durch Wax-Up,
→ evtl. konsiliarische Überweisung an ZMK-Chirurgen.

Material

→ Vorhandene Dokumentation
→ Modelle
→ Röntgenbilder

Nachbereitung

→ Definitive Planung unter Beteiligung des Patienten:
  – sachlich
  – zeitlich
  – finanziell
→ definitive Beauftragung aller evtl. Beteiligten.

Freilegung

Erklärung

Alio loco vorgenommene Implantationen werden nach unterschiedlich langer Einheilungsphase prothetisch versorgt. Abhängig vom Implantattyp und der Lokalisation wird das Freilegen entweder vom implantierenden Kollegen oder in der prothetisch versorgenden Praxis vorgenommen (Abb. **14** u. **15**).

Freilegung

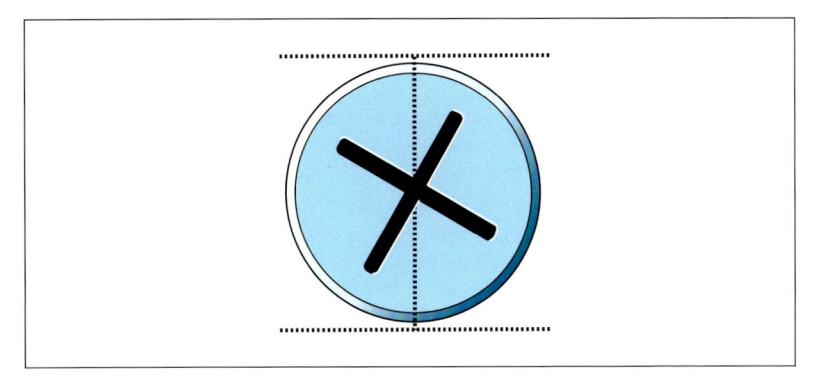

Abb. **14** Implantatfreilegung – H-förmige Schnittführung.

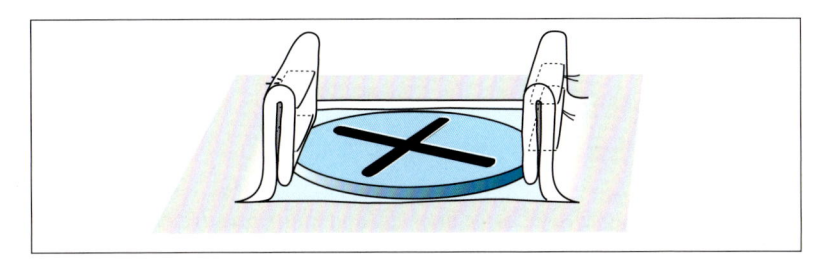

Abb. **15** Implantatfreilegung – Papillenbildung.

Ablauf

→ Implantat identifizieren und lokalisieren,
→ Implantat freilegen mit sichelförmigem Skalpell,
→ H-förmige Schnittführung: über das Implantat von vestibulär nach oral, jeweils an den Enden quer Inzision 1–2 mm über den Durchmesser des Implantats hinaus,
→ Implantat freipräparieren,
→ Lappen nach mesial bzw. distal einschlagen und mit 5–0er Nähten sichern – papillenartiges Gewebepolster,
→ Verschlussschraube entfernen,
→ CHX-Gel in Implantatkörper,
→ Einheilpfosten/Abdruckpfosten einschrauben,
→ 5 min Aufbissstupfer.

Material

→ Siehe Kap. *Chirurgie*, Abschnitt *Aufklappung*
→ sichelförmiges Skalpell
→ 5–0er Nähte
→ CHX-Gel
→ dem Implantat entsprechendes Werkzeug
→ Abdruckpfosten
→ Einheilpfosten

Nachbereitung

→ Instruktion des Patienten:
  – keine mechanische Zahnpflege im OP-Gebiet für 14 Tage
  – stattdessen Spülung mit CHX
→ Rezept:
  – CHX-Lösung, evtl. CHX-Gel bei starken Pflegedefiziten
  – Schmerzmittel
→ Kontrolle nach 2 Tagen,
→ Kontrolle nach 10 Tagen,
→ Naht ex nach 10 Tagen,
→ weitere prothetische Versorgung.

Implantologie

Periimplantitis

Erklärung
Die Entzündung in der Region der Durchtrittsstelle eines Implantats ähnelt im klinischen Bild einer Gingivitis oder Parodontitis. Obwohl die Ausgangssituation eine völlig andere ist, kommen doch die Prinzipien der allgemeinen parodontologischen Therapie zum Tragen. Unterschiede in der Behandlung sind v.a. durch das andere „Material" bedingt – hier handelt es sich nicht um Wurzelzement, sondern um eine Titanoberfläche, die andersartige Reparaturmechanismen bedingt.

Ablauf
→ Analog der jeweiligen klinischen Situation, siehe Kap. *Nichtoperative Parodontologie*, Abschnitt *Kürettage* oder Kap. *Operative Parodontologie*, Abschnitt *Modifizierter Widmann-Lappen*,
→ Biofilm auf der Implantatoberfläche entfernen mit Kunststoffküretten,
→ wenn der angeraute Bereich des Implantats exponiert ist, Metalloberfläche polieren:
– Arkansas-Steinchen
– Brownie
– Greenie

Material
→ Siehe Kap. *Nichtoperative Parodontologie* und Kap. *Operative Parodontologie*

Nachbereitung
→ Siehe Kap. *Nichtoperative Parodontologie* und Kap. *Operative Parodontologie*

Explantation

Erklärung
Wenn aufgrund der klinischen und radiologischen Situation das längerfristige Verbleiben eines Implantats infrage steht, ist – analog einer Extraktion hoffnungsloser Pfeiler – eine Explantation vorzunehmen, um weiteren Knochenverlust zu vermeiden. Unter Berücksichtigung des andersartigen Haftmechanismus ist eine Aufklappung häufig sinnvoller als ein kraftaufwändiges und traumatisierendes Extrahieren.

Ablauf
→ Siehe Kap. *Chirurgie*, Abschnitt *Aufklappung* oder
→ Implantat umfräsen mit einem den Außendurchmesser gering übersteigenden Spezialfräser – das Implantat dient als Führungsstruktur.

Material
→ Siehe Kap. *Chirurgie*, Abschnitt *Aufklappung*
→ Spezialfräse

Nachbereitung
→ Siehe Kap. *Chirurgie*, Abschnitt *Aufklappung*
→ Planung der Neuversorgung.

Funktionsdiagnostik und -therapie

Funktionsdiagnostik und -therapie

Einleitung

Ergeben sich aus der Anamnese, beim Screeningtest oder im Laufe einer Behandlung Hinweise auf funktionelle Störungen z.B. Kiefergelenksstörungen, erfolgt anschließend eine weitergehende Diagnostik mit zunehmender Komplexität: diese reicht von der manuellen über die klinische Funktionsdiagnostik bis hin zur instrumentellen Diagnostik. Modelle sind häufig hilfreich, vorzugsweise zumindest arbiträr montiert. Aus dem Ergebnis der Diagnose folgt die Funktionstherapie: in Form einfacher Verhaltensänderungen, über das Eingliedern einer Schiene bis zur Neugestaltung der Artikulations- und Okklusionsverhältnisse. Steht am Ende der Behandlung ohnehin das Einfügen eines Zahnersatzes, muss dieser entsprechend gearbeitet werden. Vor seiner endgültigen Eingliederung ist eine angemessene Probezeit einzuhalten. Auch sollte nach dem Grundsatz „nil nocere" vor der Einleitung wiederherstellender Maßnahmen gesichert werden, dass durch die Behandlung keine Verschlimmerung der funktionellen Situation herbeigeführt wird. Die Bestimmung des Status quo vor der Behandlung gibt Hinweise auf evtl. verborgene, gerade noch kompensierte Störungen im Kauorgan, die das Gelingen z.B. umfangreicher prothetischer Rekonstruktionen infrage stellen und so Misserfolge, auch in finanzieller Hinsicht, verursachen könnten.

Einige der hier aufgeführten Maßnahmen stehen in engem Zusammenhang mit prothetischen Arbeitsgängen, auf die in den entsprechenden Kapiteln eingegangen wird.

Verweise

→ Anamnese unter funktionellen Gesichtspunkten
→ manuelle Funktionsdiagnostik
→ klinische Funktionsanalyse
→ arbiträrer Transferbogen
→ Deprogrammierung
→ myofunktionelle Therapie
→ Aufbissschiene
→ KG-Röntgen
→ Checkbissnahme
→ Zentrische Bissnahme
→ Axiographie
→ Axiographiepunkte
→ Einartikulierung von Modellen

Resilienztest

Erklärung

Der Resilienztest ist ein einfacher Test zur raschen Beurteilung des aktuellen Kompressionszustands der Kiefergelenke und damit ein Hinweis auf evtl. Neupositionierung des UK (Abb. 16).

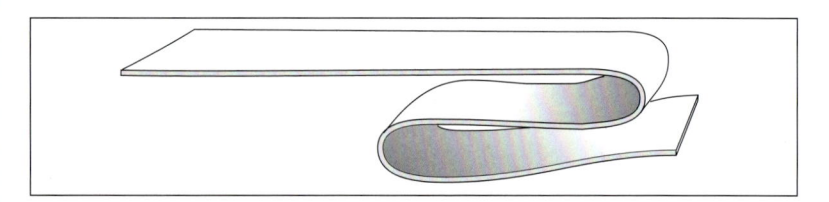

Abb. 16   Zinnfolie – Kompressionstest.

Ablauf

- Eine ca. 7 mm breite Zinnfolie (0,3 mm stark) in der Gegend der Prämolaren, auf der Seite, die dem zu untersuchenden Gelenk gegenüberliegt, zwischen die Zähne einlegen; damit werden die Zahnreihen minimal gesperrt,
- gleichzeitig im Molarenbereich des zu untersuchenden Gelenks eine Shimstock-Folie einbringen,
- Patient wird aufgefordert, die Shimstock-Folie durch Zubeißen festzuhalten,
- durch Ziehen an der Shimstock-Folie prüft Behandler, ob diese durch die Molaren gehalten wird,
- die Zinnfolie wird umgeknickt – 0,6 mm Stärke,
- erneute Prüfung,
- Folie 3fach – 0,9 mm Stärke,
- erneute Prüfung,
- Beurteilung nach folgender Tabelle:

Tabelle **5** Beurteilung des Resilienztestes.

Dicke (mm)	wird gehalten	wird nicht gehalten
0,3	O.K.	Kompression
0,6	O.K.	Kompression
0,9	Distraktion	O.K.

Material

- Shimstock-Folie oder Rettungsdecke
- Arterienklemmen
- Zinnfolie, 3fach gefaltet
- Dokumentationsbogen

Nachbereitung

- Diagnose,
- Therapie.

Manuelle Funktionsdiagnostik des Gelenks

Erklärung

Mit den Händen werden durch eine spezielle Untersuchung Normabweichungen der Kiefergelenke erfühlt. Durch entsprechende aktive und passive Grifftechniken können anatomische Veränderungen wahrgenommen und in der Folge, evtl. mit weiteren Befunden vereint, diagnostiziert werden.

Ablauf

- Position des Untersuchenden 12 Uhr hinter dem Patienten,
- Fingerspitzen auf die Region der Kiefergelenke auflegen,
- Patient öffnet und schließt mehrmals,
- Behandler erfühlt:
  - Rauigkeiten?
  - Knacken?
  - Krachen?
  - Springen der Gelenke?
- erst links, dann rechts Gelenkköpfchen in Gelenkpfanne eindrücken:
  - Fingerspitzen der einen Hand auf der Gelenkregion
  - andere Hand drückt am UK in der Gegend des aufsteigenden Astes von unten nach kranial
- jetzt erneute Überprüfung beim mehrfachen Öffnen und Schließen,
- Veränderungen lassen Rückschlüsse auf die Position des Diskus zu,
- seitenweise Manipulation des Gelenks,
- eine Hand liegt fühlend auf der Kiefergelenkregion, die andere übt Druck aus:
  - Druckvektor nach innen verändern durch Drücken auf den aufsteigenden Ast

Funktionsdiagnostik und -therapie

- Druckvektor nach außen verändern durch Drücken auf den aufsteigenden Ast der Gegenseite
→ jetzt erneute Überprüfung beim mehrfachen Öffnen und Schließen,
→ Qualität der Gelenkoberfläche erfühlen:
  - Behandler steht auf 6 Uhr vor dem Patienten
  - Patient öffnet leicht den Mund, um den festen Griff des Untersuchers zu ermöglichen – der Daumen liegt auf der UK-Zahnreihe, die Finger umfassen den seitlichen Unterkieferkörper
  - Patient lässt UK locker (wenn nicht möglich, Hinweis auf muskuläre Dysfunktion)
  - Untersucher führt aktiv das Gelenkköpfchen an der Gelenkpfanne entlang
  - Oberflächenbeschaffenheit ertasten
  - Bewegung des UK nach kaudal gibt Gefühl für die Elastizität der Gelenkkapsel

Material
→ Diagnosebogen

Nachbereitung
→ Zusammenführen aller Befunde zur Erstellung einer Diagnose,
→ Planung und Durchführung adäquater Therapie.

Manuelle Funktionsdiagnostik der Kaumuskulatur

Erklärung
Mit den Händen werden durch eine spezielle Untersuchung Normabweichungen der (erweiterten) Kaumuskulatur erfühlt. Durch entsprechende aktive und passive Grifftechniken können anatomische Veränderungen und Befindlichkeiten einzelner Muskelgruppen wahrgenommen und in der Folge, evtl. mit weiteren Befunden vereint, diagnostiziert werden.

Ablauf
→ Position des Untersuchenden 12 Uhr hinter dem Patienten,
→ Erklärung für den Patienten: Muskeltest,....
→ Fingerspitzen auf die Region des M. temporalis auflegen:
  - anterior kranial anfangen
  - dann nach kaudal absinken
  - dann nach posterior verschieben
  - nochmal kranial fühlen
  - nochmal nach kaudal absinken
→ Patient soll fest zusammenbeißen und loslassen – Muskulatur wird tastbar
  - Muskelspiel beachten:
    - Asymmetrien in der Aktivität?
    - Stark hervortretende Muskelbezirke?
→ genauso M. masseter in mehreren Abschnitten erfühlen,
→ M. pterygoideus lateralis ertasten,
→ M. digastricus ertasten durch Auflegen der Fingerspitzen an der Unterseite des UK,
→ Palpation der o.g. Muskeln gegen Knochenunterlage oder gegen eingeführte Finger:
  - Druckdolenzen?
→ evtl. erfühlen, beobachten, Palpation:
  - M. mylohyoideus
  - M. sternocleido mastoideus
  - M. trapezius

- → Isometrie: Belastbarkeit und Schmerzempfindlichkeit der Muskulatur im Seitenvergleich:
  - Erklärung: Muskeltest verschiedener Kaumuskelgruppen
  - Ausgangsposition: Schneidekanten aufeinander, 1 cm öffnen
  - Position gegen Druck **halten, nicht bewegen**
  - schließen gegen Druck der Finger auf den Kauflächen
  - öffnen gegen Druck auf UK-Unterseite
  - vorschieben gegen Druck auf Kinnspitze
  - Schmerzen? Sonstige (unangenehme) Gefühle?
  - Kraftentfaltung? – absolut und im Seitenvergleich

- → Diagnosebogen

- → Zusammenführen aller Befunde zur Erstellung einer Diagnose,
- → Planung und Durchführung adäquater Therapie.

Klinische Funktionsanalyse

In der klinischen Funktionsanalyse werden alle funktionellen Befunde zusammengefasst. Dazu gehören die Anamnese, die Erhebung bzw. Ergänzung der Befunde der manuellen Untersuchungen, die Messung und Dokumentation der Bewegungsabläufe des UK sowie die Erhebung einfacher neurologischer Befunde – alles strukturiert dokumentiert auf einem speziellen Formular; dieses ist evtl. auch für die Zuschussgewährung von Kostenträgern nötig. Nicht selten ist die klinische Funktionsanalyse auch im Zusammenhang mit größeren prothetischen Maßnahmen sinnvoll (Abb. **38a,b** im Anhang).

- → Vorbereitung durch Voreintrag:
  - anamnestische Befunde eintragen
  - noch aktuelle Befunde aus vorhergehenden Sitzungen übertragen
- → dann Vorgehen in der Reihenfolge des Formulars der DGZMK,
- → Befunde evtl. neu erheben,
- → Lokalisation und Qualität der Beschwerden,
- → Befunde zu Kiefergelenk und Muskulatur erheben und ergänzen (s.o.),
- → Bewegungsbahnen des UK beobachten, messen, dokumentieren (siehe Kap. *Untersuchung und Reevaluation*, Abschnitt *Funktionsscreening*:
  - Mundöffnung
  - Vorschub
  - Bewegung nach rechts und links
- → stabile Zentrik?
- → Vertikaldimension,
- → Untersuchung und Dokumentation der Okklusion und Artikulation,
- → Habits?
- → Nervenaustrittspunkte des N. trigeminus palpieren – Druckschmerz?

- → Grundbesteck
- → Bleistift
- → wasserfester Filzstift
- → Millimetermaßstab oder Schiebelehre
- → Shimstock-Folie
- → Zinnfolie
- → OPG
- → Formblatt DGZMK (Abb. **38a,b** im Anhang)
- → Anamnesebogen (Abb. **32a,b** im Anhang)

Funktionsdiagnostik und -therapie

Nachbereitung
→ Auswertung der klinischen Funktionsanalyse:
  – weitere diagnostische Maßnahmen?
  – Überweisungen? (Abb. **40–42** im Anhang)
→ Verdachtsdiagnose erstellen,
→ Planung der (evtl. vorläufigen) Therapie.

Selbstbehandlung

Erklärung
Im Sinne eines aktiven Einbeziehens des Funktionspatienten kann dieser seine Beschwerden durch häusliche Bewegungs- oder Entspannungsübungen lindern und sein Krankheitsbild verbessern. Ein nicht zu unterschätzender Nebeneffekt liegt in der Beschäftigung mit den Funktionen des Kausystems, sodass der Patient anschließend u.U. bewusstere und weniger zwanghafte Bewegungen ausführt.

Ablauf
→ Nach Diagnose Instruktion des Patienten über Ablauf, Häufigkeit und Dauer der häuslichen Übungen:
  – Bewegungsübungen (Schulte-Übungen)
  – Funktionstraining mit Behelfen (Übungskern)
  – progressive Muskelrelaxation nach Jakobson
→ einüben mit Patienten,
→ eine Beschreibung der Übungen aushändigen.

Material
→ Ausdrucke zu Schulte-Übungen
→ Ausdruck zur progressiven Muskelrelaxation
→ Ausdruck zum Übungskern

Nachbereitung
→ Kontrolle nach 2–10 Tagen.

Medikamentöse Therapie

Erklärung
Neben andere therapeutische Maßnahmen kann auch, v.a. zu Anfang einer funktionstherapeutischen Behandlung, eine medikamentöse Schmerztherapie treten, evtl. auch nur als erste Hilfe bis zum Eintreten des Erfolgs anderer Maßnahmen. Da viele Patienten ohnehin schon Selbstmedikation betrieben haben, ist es sinnvoll, nach den jeweiligen Erfahrungen zu fragen und evtl. erfolgreiche eigene Therapieversuche zumindest kurzfristig zu nutzen. Wichtig ist der bestimmungsgemäße Gebrauch.

Ablauf
→ Anamnestische Abklärung: evtl. Medikamentenmissbrauch?
→ Kopfschmerz- und Migränepräparate nicht länger als 3 Tage hintereinander und nicht häufiger als 10 Tage pro Monat einnehmen,
→ Medikament der 1. Wahl:
  – Einzeldosis mit 2 Tabletten der fixen Kombination aus 500 mg Acetylsalicylsäure + 400 mg Paracetamol + 100 mg Coffein (Thomapyrin)
→ Medikamente der 2. Wahl:
  – Einzeldosis mit 1000 mg Acetylsalicylsäure (Aspirin)
  – Einzeldosis mit 400 mg Ibuprofen (Ibuprofen Stada)

Material
→ Rezept

Nachbereitung
→ Kontrolle nach adäquatem Zeitraum, spätestens nach 1 Woche,
→ Einleitung adäquater Therapie.

Physiotherapie

Medikamentöse Ersttherapie bzw. eigene häusliche Übungen sind nicht selten unzureichend, um funktionelle Probleme grundsätzlich und dauerhaft positiv zu beeinflussen; professionelle Physiotherapie ist in diesen Fällen sinnvoll. Nicht zu unterschätzen ist neben den physischen Auswirkungen die psychologische Komponente: mitfühlender, sorgsamer Körperkontakt wirkt positiv entspannend und Stress abbauend.

→ Exakte Definition des Behandlungszieles,
→ Überweisung mit Konsiliarbogen (Abb. **39** im Anhang).

→ Konsiliarbogen

→ Koordinierung mit weiterem Behandlungsablauf,
→ Kontrolle nach individuell adäquatem Zeitraum.

Schienentherapie

Mit Aufbissschienen können durchaus unterschiedliche Behandlungsziele erreicht werden. Von der einfach hergestellten „Irritationsschiene" über die Michigan-Schiene bis zur axiographieunterstützten Positionierungsschiene steigt mit dem Aufwand auch der therapeutische Anspruch.

Der einfach als Tiefziehschiene erstellte Aufbissbehelf irritiert für 2–3 Tage und führt so kurzzeitig zu einer Entspannung des Muskeltonus. Die mit Konstruktionsbiss oder halbindividuell erstellte Michigan-Schiene zielt auf längere Behandlungsabschnitte und dauerhafte Veränderung des Kausystems ab. Mit exaktem Wissen über die Position der Kondylen kann der Versuch der Neupositionierung des UK unternommen werden. Unter der Voraussetzung therapiebegleitender Diagnostik können in praxi die verschiedenen Typen aufeinander aufbauen. In weiten Bereichen ist eine Schienentherapie reversibel, kann also auch zu Testzwecken herangezogen werden, z.B. zur probeweisen Bisserhöhung.

→ Nach Diagnose Entscheidung über Therapie:
  – individualisierte Tiefziehschiene
  – mittelwertig mit Konstruktionsbiss erstellte Michigan-Schiene
  – arbiträr montierte, zentrisch nach Checkbissen programmierte Michigan-Schiene
  – Positionierungsschiene nach Bestimmung der exakten Achse und Artikulatorprogrammierung durch Aufzeichnung der Bewegungsbahnen und evtl. MRT-gestützter Bestimmung der therapeutischen UK-Position
→ Schiene im UK oder OK? – Entscheidung nach folgenden Kriterien:
  – wo fehlt Substanz?
  – Frontzahnführung ändern – dann OK
  – individueller Tragekomfort – Würgereiz? Eingeschränkte Sprechfähigkeit?
→ exakte Abformung mit Alginat,
→ Relationsbestimmung:
  – habituell mit Silikon oder Wachs
  – Konstruktionsbiss mit Wachs
  – ATB, Zentrik, Checkbisse
→ einartikulieren und evtl. Diagnostik,
→ Herstellung der Schiene im (Praxis-)Labor,

Erklärung

Ablauf

Material

Nachbereitung

Erklärung

Ablauf

Funktionsdiagnostik und -therapie

- → Kriterien:
  - – nicht zu hoch
  - – spannungsfreie Passung
  - – evtl. mit Klammern zur Verbesserung des Haltes
  - – Artikulationsflächen sandgestrahlt
- → Schiene einsetzen – spannungsfreie Passung beachten,
- → erste (grobe) Okklusions- und Artikulationsüberprüfung,
- → evtl. Korrektur,
- → Kontrolle nach 2–3 Tagen,
- → einschleifen,
- → Kontrolle nach 7 Tagen.

Material
- → Siehe Kap. *Untersuchung und Reevaluation*, Abschnitt *Situationsmodelle*
- → Material zur Relationsbestimmung:
  - – siehe Kap. *Zahnersatz*, Abschnitt *Habituelle Bissnahme*
  - – siehe Kap. *Zahnersatz*, Abschnitt *Zentrische Bissnahme*
- → Material zum Eingliedern:
  - – Fräsen und Polierer
  - – Hanel-Folien

Nachbereitung
- → Instruktion des Patienten,
- → kritische Befundung des Behandlungsergebnisses,
- → Festsetzung angemessener Kontrollen,
- → Planung des weiteren Ablaufs.

Schleifliste am Modell

Erklärung

Im Rahmen der instrumentellen Funktionsanalyse gewonnene Modelle werden im Artikulator einander zugeordnet und der Artikulator für den individuellen Bedarf hinreichend programmiert: arbiträre Montage, Positionierung des UK-Modells mit Zentrikregistrat, Protrusions- und Laterotrusionseinstellung nach Checkbissen. Durch Probeeinschleifen an den Gipsmodellen kann die reale Situation im Mund simuliert werden; als Protokoll kann eine Schleifliste erstellt werden.

Ablauf
- → Modelle dublieren:
  - – 1 Satz zum Einschleifen
  - – 1 Satz als Referenz
- → UK evtl. als Segmentmodell:
  - – 1 Frontzahnmodell
  - – 2 Prämolarenblöcke
  - – 2 Molarenblöcke
- → Oberfläche härten:
  - – mit Zaponlack einpinseln
  - – Überschuss abblasen
  - – 20 min trocknen lassen
- → einartikulierte Modelle vorsichtig zuklappen,
- → Stützstift in dieser Höhe fixieren,
- → am Segmentmodell kann jetzt zur Auffindung der Dimension der zu erlangenden Reduzierung jedes Segment probeweise entnommen werden:
  - – ist ein praktisch umsetzbares Okklusionskonzept erreichbar?
- → schwarze Hanel-Folie zwischen die Modelle,
- → Modelle schließen,
- → 1. zentrischer (Vor-)Kontakt ist markiert,

- → mit Skalpell reduzieren. Prinzip:
  - Fissuren vertiefen
  - Abhänge reduzieren
  - Höcker anspitzen
- → Stützstift nachführen,
- → 2. Kontakt mit schwarzer Hanel-Folie aufsuchen,
- → bis zu einer gleichmäßigen Verteilung der Stopps auf den Okklusalflächen der Zähne (s.o.),
- → dann gleiches Vorgehen für Laterotrusionen,
- → dann für Protrusion,
- → zentrische Kontakte bleiben erhalten,
- → während des Radierens Protokoll – Schleifliste erstellen:
  - Zahn
  - Ort (Höcker, Randleiste)
  - Reihenfolge

Material

- → Zaponlack
- → Pinsel
- → Skalpell
- → Hanel-Folie:
  - *schwarz* (Zentrik)
  - *rot* (Laterotrusion)
  - *grün* (Protrusion)
- → Papier
- → Bleistift

Nachbereitung

- → Kritische Beurteilung der Umsetzbarkeit,
- → Einschleifen der Zähne.

Einschleifen

Erklärung

Irreversible Maßnahmen an der Zahnhartsubstanz erfordern ein besonderes Verantwortungsbewusstsein; das Einschleifen kann nicht schadlos rückgängig gemacht werden. Die Korrektur offensichtlich fehlerhafter Füllungs- oder Zahnersatztherapie ist dagegen u.U. zwar mit hohem Aufwand verbunden, aber insgesamt reparabel. In Anbetracht dessen sind die Vorsichtsmaßnahmen beim Einschleifen unterschiedlich ausgeprägt. Bei hohem Risiko ist eine Simulation am Gipsmodell sinnvoll; die Überprüfung einer neu zu etablierenden Bisslage ist mit Schienen erreichbar. Ästhetische Korrekturen (Frontzahnbereich) werden u.U. durch ein Wax-Up überprüfbar.

Ablauf

- → Grobe Vorkontakte feststellen:
  - durch einfaches Zubeißen des Patienten (habituell)
  - durch seitliche Verschiebung des UK die Mediotrusionskontakte und Laterotrusionskontakte mit Okklusionsfolie anzeichnen
  - durch Verschiebung des UK nach vorne die Protrusionskontakte mit Okklusionsfolie anzeichnen
- → liegen diese Kontakte auf Füllungs- und evtl. auf Zahnersatzflächen, kann hier risikobewusst relativ gefahrlos eingeschliffen werden,
- → andernfalls nach Schleifliste einschleifen:
  - Übereinstimmung der ersten Einträge auf der Liste mit der Situation im Mund?
  - finden sich die auf dem Modell markierten Punkte im Mund des Patienten wieder?
  - Schleifliste abarbeiten
  - Zwischenschritte überprüfen

Funktionsdiagnostik und -therapie

→ Zentrik einschleifen,
→ Laterotrusion einschleifen,
→ Protrusion einschleifen,
→ dann finieren,
→ polieren,
→ fluoridieren.

Material

→ Shimstock-Folie
→ Okklusionsfolien
→ Diamanten
→ Hartmetallschleifer
→ Steinchen mit abnehmender Körnung
→ Brownie
→ Greenie
→ Fluoridierungslösung, -lack

Nachbereitung

→ Instruktion des Patienten,
→ Kontrolle nach 2–5 Tagen,
→ üZ-Behandlung.

Kieferorthopädie

Kieferorthopädie

Einleitung

Die kieferorthopädische Behandlung dient der Lageveränderung einzelner Zähne, ganzer Zahngruppen oder ganzer Kieferbereiche einschließlich der knöchernen Anteile. Durch andere Positionierung lassen sich bessere funktionelle Verhältnisse schaffen, prothetische Schwierigkeiten verringern und ästhetische Probleme aus der Welt schaffen. Neben der „normalen" Kieferorthopädie im heranwachsenden Gebiss ist – unter anderen Bedingungen – Erwachsenenkieferorthopädie hilfreich zur Therapie von Störungen im Zahn-, Mund-, und Kieferbereich. Überschaubare Teilprobleme sind im Rahmen einer Sanierung vom Zahnarzt zu bewältigen, andere gehören in die Hand des spezialisierten Fachkollegen.

Verweise

→ Forcierte Extrusion
→ Einordnung einzelner Zähne in den Zahnbogen
→ schiefe Ebene
→ Diastemaschluss
→ Pfeilerdistalisierung
→ Aufrichtung gekippter Zähne
→ Retentionsphase

Forcierte Extrusion

Erklärung

Tief subgingival frakturierte Zähne können u.U. prothetisch versorgt werden, wenn sie unter Einsatz kieferorthopädischer Prozeduren elongiert werden. Voraussetzungen sind gesunde Parodontalverhältnisse, ausreichende Wurzellänge, Retentionsmöglichkeit und die Compliance des Patienten (Abb. 17).

Ablauf

→ Meist endodontische Versorgung des Zahnes,
→ Häkchen am zu elongierenden Zahn anbringen, evtl. im Wurzelkanal,
→ Blockbildung der Verankerungszähne durch semipermanente Schienung mit Komposit,
→ Federdraht auf den verankernden Zähnen aufkleben,
→ am Häkchen anbinden,
→ mehrfach aktivieren,
→ elongieren innerhalb von 14–28 Tagen,
→ Retention durch semipermanente Schienung bei gleichzeitiger Entfernung der Blockschienung.

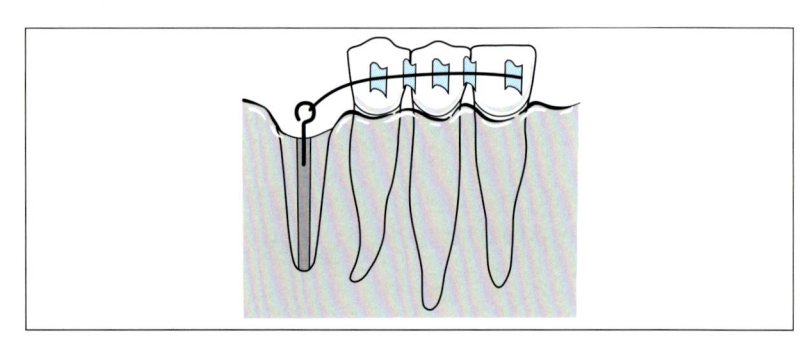

Abb. 17 Forcierte Extrusion.

- → Material für Adhäsivtechnik
- → Federdraht
- → KfO-Zange

- → Adhäsive Befestigung entfernen,
- → Politur,
- → prothetische Versorgung.

Bewegung einzelner Zähne

Ähnlich, wie oben beschrieben, können einzelne Zähne relativ einfach bewegt werden – allerdings sollten die hier eingesetzten Kräfte sehr viel niedriger sein, der Zeitrahmen vergrößert sich deutlich auf 3–6 Monate.

- → Planung am Modell,
- → Blockbildung durch Schienung,
- → Verankerungsmöglichkeit am Zahn befestigen:
  - Bracket
  - Knopf für Gummi
- → aktives Element am Block befestigen,
- → Instruktion des Patienten,
- → Kontrollen,
- → Retentionsphase.

- → Material für Adhäsivtechnik
- → KfO-Material nach Bedarf:
  - Brackets
  - Draht
  - Ligaturendraht
  - Knöpfe
  - Gummis
- → Flachzange

- → Kontrollen,
- → adhäsive Befestigung entfernen,
- → Politur.

Schiefe Ebene

Im Wechselgebiss kann durch zweckmäßiges Gestalten einer temporär adhäsiv erstellten, schiefen Ebene die Durchbruchsrichtung eines Zahnes beinflusst werden. Unbenommen einer später durchzuführenden KfO-Behandlung sind Kreuzbisssituationen so verhältnismäßig einfach vermeidbar (Abb. **18**).

- → Planung am Modell,
- → bei überschaubaren Verhältnissen, z.B. an UK-Front: direkt anbringen,
- → Aufbau mit Adhäsivmaterial,
- → wöchentliche Kontrolle,
- → dabei evtl. adaptieren.

- → Material für Adhäsivtechnik

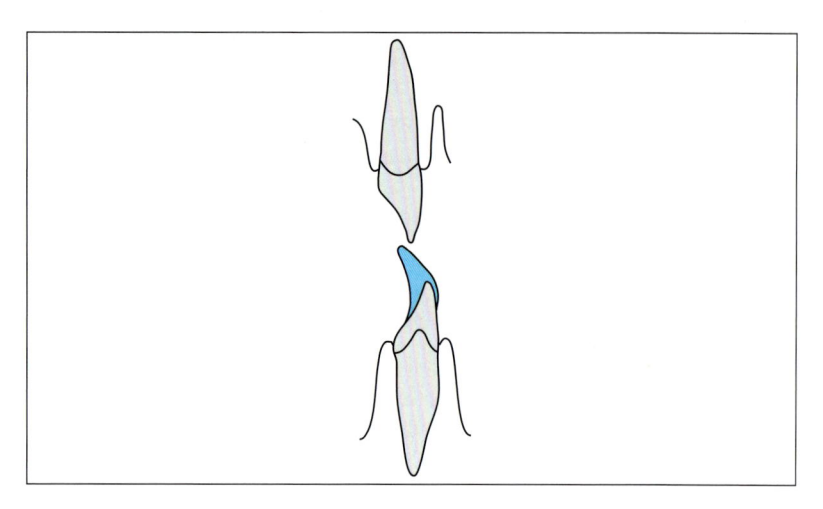

Abb. 18 Schiefe Ebene.

Nachbereitung
→ Instruktion der Eltern und des Kindes,
→ Pflegetechnik,
→ Kontrollen,
→ Entfernung der Kompositaufbauten,
→ Politur.

Diastemaschluss

Erklärung
Ein kleines Diastema bis 2 mm kann einfach durch Gummibänder verschlossen werden, im Anschluss muss bis zur Konsolidierung mit Adhäsivtechnik retiniert werden.

Ablauf
→ Planung am Modell,
→ bei überschaubaren Verhältnissen auch direktes Vorgehen,
→ Gummi anbringen,
→ evtl. mit Adhäsivmaterial Retention schaffen,
→ Kontrolle,
→ Retention des Ergebnisses durch semipermanente Schienung.

Material
→ Material für Adhäsivtechnik
→ KfO-Gummis

Nachbereitung
→ Instruktion des Patienten,
→ Pflegetechnik,
→ Kontrollen,
→ Entfernung der Kompositbefestigung,
→ Politur,
→ evtl. Adhäsivtechnik für weitere Korrekturen.

Prämolarendistalisation

Erklärung
Die Pfeilervermehrung durch Distalisierung von Prämolaren ist als Alternative zur Implantation zu bedenken. Wegen der erhöhten Schwierigkeit ist die Überweisung an einen KfO-Zahnarzt sinnvoll: Die Zähne müssen körperlich bewegt werden, die Retentionsgewinnung ist schwierig.

- → Planung am Modell,
- → Überweisung.

- → Unterlagen und Befunde zur Planung
- → Überweisungsformular

- → Prothetische Planung und Therapie.

Molarenaufrichtung

Bei Molarenlücken v.a. im Unterkiefer kommt es meistens zum Kippen der distal der Lücke verbleibenden Pfeiler. Um die parodontale und die statische Situation zu verbessern und um eine gemeinsame Einschubrichtung zu gewährleisten, können die Kippungen rückgängig gemacht werden. Abhängig von der jeweiligen Situation kann diese präprothetische Maßnahme in der Praxis des Zahnarztes bewältigt werden.

- → Planung am Modell,
- → Blockbildung, u.U. bis zur Prämolarenregion der Gegenseite,
- → evtl. Armierung mit Kunststoff- oder Metallnetz,
- → Bänder mit Verankerungselementen im (KfO-)Labor anfertigen lassen,
- → Bänder eingliedern,
- → Teilbogen eingliedern,
- → Kontrolle,
- → Bogen aktivieren,
- → Dauer der Behandlung 3–6 Monate.

- → Material für Adhäsivtechnik
- → Durelon zum Eingliedern der Bänder
- → Fluoridierungslösung oder -gel

- → Instruktion des Patienten,
- → Mundhygieneinstruktion,
- → Kontrollen,
- → Bänder entfernen,
- → Politur und Fluoridierung,
- → Retention bis zur prothetischen Versorgung.

Retention

Das Ergebnis einer Zahn bewegenden Maßnahme ist primär nicht stabil. Um Behandlungsrezidive zu vermeiden, muss adhäsiv geschient, und die Okklusion wie die Artikulation der neuen Situation angepasst werden.

- → Nach Entfernung aller Behandlungsmittel:
- → Inspektion auf kariöse Defekte (eingeschränkte Mundhygiene),
- → evtl. Therapie,
- → Sicherung der Positionen durch semipermanente Schienung mit Adhäsivtechnik,
- → Parodontien beachten,
- → Überprüfung der funktionellen Situation,
- → evtl. Adjustierung durch Einschleifen oder Aufbauten,
- → bis zur Eingliederung von Zahnersatz kann z.B. brückenartige Schienung auch mit eingeklebten Drahtschlingen erfolgen.

Kieferorthopädie

Material
- → Hanel-Folie
- → Finierer
- → Polierer
- → Steinchen abnehmender Körnung
- → Material für Adhäsivtechnik
- → Draht
- → KfO-Zange
- → Flachzange

Nachbereitung
- → Instruktion zur Mundhygiene,
- → Kontrolle bis zur Konsolidierung,
- → danach evtl. Zahnersatzversorgung.

Zahnersatz

Zahnersatz

Einleitung

Der Ersatz einzelner oder mehrerer fehlender Zähne, evtl. auch ehemals Zahn tragender Strukturen steht normalerweise ganz am Ende einer umfassenden Sanierung. Abhängig vom Restzahnbestand – eventuell ergänzt durch Implantate – geschieht dies in festsitzender, herausnehmbarer oder kombinierter Form. Aufbauend auf den vorangegangenen therapeutischen Schritten wird dem Patienten der für ihn optimale Zahnersatz eingegliedert. Wie in der Orthopädie muss die angefertigte Prothetik einerseits möglichst vorbildgetreu funktionieren, andererseits auch ästhetischen Ansprüchen genügen. Aus der Bandbreite der vorhandenen Möglichkeiten das individuelle Optimum zu wählen und dann zu erreichen, setzt nicht nur praktisch-medizinisches Wissen voraus, sondern auch die Beschäftigung mit den sonstigen Lebensumständen eines Patienten, natürlich in Relation zum erforderlichen Aufwand. Oft lässt sich zu Beginn einer Sanierung das abschließende Ergebnis nur erahnen.

Verweise

- Modellguss
- Kronenentfernung (EKr)
- Stiftkernaufbau, gegossen
- Glasfaserstift
- Quadrantensanierung in habitueller Situation
- Präparation
- Kronenpräparation
- Präparation Frontzahn
- Keramikstufe
- Vollkeramik
- Präparation Seitenzahn
- prothetische Versorgung auf Implantaten
- Brücke (festsitzender Zahnersatz)
- Klebebrücke
- Geschiebetechnik
- Extensionsbrücke
- Konusarbeiten
- Totalprothese
- temporäre Gingivaretraktion/Faden legen
- Exzision
- Alginatabformung
- Löffel abstoppen
- individueller Löffel
- Hydrokolloidabformung
- Silikonabformung/Korrekturabformung
- Einphasenabformung Polyether
- Funktionsabformung
- provisorische Versorgung
- Tiefziehfolie
- festsitzendes Provisorium
- Umbau vorhandener Kronen und Brücken
- Eierschalenprovisorium
- laborgefertigtes Provisorium
- herausnehmbares Klammerprovisorium
- Provisorium einsetzen
- habituelle Bissnahme
- arbiträrer Bogen
- Checkbissnahme
- Deprogrammierung vor Zentrik
- zentrische Bissnahme
- Stützstiftregistrat
- mechanische Axiografie
- elektronische Axiografie

→ Fernröntgenanalyse
→ FGP-Technik
→ Einartikulierung von Modellen
→ Gerüsteinprobe/Rohbrandeinprobe
→ herausnehmbarer Zahnersatz
→ kombinierter Zahnersatz
→ Remontage festsitzender Zahnersatz
→ Remontage herausnehmbarer Zahnersatz
→ Remontage von Totalprothesen
→ provisorisches Einsetzen
→ definitive Eingliederung
→ Phosphatzement
→ Glasionomer
→ adhäsive Eingliederung ohne Lichthärtung
→ Panavia
→ adhäsive Befestigung
→ Vollkeramik einsetzen
→ Farbbestimmung, -auswahl
→ Wiederbefestigung von festsitzendem Zahnersatz

Modellgussprothese

Die Modellgussprothese ersetzt fehlende Zähne durch einen herausnehmbaren Zahnersatz, der mit gegossenen Klammern am Restzahnbestand verankert wird: diese Form des Zahnersatzes ist einfach und zweckmäßig aber unschön.

Erklärung

→ Planung:
  - ausreichende Retention
  - Platz für Auflagen
  - gemeinsame Einschubrichtung
→ evtl. Auflagen einschleifen, glätten und fluoridieren,
→ evtl. Retention schaffen durch Einschleifen oder adhäsives Ergänzen,
→ evtl. antagonistisch einschleifen,
→ Alginatabformung beider Kiefer,
→ Bisslagebestimmung (habituell?),
→ Auswahl der Farbe und Form der Ersatzzähne,
→ Versand ins Labor,
→ Eingliederung der Prothese.

Ablauf

→ Bohrer und Schleifer
→ Arkansas-Steinchen
→ Material für Adhäsivtechnik (siehe Kap. *Konservierende Behandlung*, Abschnitt *Füllungstherapie am Seitenzahn*)
→ Alginat
→ Abformlöffel
→ Kunststofffräsen
→ Laborauftrag (Abb. **36** im Anhang)
→ Farbring

Material

→ Instruktion des Patienten,
→ Mundhygieneinstruktion,
→ Kontrolle auf Druckstellen und Funktion nach 2 Tagen,
→ Kontrolle nach 10 Tagen.

Nachbereitung

Zahnersatz

Entfernung des festsitzenden Zahnersatzes

Erklärung Nicht (mehr) funktionsfähige Kronen müssen vor einer Neuversorgung entfernt werden, ohne den darunter befindlichen Zahn zu beschädigen. Wenn dies mit möglichst wenig Zerstörung des alten Zahnersatzes gelingt, kann dieser u.U. zur provisorischen Versorgung weiter benutzt werden.

Ablauf
- Krone bukkal und okklusal mit EKr-Bohrer auftrennen,
- gutes Absaugen der evtl. anfallenden Keramiksplitter muss gewährleistet sein,
- mit Kronenspreizer von okklusal Spalt erweitern,
- evtl. anfallende Keramiksplitter absaugen,
- Zementschicht wird aufgebrochen,
- Krone gelockert,
- mit gummibeschichteter Zange entfernen, evtl. mit Hirtenstab,
- Zahnstümpfe reinigen,
- Karies entfernen,
- evtl. Zahnstein und Konkremente entfernen.

Material
- EKr-Bohrer
- Kronenaufspreizinstrument
- gummibeschichtete Abnehmzange
- Hirtenstab
- Zahnsteingerät

Nachbereitung
- Versorgung des ungeschützten Stumpfes.

Wurzelstiftkernaufbau, gegossen

Erklärung Erfolgreich endodontisch behandelte Zähne können bzw. müssen nach ausreichender Wartezeit prothetisch versorgt werden. Abhängig von der Sprödigkeit und vom Ausmaß der erhaltenen Zahnsubstanz sowie der zu erwartenden Belastung ist ein Wurzelstiftkernaufbau sinnvoll. Für mehrwurzelige Zähne kann dieser Aufbau wegen der Wurzeldivergenz geteilt hergestellt werden.

Ablauf
- Arbeitslänge abschätzen anhand vorliegender Röntgenbilder,
- Übergang vom Kronenpulpenkavum zum Wurzelpulpenkavum übersichtlich freilegen unter Schonung erhaltener solider Zahnsubstanz,
- mit Gates-Bohrer (langsam) koronale ⅔ der Wurzelfüllung entfernen,
- erweitern und glätten mit normierten konischen Vorbohrern oder Schachterweiterern (z.B. von Hahnenkratt) mit zunehmendem Durchmesser; **dabei auf ausreichende Wandstärke (gekrümmte Kanäle) achten, apikale Wurzelfüllung schonen,**
- evtl. Röntgenkontrolle,
- exzentrische inlayartige Erweiterung des Kanaleingangs als Rotationssicherung,
- mit Spray und Alkohol reinigen,
- Einprobe des Abformstifts aus ausbrennbarem Kunststoff (z.B. Gardinennadel nach Gutkowski),
- Kanal mit Glycerin (wasserlöslich) isolieren,
- Pattern Resin anmischen,

→ Abformstift in Pattern Resin eintauchen, in Kanal einbringen; ganz kurz anziehen lassen; zur Vermeidung unter sich gehender Stellen etwas anheben, lockern, wieder einbringen,
→ Pattern Resin am Stiftkopf anbringen und stumpfartig grob formen,
→ erneut lockern; aushärten lassen,
→ entnehmen und grob mit Fräse extraoral formen,
→ einsetzen und, während die Assistenz fixiert, präparieren (wie beschliffenen Zahnstumpf),
→ entnehmen,
→ Herstellung im Labor,
→ in Folgesitzung mit Phosphatzement einsetzen.

Material

→ Grundbesteck
→ Gates-Bohrer
→ Schachterweiterer (z.B. Hahnenkratt)
→ Gardinennadel nach Gutkowski
→ Glycerin
→ Alkohol
→ Pattern Resin mit Anmischbecher und Spatel
→ Präparationszubehör
→ rotes und grünes Winkelstück

Nachbereitung

→ Provisorische Versorgung,
→ Laborversand (Abb. 36 im Anhang).

Glasfaserstift

Erklärung

Wurzelstifte aus glasfaserverstärktem Kunststoff bieten – wegen des mit der natürlichen Zahnsubstanz vergleichbaren Elastizitätsmoduls – u.U. bessere mechanische Werte als metallische Stifte. Das adhäsive Einsetzen schafft eine gute Verankerung im Wurzelkanalsystem; der eigentliche Aufbau wird mit Kompositmaterial direkt modelliert. Die Versorgung findet ohne Laborbeteiligung in einer Sitzung statt; der aufgebaute Zahn ist zahnfarben (Vollkeramik).

Ablauf

→ Kanalaufbereitung wie bei metallischem Stift,
→ auf die Präparation einer Drehsicherung kann verzichtet werden,
→ mit Spray und Alkohol reinigen,
→ trockenlegen,
→ Einprobe des Glasfaserstifts,
→ Kanalinneres ätzen,
→ kontaminierten Stift reinigen, evtl. ätzen,
→ Kanalinneres sprayen,
→ trockenlegen,
→ Bonding-Material in den Kanal mit Pinsel oder Papierspitzen einbringen,
→ Stift wird mit Panavia beschickt und in den Kanal eingebracht,
→ 3 min aushärten lassen,
→ Aufbau des Zahnes zur Stumpfform in Adhäsivtechnik,
→ Präparation.

Material

→ Grundbesteck (Spiegel, Sonde, Diamantbohrer und Finierer verschiedener Körnung, Rosenbohrer)
→ Gates-Bohrer
→ Schachterweiterer (z.B. Hahnenkratt)
→ Glasfaserstift
→ Alkohol

Zahnersatz

→ Panavia mit Zubehör
→ Material für Adhäsivtechnik/Komposit
→ Präparationszubehör
→ rotes und grünes Winkelstück

Nachbereitung
→ Prothetische Versorgung.

Kronenversorgung

Erklärung
Zum Ersatz der durch Karies oder Trauma verloren gegangenen, äußeren Zahnbestandteile oder zur Verankerung von Zahnersatz wird der verbliebene oder wieder hergestellte Stumpf mit einer Krone versehen. Im sichtbaren Bereich werden aus ästhetischen Gründen zahnfarbene Restaurationen angefertigt, im nicht sichtbaren Gebiet aus medizinischen und nicht zuletzt aus wirtschaftlichen Erwägungen auch metallische. Dabei gilt aus parodontalhygienischen Gründen: immer schmaler Metallrand oder Keramikstufe, Goldkauflächen werden immer mattiert.

Ablauf
→ Voraussetzung: keine Kontraindikationen,
→ Planung – Bedarf festlegen:
  – auf Grund des Zerstörungsgrades – alternativ eine adhäsive Versorgung
  – Krone sichtbar oder nicht sichtbar?
  – Wunsch des Patienten erfragen
→ funktionelle Parameter:
  – funktionelle Probleme vorhanden?
  – welches Platzangebot vorhanden?
→ daraus folgend Auswahl von Material und Art der Ausführung:
  – Edelmetall
  – Nichtedelmetall
  – Metallkeramik
  – Metallkeramik mit Keramikstufe
  – Vollkeramik
  – Kauflächen zahnfarben oder Metall
→ genaue inhaltliche, zeitliche und finanzielle Planung, dabei ist prinzipiell folgende Reihenfolge anzustreben:
  – Herstellung der Front im OK und UK, um Abstützung über die Front zu gewährleisten
  – Herstellung der Seitenzähne im UK idealisiert, d.h. nach Wax-Up, dabei Kauebenenausgleich gewährleisten
  – Herstellung der Seitenzähne im OK angepasst an den bestehenden UK
→ grundsätzlicher Ablauf:
  – evtl. Zahnfarbe auswählen
  – Präparation
  – Abformung
  – Relationsbestimmung
  – provisorische Versorgung
  – Herstellung im Labor
  – evtl. Anprobe
  – provisorische Eingliederung
  – Probetragen
  – evtl. Remontage nach Probetragen
  – definitive Eingliederung und Zementierung

Kronenversorgung

Auf Sitzungen verteilt sich der Ablauf wie folgt (unter der Annahme maximalen Schwierigkeitsgrades, dabei ist der letzte Termin auch als Reserve- und Ausweichtermin eingeplant).

→ **1. Sitzung**:
  - PZR zumindest im Präparationgebiet – Konditionierung des Parodontiums
  - evtl. EKr und Aufbaufüllungen
  - geplante Wurzelkernstifte präparieren
  - zweckmäßige (minimale) provisorische Versorgung
  - evtl. Antagonisten einschleifen
  - evtl. Abformung des Gegenkiefers
  - evtl. ATB
  - evtl. Checkbisse
→ *Labor*: Herstellung der Wurzelkernstiftaufbauten,
→ **2. Sitzung** nach 2–3 AT:
  - Anästhesie
  - Provisorien entfernen
  - Wurzelkernstifte zementieren
  - zu versorgende Zähne präparieren
  - Fäden legen und evtl. exzidieren
  - Abformung
  - evtl. Relationsbestimmung (habituell, wegen Anästhesie und Präparationsstress)
  - evtl. ATB
  - provisorische Versorgung
  - Hydroabformungen ausgießen
→ *Labor*: Arbeitsmodellherstellung,
→ **3. Sitzung**, 1 AT nach der 2. Sitzung:
  - Provisorien entfernen
  - Bissnahme zentrisch
→ *Eigenlabor*: nach ATB und Zentrik Modelle einartikulieren,
→ *Labor*: Herstellung der Gerüste; evtl. in zum Löten vorbereiteten Elementen,
→ **4. Sitzung**, 3–5 AT nach der 3. Sitzung:
  - Provisorium entfernen
  - Gerüstanprobe
  - evtl. verblocken mit Pattern Resin
  - Provisorium einsetzen
→ *Labor*: Rohbrandherstellung,
→ **5. Sitzung**, 1 AT nach der 4. Sitzung:
  - Provisorium entfernen
  - Rohbrandanprobe
  - Provisorium einsetzen
→ *Labor*: Fertigstellung,
→ **6. Sitzung**, 2 AT nach der 5. Sitzung:
  - Provisorium entfernen
  - fertige Arbeit provisorisch einsetzen
  - adhäsiv zu befestigende Restaurationen definitiv zementieren
→ **7. Sitzung**, 2–3 AT nach der 6. Sitzung:
  - Zahnersatzkontrolle bzw. allgemeiner Reservetermin

→ Vorhandene Dokumentation
→ Röntgenbefunde
→ vorzugsweise montierte Modelle
→ Material zur Farbbestimmung (siehe Kap. *Konservierende Behandlung*, Abschnitt *Farbauswahl und -übermittlung*)

Material

Zahnersatz

→ Material zur Präparation (siehe Kap. *Zahnersatz*, Abschnitte *Präparation, allgemein*, *Präparation Frontzahn*, *Keramikstufe* und *Präparation Seitenzahn*)
→ Material zur Abformung (siehe Kap. *Zahnersatz*, Abschnitte *Abformung mit Hydrokolloid*, *Korrekturabformung mit Silikon* und *Einphasenabformung mit Polyether*)
→ Material zur Kieferrelationsbestimmung (siehe Kap. *Zahnersatz*, Abschnitt *Habituelle Bissnahme*, *Checkbissnahme*, *Zentrische Bissnahme*, *Stützstiftregistrat*, *Axiographie* und *FGP-Technik*)
→ Material zur provisorischen Versorgung (siehe Kap. *Zahnersatz*, Abschnitt *Festsitzendes Provisorium*, *Umbau vorhandener Kronen und Brücken*, *Eierschalenprovisorium*)
→ Material zum definitiven Eingliedern (siehe Kap. *Zahnersatz*, Abschnitt *Definitives Einsetzen*, *Definitives Einsetzen mit Phosphatzement*, *Definitives Einsetzen mit Glasionomerzement*, *Adhäsives* Einsetzen (*ohne Lichthärtung* und *Vollkeramik einsetzen*)
→ Laboraufrag (Abb. **36** im Anhang)

Nachbereitung

→ Kontrolle der erfolgreichen Inkorporation unter Beachtung von:
  – Vitalität der Pulpa
  – Parodontalzustand
  – Kariesfreiheit
  – funktionelle Unauffälligkeit
→ nach einigen Tagen,
→ nach einigen Wochen,
→ im regelmäßigen Recall, z.B. halbjährlich.

Präparation, allgemein

Erklärung

Unter Präparation versteht man das Entfernen einer ausreichenden Menge Zahnhartsubstanz, um einen Zahnersatz (Kronen, Brücken, Teilkronen) einfügen zu können – dem Prinzip des Ersatzes der klinischen (Schmelz-)Krone durch anderes Material folgend. Abhängig von der Art der Ausführung sind spezielle Vorgehensweisen nötig.

Ablauf

→ Zu erfüllende Kriterien:
  – definierte Präparationsgrenze
  – Retentionsform
  – Vitalerhaltung der Pulpa
→ Lage der Präparationsgrenze:
  – supragingival, z.B. bei Teilkronen
  – paragingival bei geplanter adhäsiver Befestigung
  – subgingival wegen Ästhetik, wegen tiefer Defekte, zur Retentionsgewinnung
→ Präparation mit ausreichender Kühlung und Absaugung,
→ Lupenbrille benutzen,
→ Präparationsgrenze markieren mit kugelförmigem Diamanten,
→ Markierungsrillen anlegen, zur Kennzeichnung der Tiefe des Abtragens mit radförmigen Bohrern,
→ evtl. Schutz der Nachbarzähne mit Matrizenband,
→ approximale Kontaktpunkte aufheben mit spitzem Bohrer,
→ mit normalkörnigem walzenförmigem Diamanten abtragen bis zur geplanten Grundform,
→ Kanten abschrägen und okklusales Relief vertiefen mit normalkörnigem linsenförmigem Diamanten,

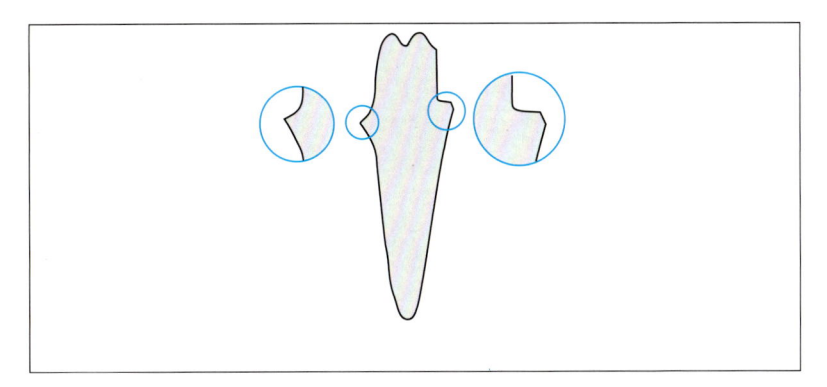

Abb. 19   Definierte Präparationsgrenze – Hohlkehle – abgeschrägte Stufe.

→ Überprüfung und evtl. Korrektur des Materialabtrags:
  – Bisshöhe Zentrik
  – Bisshöhe Exzentrik
  – bei mehreren Pfeilerzähnen Einschubrichtung
  – Retentionsform, idealer Konvergenzwinkel beträgt 6°
→ Präparation mit Finierern nachfahren, feinkonturieren und glätten,
→ mit Arkansas-Steinchen – dabei Stufe definitiv anlegen,
→ Stufe mit Finierer oder EVA-Winkelstück abschrägen, oder Gestaltung mit torpedoförmigem Finierer (Abb. **19**),
→ kritische Kontrolle und evtl. Korrektur der Präparationsgrenze,
→ Stumpf mit CHX-Lösung touchieren, im pulpennahen Bereich auch mit $Ca(OH)_2$-Aufschwemmung.

→ Grundbesteck
→ Lupenbrille
→ Bohrerset für Präparation
→ rotes Winkelstück
→ CHX
→ $Ca(OH)_2$-Aufschwemmung

→ Abformung,
→ provisorische Versorgung.

Präparation Frontzahn

Grundsätzlich gelten die o.g. Kriterien, doch aufgrund der besonderen ästhetischen Situation und der besonderen Platzverhältnisse im Frontzahnbereich ist Folgendes zu beachten.

→ Farbwahl vor der Präparation,
→ Präparationsgrenze zumindest labial meist sub- oder paragingival,
→ bei Vollkeramik oder bei Keramikstufe im Keramikbereich waagerechte Stufe > 0,8 mm,
→ OK-Front: palatinaler Platzbedarf wird häufig unterschätzt – **Trick: Präparation palatinal beginnen.**

→ Siehe Abschnitt *Präparation, allgemein*

→ Siehe Abschnitt *Präparation, allgemein*

Zahnersatz

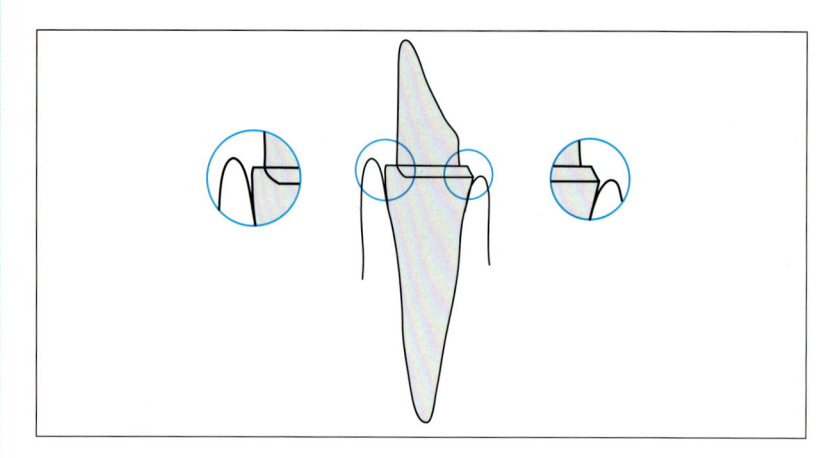

Abb. 20 Frontzahnpräparation mit rechtwinkliger Stufe für Keramikstufe und abgeschrägter Stufe für schmalen Metallrand.

Keramikstufe

Erklärung

Im sichtbaren Bereich ist es angeraten, auf einen Metallrand zu verzichten; hier kann eine metallfreie Keramikstufe gestaltet werden (Abb. **20**).

Ablauf

→ Siehe Abschnitt *Präparation, allgemein*, aber:
→ nach labial waagerechte Stufe präparieren,
→ dazu vor der Präparation Faden legen:
  – Tasche wird geöffnet
  – Gingiva wird nach apikal abgedrängt
→ Stufe liegt nach Entfernung des Fadens subgingival.

Material

→ Siehe Abschnitt *Präparation, allgemein*

Nachbereitung

→ Siehe Abschnitt *Präparation, allgemein*

Vollkeramik

Erklärung

Vollkeramikkronen können völlig ohne Metall erstellt werden; sie werden bevorzugt – mit zirkulärer 90°-Stufe präpariert – adhäsiv eingesetzt.

Ablauf

→ Siehe Abschnitt *Präparation, allgemein*, aber:
→ alle Kanten abrunden – fließende Konturen, um Druckspitzen zu vermeiden,
→ zirkulär waagerechte Stufe präparieren,
→ evtl. dazu vor der Präparation Faden legen:
  – Tasche wird geöffnet
  – Gingiva wird nach apikal abgedrängt
→ Stufe liegt nach Entfernung des Fadens subgingival.

Material

→ Siehe Abschnitt *Präparation, allgemein*
→ Faden verschiedener Stärke
→ Fadenlegeinstrument

Nachbereitung

→ Siehe Abschnitt *Präparation, allgemein*

Präparation Seitenzahn

Bei der Präparation von Seitenzähnen gelten die allgemeinen Prinzipien einer jeden Präparation (s.o.). Die Indikation zur Darstellung der Präparationsgrenze durch Exzision kann hier leichter gestellt werden, da das Gebiet ästhetisch weniger relevant ist; erschwerter Zugang und schlechte Sicht können so in gewissen Grenzen kompensiert werden.

Erklärung

→ Siehe Abschnitt *Präparation, allgemein*, aber:
→ evtl. vor der Präparation Faden legen,
→ evtl. vor oder während der Präparation elektrochirurgisch exzidieren.

Ablauf

→ Siehe Abschnitt *Präparation, allgemein*
→ Elektrochirurgiegerät

Material

→ Siehe Abschnitt *Präparation, allgemein*
→ evtl. Rezept:
 – CHX
 – Schmerzmittel

Nachbereitung

Festsitzender Zahnersatz mit Brücken

Grundsätzlich gelten die gleichen Prinzipien wie im Abschnitt *Kronenversorgung* dargelegt. Die Anforderungen an die Statik der Konstruktion sind allerdings höher, da durch die Blockbildung immer mehrere Pfeiler betroffen sind. Aufgrund der Verwindung des Knochens v.a. im Unterkiefer sind bei größeren Verblockungsabschnitten Dehn- und Verwindungselemente vorzusehen. Bei der Planung ist auch zu beachten, dass nicht jeder fehlende Zahn zwanghaft zu ersetzen ist: wichtiger als Lückenschluss ist eine Stabilisierung und der dauerhafte Erhalt der verbleibenden Zähne. In diese Überlegungen sollten allerdings auch funktionelle Erwägungen zum Stützzonenerhalt eingehen (Slavicek: funktionelle Teilung).

Erklärung

→ Siehe Abschnitt *Kronenversorgung*, mit folgenden Besonderheiten:
→ Indikation gegeben – mögliche Therapiealternativen:
 – herausnehmbarer Zahnersatz
 – Pfeilervermehrung durch Implantate
 – Pfeilervermehrung durch KfO
→ Abwägungen zum *Material* – Ästhetik versus Haltbarkeit:
 – Vollguss
 – Metallkeramik
 – Vollkeramik
→ Abwägung zur *Art der Anker* – Substanzverlust versus Retention:
 – Vollkrone
 – Teilkrone
 – Stiftkrone
→ Abwägung zur *Art der Brückenkörper* – Hygienefähigkeit versus Ästhetik:
 – Berührungsbrücke
 – Schwebebrücke
→ Freiendbrücken haben ungünstigere Statik:
 – mehr Retention (evtl. Retentionsrillen oder Kästen)
 – nur 1 Brückenglied
 – zurückhaltende Indikation bei wurzelbehandelten Zähnen

Ablauf

Zahnersatz

→ gemeinsame Einschubrichtung,
→ Alternative: Geschiebe,
→ evtl. Gerüstanprobe der einzelnen Gussstücke, um die Passung zu verbessern, mit Pattern Resin verblocken und in dieser Position verlöten (Lötabdruck)
→ bei großer Spannbreite Geschiebe (Stressbreaker).

Material → Siehe Abschnitt *Kronenversorgung*

Nachbereitung → Siehe Abschnitt *Kronenversorgung*

Klebebrücke

Erklärung Eine Klebebrücke ist eine minimalinvasive Art der Brückenversorgung zum Ersatz nur einzelner fehlender Zähne. Als semipermanente Lösung im jugendlichen Gebiss können nach stark reduzierter Teilkronenpräparation aus Nichtedelmetall gefertigte Brückenkörper an den die Lücke begrenzenden Pfeilern befestigt werden (Abb. 21).

Ablauf
→ Prinzip wie im Abschnitt *Kronenversorgung*, aber:
→ Präparation als Parallelisieren der Lücken begrenzenden Flächen,
→ umfassen nach palatinal,
→ in der OK-Front flache muldenförmige Auflageflächen,
→ Füllungen in die Präparation mit einbeziehen,
→ besondere Beachtung funktioneller Parameter (exzentrische Hebelwirkung),
→ aus Nichtedelmetall gefertigte Brücke adhäsiv einsetzen.

Material → Siehe Kap. *Kronenversorgung*

Nachbereitung
→ Siehe Kap. *Kronenversorgung*
→ Instruktion des Patienten: Augenmerk auf mögliches Ablösen eines einzelnen Pfeilers,
→ anfänglich enger Recall.

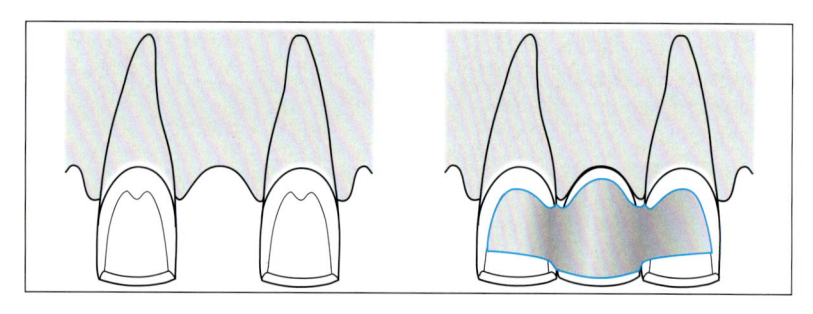

Abb. 21 Klebebrücke.

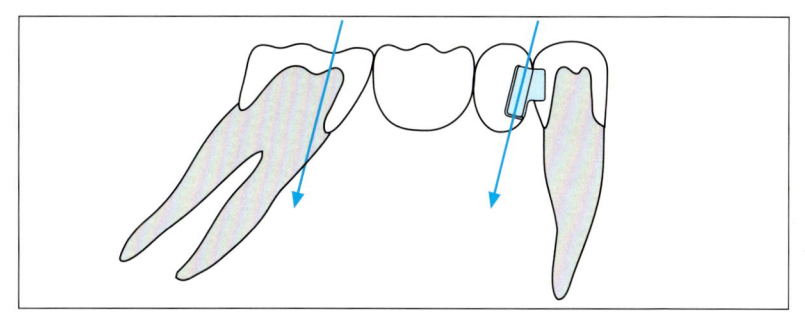

Abb. 22 Trennungsgeschiebe bei Pfeilerdivergenz.

Geschiebetechnik

Im Zusammenhang mit festsitzendem Zahnersatz kommt die Geschiebetechnik zum geteilten Einsetzen bei divergierenden Pfeilern und als Stressbreaker bei großer Brückenspannweite und/oder multiplen Verblockungen zum Einsatz (Abb. 22).

→ Reguläre achsengerechte Präparation der einzelnen Pfeiler,
→ im Brückenglied wird distal des mesialen Pfeilers ein Trenngeschiebe eingearbeitet,
→ beim Einsetzen Reihenfolge beachten.

→ Siehe Abschnitt *Kronenversorgung*
→ Preziline-Geschiebe

→ Siehe Abschnitt *Kronenversorgung*
→ Mundhygieneinstruktion.

Extensionsbrücke

Anders als bei einer von 2 Pfeilerzähnen eingeschlossenen Zahnlücke wird bei der Extensionsbrücke an 2 nebeneinander stehenden, verblockten Kronen ein Brückenglied nach mesial oder distal angehängt.

→ Prinzip siehe Abschnitt *Festsitzender Zahnersatz mit Brücken*, aber:
→ aufgrund der exzentrisch angreifenden Kräfte Brückenglied nicht mehr als eine Prämolarenbreite,
→ gute Retention:
  – steile Präparation
  – ausreichende Höhe des Stumpfes
  – evtl. Retentionsrillen oder -kästen in Füllungskavitäten
→ strenge Indikationsstellung bei endodontisch vorbehandelten Zähnen.

→ Siehe Abschnitt *Festsitzender Zahnersatz mit Brücken*

→ Siehe Abschnitt *Festsitzender Zahnersatz mit Brücken*
→ Kontrolle unter funktionellen Gesichtspunkten (Lockerung).

Erklärung

Ablauf

Material

Nachbereitung

Erklärung

Ablauf

Material

Nachbereitung

Zahnersatz

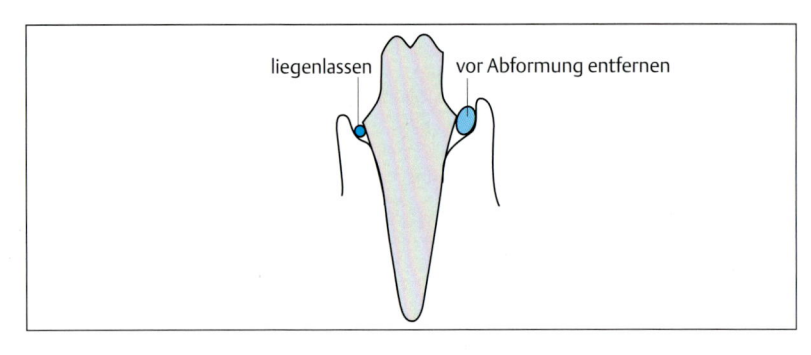

Abb. 23 Faden vor Abformung.

Temporäre Gingivaretraktion

Erklärung

Um die (subgingivale) Präparationsgrenze in der Abformung darzustellen, muss die Gingiva vorübergehend verdrängt werden. Das gelingt durch das Einlegen eines passenden Fadens in den Sulkus (Abb. 23).

Ablauf

→ Faden passender Stärke aussuchen,
→ passende Länge abschneiden,
→ ein Fadenende in den Approximalraum einlegen,
→ dann abschnittsweise weiter einbringen mit Fadenstopfer oder Heidemann-Spatel,
→ Zahn vollständig umschlingen oder nur abschnittsweise,
→ Faden vollständig versenken,
→ **nicht zu viel Druck – Gingiva nicht verletzen – Blutung vermeiden,**
→ mit Wattepellet trocknen und in Sulkus versenken,
→ 5 min liegen lassen,
→ Abformung dann in 2 Varianten:
   a) Faden bleibt liegen – Abformung über Faden
   b) Faden wird unmittelbar vorher entfernt – der Öffnungseffekt bleibt einige Zeit erhalten

Material

→ Retraktionsfaden verschiedener Stärke
→ Schere
→ Wattepellets
→ Pinzette
→ Fadenlegeinstrument
→ Heidemann-Spatel

Nachbereitung

→ Faden entfernen:
   – nach der Abformung
   – nach dem Einsetzen der Provisorien – Zementreste werden mit entfernt

Exzision

Erklärung

Sollte das Verdrängen der Gingiva zur Darstellung der Präparationsgrenze nicht ausreichen aufgrund von tiefer subgingivaler Karies, Zahnfrakturen, Blutung oder Granulationsgewebe, muss Gewebe entfernt werden. Im Sinne einer internen Gingivektomie wird elektrochirurgisch exzidiert (Abb. 24).

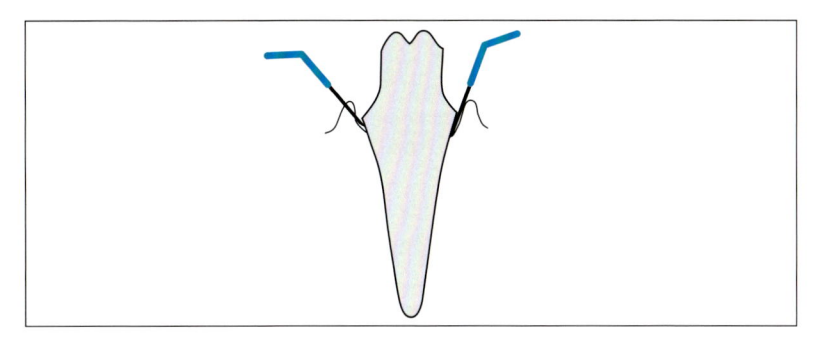

Abb. 24 Exzision vor Abformung.

→ Präparationsgrenze mit Luftbläser oder Sonde abschnittsweise darstellen, → mit feiner Elektrotomspitze Innenwand der Zahnfleischtasche ausdünnen, → evtl. schräg anschneiden – Tasche absolut abflachen, → zügig, ohne Druck arbeiten, → Präparationsgrenze freilegen.	Ablauf
→ feine Elektrotomspitze → Absaugung	Material

→ Instruktion des Patienten:
   – nach Abklingen der Anästhesie schmerzhaft
 → Rezept:
   – CHX
   – Schmerzmittel (z.B. ben-u-ron 500 mg)
	Nachbereitung

Abformung mit Hydrokolloid

Mit den hydrophilen Hydrokolloiden gelingt eine exakte, nahezu drucklose Abformung – v.a. präparierter Zähne. Das erhitzte Hydrokolloid wird durch (Wasser-)Kühlung vom Sol- in den Gelzustand versetzt mit folgenden Schritten: Das Material wird im Kochbad verflüssigt, im Lagerbad zwischengelagert, dann im Temperierbad auf eine verträgliche Temperatur abgekühlt und anschließend im doppelwandigen Abformlöffel durch Wasserkühlung verfestigt.	Erklärung

Vorbereitungen
 → Kaliumsulfatbad (K_2SO_4, 2%ig) ist fertig angesetzt (1 Woche haltbar – mit Datum beschriften),
 → Wasserbäder vorbereiten: Wasserstand prüfen,
 → Kochzeiten sowie die Temperaturen für die einzelnen Bäder wurden eingestellt und regeln sich automatisch:
   – *Kochbad*: 99°C, wird nach Ablauf der Kochzeit (Piepton) automatisch auf Lagertemperatur heruntergeregelt
   – *Lagerbad*: 66°C
   – *Temperierbad*: 46°C
 → Tubenmaterial und Sticks in ausreichender Menge ins Kochbad:
 → Tuben mit Verschluss nach unten (Blasen steigen nach oben),
 → Sticks in Backloading-Spritze mit Kanüle nach unten, vorher Luft an der Spitze herausdrücken,
 → Gerät ca. 60 min vor Abformung einschalten,
 → Hydro-Material aufkochen,
 → nach Ablauf der Kochzeit (Piepton) Hydro-Material in das Lagerbad umsetzen,
	Ablauf

Zahnersatz

→ Wasserschlauch an Einheit anschließen,
→ (Hydro-)Löffel auswählen, evtl. an vorhandenem Modell,
→ im Mund des Patienten überprüfen,
→ individualisieren, d. h. mit C-Silikon ausblocken/abstoppen,
→ benötigtes Abdruckmaterial ins Temperierbad geben,
→ 4 min herunterkühlen (Zeituhr aktivieren),
→ Löffel an die Wasserkühlung anschließen,
→ Wasserdurchlauf kurz testen.

Zügige Abdrucknahme

Assistenz	Behandler
nach Ablauf der Temperierzeit Spritzenmaterial aus Temperierbad entnehmen	Zähne mit Prep Wet benetzen
Startzeichen für Behandler geben	
	mit Sprayluft trocknen – speichelfrei
Spritze an Behandler reichen	
	damit Präparation vom Sulkus zur Okklusalfläche hin blasenfrei umspritzen
Löffel mit Tubenmaterial füllen	Okklusionsflächen der nicht präparierten Zähne ebenfalls beschichten
mit befeuchtetem Tupfer in den Löffel drücken	
anreichen	
	gefüllten Löffel in den Mund des Patienten einführen
Überschuss absaugen	Löffel halten
Wasserdurchlauf/Kühlung starten	
Stoppuhr (9 min) starten	
nach Ablauf der 9 min Kühlwasser abdrehen	Löffel entnehmen

→ bei Würgereiz:
  – Patient soll linken Fuß entgegen dem Uhrzeigersinn kreisen lassen
  – danach rechten Fuß mit dem Uhrzeigersinn
  – dann tauschen
  – Akupressur Nasenspitze

Material

→ Hydro-Aufkochgerät
→ Hydro-Material
  – Tubenmaterial (standfest)
  – Spritzenmaterial (exakt, fein zeichnend)
→ (Hydro-)Löffel
→ Schlauch
→ C-Silikon zum Abstoppen
→ lichthärtendes Löffelmaterial zum evtl. Verlängern des Löffels
→ Prep Wet
→ Schale mit Kaliumsulfatlösung
→ Stoppuhr

- → Sprühdesinfizierung,
- → Abdruck für 7 min in Sulfatbad geben,
- → entnehmen und abspülen,
- → sofort mit Superhartgips ausgießen,
- → Schlauchsystem reinigen und trocknen,
- → Hydro-Gerät überprüfen und wieder aufbereiten,
- → Hydro-Vorrat überprüfen.

Korrekturabformung mit Silikon

Wenn mit zweizeitiger Technik ausgeübt, ist die Silikonabformung eine mit der Hydrokolloidabformung im Ergebnis vergleichbare Methode, die mehr Staudruck erzeugen und deshalb leichter tief subgingivale Präparationsdetails darstellen kann. Dem steht aber die deutlich schlechtere Hydrophilie und die stärkere elastische Rückstellung des Materials gegenüber. Die Handhabung in der Praxis ist einfacher, da zeitliche Abläufe sich weniger kritisch auf die Qualität des Ergebnisses auswirken. Aus materialtechnischen und chemisch-physikalischen Gründen lassen sich mit A(additionsvernetzenden)-Silikonen leichter exakte Abformungen herstellen als mit den preisgünstigeren C(condensationsvernetzenden)-Silikonen.

Behandler	Assistenz
→ Auswahl des passenden Abformlöffels am vorhandenen Modell oder im Mund → probeweise einsetzen → unter Brückengliedern und in weit offenen Approximalräumen mit Wachs ausblocken	→ Vorbereiten des Abformmaterials: – erst kurz vorher aus dem Kühlschrank holen, Verlängerung der Verarbeitungszeit – Putty A + Putty B – Portionierungslöffel – dünnfließendes Silikon in Kartusche – Kartuschendispenser – Mischkanüle passend zur Konsistenz des Kartuschenmaterials – Impregumspritze (überprüfen: keine Krümel vom letzten Abdruck) → gleiche Mengen Putty A und Putty B auf Mischblock bereitlegen: – UK je 1 Messlöffel, OK je 1,5–2 Messlöffel → zügig mit den Händen (ohne Handschuhe) knetend vermischen bis gleichmäßige Farbe erreicht – 20 s → in den Löffel einbringen → mit dem Finger Rinne für den Zahnkranz eindrücken → Löffel übergeben
→ Fäden bleiben liegen → Präpgebiet und restlichen Zahnkranz mit Luftbläser trocknen	
→ Löffel mit Putty einbringen → gleichmäßig nach apikal drücken → nicht durchdrücken → 4 min halten → entnehmen	→ abhalten der Wange

Fortsetzung →

Zahnersatz

Fortsetzung.

Behandler	Assistenz
→ Putty-Material im Löffel (trichterartig) zurückschneiden: – Septen entfernen – unter sich gehende Bezirke entfernen – Überschuss am Löffelrand entfernen (palatinal – Würgereiz) – Abflussrillen in der Nähe der Präparation – Grenze anbringen → erneut probeweise einbringen: – muss ohne zu klemmen eindeutig fixiert einbringbar sein → Fäden entfernen und Lufttrocknen	→ Kartuschenmaterial vorbereiten: – Kartusche in Dispenser montieren – Mischkanüle aufstecken
	→ aus der Mischkanüle heraus in die kalte Impregumspritze mit Kartuschenmaterial befüllen → Spritze übergeben an Behandler
→ zügig präparierte Zähne umspritzen – aus dem Sulkus nach koronal → danach Rest der Zahnreihe	→ Rest des Kartuschenmaterials in Löffel geben
	→ Löffel an Behandler übergeben
→ Löffel einbringen, bis er definiert und sicher seine Endlage eingenommen hat: – überschüssiges Kartuschenmaterial quillt heraus → 6 min halten → Löffel entfernen	→ abhalten der Wange

Material
→ Abformlöffel
→ Wachs zum Ausblocken
→ Putty-Material
→ Messlöffel
→ Anmischblock
→ Skalpell
→ V-förmiges Ausschneidemesser
→ Kartuschenmaterial
→ Dispenser
→ Mischkanülen
→ Impregumspritze

Nachbereitung
→ Sprühdesinfektion der Abformung,
→ ausgießen oder Laborversand.

Einphasenabformung mit Polyether

Bei der einphasigen Abformung mit Polyethermaterial ist ein Staudruck nur bedingt aufbaubar, deshalb wird die Abformung vorzugsweise mit einem individuellen oder zumindest individualisierten Löffel vorgenommen; das gewährleistet auch eine gleichmäßige Schichtstärke. Die Hydrophilie ist besser als bei Silikon, aber schlechter als bei Hydrokolloid, vermehrte Blasenbildung kann auftreten. Aufgrund der guten Dimensionsstabilität und der nach dem Abbinden sehr guten Endhärte ist diese Methode ideal geeignet als Fixationsabformung.

→ Im Prinzip wie ein Kartuschenmaterial wie im Abschnitt *Korrekturabformung mit Silikon*, aber:
→ Material wird sehr hart – Approximalräume deshalb unbedingt ausblocken,
→ Einfülltrichter auf das Ende der gekühlten Impregumspritze,
→ Einfüllstempel bereitlegen,
→ gleiche Stranglängen des gerade aus dem Kühlschrank bereitgelegten Materials auf Anmischblock bringen,
→ mit Impregumspatel zügig anmischen bis gleichmäßige Farbe (**schwierig und kraftaufwändig**),
→ Spritze mithilfe des Trichters und des Stempels befüllen,
→ an Behandler übergeben,
→ restliches Material in den Löffel einbringen,
→ nach 30 s Aushärten den Überschuss mit dem Finger auswischen,
→ 5 min halten.

→ Abformlöffel
→ Wachs zum Ausblocken
→ Impregum
→ Anmischblock
→ Impregumspatel
→ Einfülltrichter und -stempel
→ gekühlte Impregumspritze

→ Siehe Abschnitt *Korrekturabformung mit Silikon*

Löffel abstoppen

Zur sicheren Positionierung eines Abformlöffels wird dieser vor der eigentlichen Abformung mit C-Silikon abgestoppt, indem Auflagen eingeformt werden. So wird das Durchdrücken bis auf das Metall vermieden, eine gleichmäßige Mindestschichtstärke für das Abformmaterial gewährleistet und im abzuformenden Gebiet ein höherer Staudruck erzielt.

→ Löffel aussuchen, wenn vorhanden am Modell,
→ evtl. an den zu beschickenden Stellen Löffel mit Klebstoff vorbereiten,
→ C-Silikon anmischen (ohne Handschuhe),
→ OK: am Gaumen, hinter den letzten Molaren Silikon einbringen,
→ UK: im Retromolarenbereich und in der Region 31/41 Silikon auftragen,
→ Löffel einbringen,
→ nach 60 s entnehmen,

Zahnersatz

→ Silikon zurückschneiden:
 - an unter sich gehenden Stellen
 - Septen
 - an den abzuformenden Stellen
→ erneut auf leichtes Einsetzen prüfen.

Material

→ Evtl. vorhandene Modelle
→ Löffel
→ Klebstoff
→ C-Silikon
→ mit Messlöffel und Messbechern
→ Skalpell

Nachbereitung

→ Abformung,
→ später Reinigung der Löffel (**Klebstoff!**).

Normlöffel individualisieren

Erklärung

Genormte Löffel decken nicht alle möglichen anatomischen Varianten ab. Diese Löffel zu individualisieren verbessert ihre Formschlüssigkeit und damit die Qualität der Abformung. Löffel für Hydrokolloidabformungen sind doppelwandig gelötet und können mechanisch nicht verändert werden. Hier sind evtl. Teilabformungen mit Teillöffeln, kombiniert mit anderen Materialien, zweckmäßig.

Ablauf

→ Auswahl des am besten passenden Löffels,
→ Verbesserung des Löffels:
 - *zu kurz* – verlängern mit lichthärtendem Löffelmaterial (**Achtung: hier keine Kühlung**)
 - *zu lang* – kürzen mit Fräse und Abrunden der Kanten
 - *zu eng* – aufbiegen
 - *zu breit* – zusammenbiegen
→ unbezahnte Teile mit Silikon ausblocken.

Material

→ Löffel
→ lichthärtendes Löffelmaterial
→ Klebstoff
→ Silikon
→ Fräse
→ Zange

Nachbereitung

→ Wiederherstellung der ursprünglichen Löffelform.

Individueller Löffel

Erklärung

Idealerweise findet eine Abformung mit gleichmäßiger Schichtstärke möglichst nah am abzuformenden Objekt statt. Das gelingt am besten mit individuell hergestellten Löffeln. Wenn die Muskulatur in Funktion dargestellt werden soll, darf der Löffel nicht zu lang sein.

Ablauf

→ Situationsmodell,
→ einstrahlende Bänder und vermutete Grenze zwischen beweglicher und angewachsener Schleimhaut anzeichnen,
→ mit 5fach gelegtem, feuchtem Küchenrollenpapier Zahnkranz und abzuformende Kieferteile abdecken,
→ lichthärtendes Löffelmaterial aufbringen und anformen,
→ Ränder grob kürzen,
→ 10 min in Lichtofen,
→ entnehmen,
→ Papier entfernen,
→ mit Fräse Ränder fein formen – angezeichnete Bänder usw. beachten – 5 mm Abstand beachten,
→ Kanten glätten,
→ Innenseite mit Fräse aufrauen,
→ nochmals 5 min in Lichtofen wegen Innenseite.

Material

→ Situationsmodell
→ lichthärtendes Löffelmaterial
→ Lichtofen
→ Fräse
→ Steinchen verschiedener Körnung

Nachbereitung

→ Überprüfung der Ränder am Patienten,
→ Abformung.

Fixationsabformung

Erklärung

Festsitzender Zahnersatz wird in mehreren einzelnen Werkstücken anprobiert, die Relation der Teile zueinander wird durch einen Fixationsabdruck festgehalten. Im selben Arbeitsgang können die Schleimhautverhältnisse exakt dargestellt werden.

Wenn aufgrund der Form des Zahnersatzes ein Haften im Abdruck eher unwahrscheinlich ist, werden aus lichthärtendem Kunststoff Remontagekappen erstellt, die eine sichere Fixation bzw. Reponierung ermöglichen.

Die zu fixierenden Zahnersatz-Teile werden anprobiert und auf den Stümpfen eingesetzt.

Ablauf

→ Siehe Abschnitte *Einphasenabformung mit Polyether* und *Funktionsabformung*
→ passenden Löffel auswählen:
  – konfektionierter Löffel
  – individueller Löffel
→ individualisieren oder anpassen,
→ Löffel befüllen mit Impregum,
→ Impregumspritze befüllen,
→ Zahnersatzwerkstücke umspritzen,
→ befüllten Löffel einsetzen,
→ 5 min halten,
→ entnehmen,
→ Zahnersatz bleibt in der Abformung haften,
→ wenn Zahnersatz im Mund verblieben: zurücksetzen in die Abformung.

Zahnersatz

Material
→ Zahnersatz evtl. mit Remontagekappen
→ Siehe Abschnitte *Einphasenabformung mit Polyether* und *Funktionsabformung*

Nachbereitung
→ Fixationsmodell.

Funktionsabformung

Erklärung
Bei ganz oder teilweise herausnehmbarem Zahnersatz wird Last auf die schleimhautbedeckten Anteile des Kieferkamms übertragen. Um diese Bezirke ohne Überextension maximal zu nutzen, müssen sie in Funktion abgeformt werden, d.h. dass während des Erstarrens des Abformmaterials maximale Bewegungen der Schleimhaut durchgeführt und so aufgezeichnet werden. Unter Umständen ist es notwendig, durch Auswahl geeigneter Materialien die plastische Phase zu verlängern. Der Abformlöffel muss an die vorhandenen Schleimhautverhältnisse angepasst sein.

Ablauf
→ Anprobe des Löffels:
  – **ausreichend lang – keine Last aufnehmende Fläche verschenken**
  – **nicht zu lang – potenzielle Druckstellen und Ausheben der Prothese**
→ Wahl der Methode:
  – Einphasenabformung mit Impregum bei kombiniertem Zahnersatz
  – Mehrphasenabformung mit Silikon bei totalem oder subtotalem Zahnersatz

Einphasenmethode
→ Siehe Abschnitte *Einphasenabformung mit Polyether* und *Fixationsabformung*,
→ mit eingebrachtem Löffel aktive und passive Bewegungen der Schleimhaut.

Mehrphasenmethode
→ Löffelausdehnung überprüfen und evtl. optimieren,
→ Löffelrand mit Klebstoff bestreichen,
→ abhängig von der gewünschten Zeitdauer der **Primärabformung** Material wählen:
  – *5–8 min*: Xantopren Funktion – Putty + Flüssighärter + Abbindeverzögerer
  – *2–3 min*: A-Silikon Putty-Material
→ zügig anmischen,
→ griffeldicken Strang des Primärmaterials zirkulär am Löffelrand ankneten,
→ einsetzen,
→ *passiv* bewegen:
  – Oberlippe mit den Fingern nach vorn ziehen
  – Unterlippe mit den Fingern nach vorn ziehen
→ *aktiv* bewegen:
  – Lippen spitzen
  – Mundwinkel breit spreizen
  – Zunge weit herausstrecken
  – Backen aufblasen
  – Lippen aufblasen
  – Lippen nach innen ziehen
  – Zungenspitze ans Zäpfchen
  – fest zubeißen
→ wiederholen bis Primärmaterial fest,

- → entnehmen und auf durchgedrückte Stellen kontrollieren,
- → evtl. mit Fräse entfernen,
- → abhängig von der Qualität der Erstabformung Konsistenz des Sekundärmaterials wählen:
  - *gut*: wenig Ergänzung nötig – dünnfließendes Kartuschenmaterial (A-Silikon) verwenden
  - *mäßig*: Ergänzung bzw. Aufbau nötig – mittelfließendes Material verwenden
- → **Sekundärabformung**:
- → Material aus Kartusche von der Mischkanüle auf den Rand, in das Innere des Löffels einbringen,
- → einsetzen,
- → zügige Wiederholung des oben beschriebenen Bewegungsablaufs,
- → nach Aushärtung (3 min) entnehmen.

Material

- → Löffel
- → Klebstoff
- → Fräse
- → Impregum mit Zubehör
- → Xantopren Funktion mit Zubehör
- → Putty-Material A-Silikon mit Zubehör
- → Kartuschenmaterial, dünn- und mittelfließend

Nachbereitung

- → Funktionsmodell.

Tiefziehfolie

Erklärung

Auf (verbesserten) Situationsmodellen oder dublierten Wax-Up-Modellen können im Tiefziehverfahren aus verschiedenen Materialien Folien hergestellt werden, die u.a. der Herstellung von festsitzenden Provisorien, Zahnfleischverbandplatten, individuellen Löffeln, Implantatbohrschablonen und als Grundlage für Aufbissschienen dienen können.

Ablauf

- → Modell beurteilen und evtl. bearbeiten:
  - Wax-Up-Modell dublieren
  - Modell mit Zahnlücken: mit Kunststoffzähnen schließen, dublieren
- → Material nach Verwendungszweck wählen:
  - festsitzendes Kronenprovisorium: Polyethylen (0,8 mm)
  - Eierschalenprovisorium: glasklares Polyacrylat (0,8 mm)
  - Verbandplatte: Polyethylen (1,2 mm)
  - individueller Löffel: Polystyrolplatten (starr, 2 mm)
  - Bohrschablone: Polyacrylat (1,5 mm)
  - Aufbissschiene: Polyacrylat (1,5 mm)
- → Folie im Tiefziehgerät einspannen,
- → über die Heizspirale schwenken,
- → Gerät einschalten und aufheizen,
- → Gipsmodell im Metallgranulatbecken platzieren:
  - Frontzähne etwa im Zentrum
  - Zahnbogen nach hinten offen
  - 2–5 mm über die Zahnfleischgrenze hinaus in Granulat einbetten
  - Zungen bzw. Gaumenraum mit Granulat auffüllen
- → Folie erweichen:
  - wird plastisch – die Mitte sinkt ab
- → mehrfach wenden,

Zahnersatz

→ mit einem Instrument prüfen:
  – wenn Impressionen sofort wieder verschwimmen ist die Folie weich genug
→ über das Modell schwenken,
→ absenken – dabei wird automatisch der Schaltknopf für die Erzeugung des Vakuums betätigt,
→ die Folie wird eng auf das Modell gesaugt,
→ 15 s festhalten – Vakuum aufrechterhalten,
→ 20 s abkühlen lassen,
→ aus dem Granulat nehmen,
→ Granulat zurückschütten,
→ Folie mit Schere ausbetten und kürzen, zuschneiden,
→ evtl. mit Fräse bzw. Steinchen glätten und polieren.

Material

→ Verschiedene Folien:
  – Polyethylen (0,8 mm)
  – glasklares Polyacrylat (0,8 mm)
  – Polyethylen (1,2 mm)
  – Polystyrolplatten (starr, 2 mm)
  – Polyacrylat (1,5 mm)
→ Tiefziehgerät
→ Schere
→ Fräse
→ Steinchen verschiedener Körnung
→ Modell

Nachbereitung

→ Provisorium,
→ Aufbissschiene,
→ Verbandplatte,
→ Bohrschablone,
→ individueller Löffel.

Festsitzendes Provisorium

Erklärung

Kunststoffprovisorien dienen nach der Präparation als Schutz vor thermischen, bakteriellen, mechanischen und chemischen Reizen. Die Höchsttragedauer beträgt 4–6 Wochen.

Ablauf

→ Nach Präparation der Zähne Folie im Mund anprobieren,
→ Farbe aussuchen,
→ Schale mit Wasser und Eiswürfeln vorbereiten,
→ Temporaer nach Gebrauchsanweisung anmischen:
  – 2 g Pulver auf 1 g Flüssigkeit
  – gewünschte Menge Flüssigkeit in einen Resimix-Becher geben und Pulver einstreuen
  – ca. 15 s mischen, bis eine cremige, sahnige Konsistenz erreicht ist
→ Kunststoff während der plastischen Phase in die Bereiche der präparierten Zähne in Folie einbringen,
→ Folie im Mund positionieren,
→ mit einer Probe wird der Zeitpunkt bestimmt, an dem der Kunststoff gerade noch eben plastisch ist,
→ Folie mit Kunststoff entnehmen,
→ in Eiswasser (bindet langsamer ab) den Überschuss mit Schere oder Skalpell entfernen,

- → im noch weichen Zustand Provisorium ohne Folie in den Mund zurücksetzen,
- → Mund schließen lassen,
- → Patient soll Artikulationsbewegungen durchführen,
- → während der Polymerisation das Provisorium mehrfach abnehmen und einsetzen,
- → vollständig aushärten lassen,
- → danach Ränder unter Beachtung der Präparationsgrenze zuschleifen,
- → mit Bleistift anzeichnen,
- → Approximalräume freischleifen,
- → Anprobe: Kontrolle der Ränder – diese möglichst dünn halten,
- → wenn die Ränder zu kurz sind oder das Provisorium zu locker sitzt, mit Super-T unterfüttern,
- → wieder bei der Polymerisation mehrmals abnehmen und einsetzen,
- → vollständig aushärten lassen,
- → danach zuschleifen,
- → erneute Anprobe,
- → okklusale Kontrolle:
    - Bisshöhe im Schlussbiss mit Artikulationspapier überprüfen
    - auch danach Artikulationsbewegungen
- → einschleifen,
- → Kontaktpunkt überprüfen,
- → polieren.

Material

- → Grundbesteck (Spiegel, Sonde, Diamantbohrer und Finierer verschiedener Körnung, Rosenbohrer)
- → Provisional
- → Super-T
- → Anmischgefäß (Dappenglas oder Resimix-Becher)
- → Anrührspatel
- → Gumminapf mit Eiswasser
- → kleine Schere
- → Skalpell
- → Fräsen
- → Papierscheiben
- → vorbereitete Tiefziehfolie
- → Artikulationspapier

Nachbereitung

- → Zahn mit CHX reinigen,
- → touchieren mit $Ca(OH)_2$-Milch,
- → Provisorium einsetzen.

Umbau vorhandener Kronen und Brücken

Erklärung

Vorhandene Kronen und Brücken werden möglichst vollständig entfernt und dann umgebaut. Aufgrund ihres Metallgerüsts sind sie im Allgemeinen stabiler und können evtl. als Langzeitprovisorien dienen.

Ablauf

- → Falls möglich, Krone oder Brücke vollständig mit Hirtenstab, Gummizange oder Kaubonbon entfernen,
- → alternativ: Krone bzw. Brücke wird bukkal oder lingual aufgetrennt und mit Kronenaufbiegeinstrument gelockert,
- → Reinigung im Ultraschallbad mit Zementlöser,
- → weitere Zementreste mit Handinstrument entfernen oder ausfräsen,
- → überstehende Ränder werden entfernt, geglättet; zu dicke Basalglieder werden gekürzt und eingeschliffen,

Zahnersatz

→ im Anschluss mit Provisional unterfüttern,
→ auf die präparierten Zähne bringen,
→ Patient schließt den Mund,
→ weitere Herstellung wie bei regulären Provisorien:
– in der Polymerisationsphase die unterfütterten Kronen und Brücken mehrmals herausnehmen und wieder einsetzen,
– wenn der Kunststoff ausgehärtet ist herausnehmen,
– Ränder kürzen und glätten,
– Schlitze füllen,
– einschleifen,
– polieren.

Material

→ EKr-Bohrer
→ Kronenaufbiegeinstrument
→ Gummizange
→ Hirtenstab
→ „Kaubonbons"
→ Temporaer, Super-T
→ Chloroform
→ Fräsen
→ Polierer
→ Scheiben
→ Artikulationspapier

Nachbereitung

→ Je nach individueller Planung mit Temp Bond NE, Harvard, Glasionomer- oder Ledermix-Zement einsetzen,
→ Pflegehinweise für Patienten.

Eierschalenprovisorium

Erklärung

Zum größten Teil im Labor vorbereitetes Provisorium aus Polyacrylatfolie und Kunststoff, das nach Präparation im Mund unterfüttert und angepasst wird. Von Vorteil ist die meist viel bessere Ästhetik, die Oberfläche ist sehr glatt durch die Polyacrylatfolie. Der Nachteil ist die deutlich schwierigere okklusale Adjustierung. Ein Eierschalenprovisorium kann auch benutzt werden, um z.B. eine vorhandene totale Prothese mit einer Bisserhöhung zu versehen: Über die vorhandenen Zähne wird das mit Trim oder Splintline in einer passenden Farbe gefüllte Eierschalenprovisorium gesteckt.

Ablauf

Vorbereitung im Labor
→ Farbnahme,
→ Modellvorbereitung – siehe Abschnitt *Tiefziehfolie*,
→ Herstellung einer Polyacrylatfolie,
→ mit Fissurenbohrer und Technikhandstück Vorpräparation am Modell,
→ Präparation sehr dünn halten,
→ präpariertes Modell isolieren,
→ Unterfütterung der Folie mit Temporaer in der vorher am Patientengebiss bestimmten Farbe, dann im Schneidebereich transparente Schneidemasse einbringen,
→ Ränder ausarbeiten und schleifen,
→ polieren.

Am Patienten nach der Präparation der Zähne
→ Wasserschale mit Eiswürfeln vorbereiten,
→ Anprobe des Eierschalenprovisoriums,
→ evtl. zuschleifen,
→ unterfüttern im Mund: mit Temporaer in entsprechender Farbe auffüllen und positionieren
→ weiter siehe Abschnitt *Festsitzendes Provisorium*.

→ Grundbesteck (Spiegel, Sonde, Diamantbohrer und Finierer verschiedener Körnung, Rosenbohrer) → Erkodent-Folie (Polyacrylat) → Provisional → Schere → Skalpell → Okklusionsfolie → Temp Bond NE	Material
→ Pflegehinweise für den Patienten, → provisorisch zementieren mit Temp Bond NE.	Nachbereitung

Laborgefertigtes Provisorium

Laborprovisorien werden im Prinzip wie kunststoffverblendete Brücken hergestellt, d.h. auf einem Silikonabdruck – im Ausnahmefall auch Alginatabdruck – werden Modelle gefertigt. Auf den Modellen wird eine kunststoffverblendete Brücke hergestellt. Alle Kriterien für eine definitive Brücke gelten im abgeschwächten Maße auch für ein Laborprovisorium. Farbe, Form und approximale Gestaltung sollten stimmen. Laborprovisorien dienen zur temporären Versorgung und zur Testung des definitiven Zahnersatzes, d.h. die Bisslage kann mithilfe des Laborprovisoriums ohne große Schwierigkeiten überprüft und geändert werden, weil im Normalfall auch die Kauflächen kunststoffverblendet sind. Form und Farbe können leicht geändert werden. Der Randschluss kann großzügiger gestaltet werden aufgrund der kürzeren Tragedauer und des permanenten Recalls; als Gerüst kann Nichtedelmetall verwendet werden. *(Erklärung)*

Zur Herstellung von Laborprovisorien sind im Prinzip alle zur Herstellung definitiven Zahnersatzes üblichen Arbeitsgänge notwendig, der Aufwand kann jedoch geringer gehalten werden. *(Ablauf)*

→ Präparation der Zähne: supragingival bleiben
→ falls nötig, Exzisionen vornehmen,
→ Farbnahme,
→ Abformung mit C-Silikon,
→ Abformung mit Alginat für Gegenbiss,
→ Relationsbestimmung nach Notwendigkeit:
  – habituelle Bissnahme (Quetschbiss)
  – arbiträre Übertragung
  – zentrische Bissnahme
→ Herstellung im zahntechnischen Labor,
→ einsetzen mit temporärem Zement oder, bedingt entfernbar mit Carboxylatzement oder Glasionomerzement.

Zahnersatz

Material	→ Siehe Abschnitte *Kronenversorgung* und *Festsitzender Zahnersatz mit Brücken*
Nachbereitung	→ Siehe Abschnitte *Kronenversorgung* und *Festsitzender Zahnersatz mit Brücken* → Definitiver Zahnersatz.

Herausnehmbares Klammerprovisorium

Erklärung	Als provisorische Versorgung bei größeren Zahnlücken oder als vorübergehende Versorgung bis zum Abheilen chirurgischer Therapieschritte – dann auch im Sinne einer Verbandplatte – kann ein im zahntechnischen Labor hergestelltes, rein schleimhautgelagertes, mit einfachen Drahtklammern stabilisiertes Kunststoffprovisorium dienen. Da das Provisorium nur temporär getragen wird, ist der Aufwand gering zu halten.

> **Achtung**: Die Kieferrelation kann wegen der nicht stabilen Lagerung nicht auf Dauer erhalten werden.

Ablauf	→ Alginatabformung des zu versorgenden Kiefers, → Alginatabformung des Gegenkiefers, → Relationsbestimmung – einfach, → Farbnahme, → wenn bis zum Eingliedern durch Abheilung Veränderungen der anatomischen Situation zu erwarten sind, können diese am Gipsmodell durch Radieren prospektiv vorweggenommen werden, zu extrahierende Zähne werden auch am Modell extrahiert, → Herstellung im Labor, → Provisorium eingliedern, → aktivieren der Drahtklammern bis zu adäquater Lagesicherung, → Parodontienfreiheit beachten, → Druckstellen einschleifen, → Instruktion des Patienten über nur temporären, instabilen Zustand.
Material	→ gedankliches Konzept der definitiven Versorgung → Alginat → Löffel → Material zur Relationsbestimmung → Fräse → Technikzange
Nachbereitung	→ Haftpulver, → Kontrolle nach 2 Tagen, → nach 1 Woche, → definitiven Zahnersatz planen.

(Wieder-)Befestigen eines Provisoriums

Erklärung	Eine provisorische Brücke oder Krone wird mit einem provisorischen Zement befestigt, um sie leichter wieder entfernen zu können, wenn der definitive Zahnersatz anprobiert oder eingesetzt werden soll.

Ablauf

Nach der Präparation
→ Reinigung des Zahnes mit CHX,
→ Touchierung mit Ca(OH)$_2$-Milch,
→ Provisorien mit Temp Bond NE füllen,
→ dünn ausstreichen,
→ Stümpfe trocknen,
→ einsetzen.

Nach Entfernung eines Provisoriums
→ Reinigen des Provisoriums von Zementresten:
    – auskratzen und vorsichtig reinigen
    – auswischen mit Alkohol oder CHX
    – **kein Chloroform zum Reinigen verwenden, Kunststoff wird angelöst**
→ Zahnstümpfe mit CHX reinigen,
→ evtl. Zementreste mit Bürstchen und Polierpaste entfernen,
→ Stümpfe trocknen,
→ vor dem Einsetzen einer provisorischen Brücke oder verblockter Kronen über die Brückenbasis bzw. den Interdentalraum Zahnseide legen, um das Entfernen der Zementreste danach zu erleichtern,
→ Provisorium mit Temp Bond NE mit Pinsel dünn ausstreichen,
→ einsetzen,
→ Zementreste mit Minikaplan oder Sonde gründlich entfernen,
→ Interdentalräume mit Zahnseide/Superfloss reinigen,
→ **mithilfe eines Knotens kann man die Zementreste besser entfernen,**
→ falls gleichzeitig eine Abformung stattgefunden hat: Kontrolle, ob evtl. noch ein Faden liegt und ggf. diesen und damit auch Zementreste entfernen,
→ Okklusion überprüfen.

Material

→ Temp Bond NE
→ Pinsel und Pinselhalter
→ Grundbesteck (Spiegel, Sonde, Diamantbohrer und Finierer verschiedener Körnung, Rosenbohrer)
→ CHX
→ Zahnseide
→ Artikulationspapier

Nachbereitung

→ Pflegehinweise für Patienten,
→ Instruktion des Patienten: Vermeiden von Kaugummi, klebrigen Kaubonbons, Gummibärchen, harten Speisen.

Habituelle Bissnahme

Erklärung

Bei funktionell gesunden Verhältnissen ist die bestehende Bisslage die optimale – sie ist zu erhalten. Diese habituell eingenommene Position des Unterkiefers wird zur Restauration benutzt. Während der Relationsbestimmung ist die Bisslage nicht erhöht.

Zahnersatz

Ablauf
→ Habituelle Schlussbisslage am Patienten überprüfen,
→ das Einnehmen dieser Position mit dem Patienten üben,
→ Kartusche mit A-Silikon für Registrierzwecke vorbereiten,
→ Silikon auf UK-Zahnreihe auftragen,
→ Patient geht in Schlussbiss – Lage überprüfen,
→ 3 min aushärten lassen,
→ erstarrtes Silikon entnehmen,
→ auf den Modellen Sitz überprüfen,
→ Septen und Überschuss entfernen, bis die Modelle eindeutig fixierbar sind.

Material
→ A-Silikon in Kartusche mit Zubehör (Registrado)
→ Skalpell
→ Modelle

Nachbereitung
→ Modellmontage.

Arbiträrer Bogen

Erklärung
Durch schädelbezogene arbiträre Montage des Oberkiefermodells und zentrische Zuordnung des Unterkiefermodells lässt sich im Allgemeinen mit hinreichender Genauigkeit die grundsätzliche dreidimensionale Anordnung und Funktion des stomatognathen Systems erkennen und bewerten.

Ablauf
→ Bissgabel vorbereiten:
  - Gabel mit Wachs beschichten (Abb. **25**)
  - vorbereitete Bissgabel ins warme Wasserbad (ca. 45°C) geben
→ Patienten über die folgenden Behandlungsschritte instruieren (Selbstbeobachtung im Handspiegel),
→ Patienten aufrecht auf dem Behandlungsstuhl hinsetzen,
→ Kopf anlehnen und Mund öffnen lassen,
→ Bissgabel mit dem erweichten Wachs leicht und gleichmäßig gegen die OK-Zähne drücken,
→ aus dem Mund entfernen,
→ Gabel in kaltes Wasser geben,
→ Bissgabel zum Überprüfen des exakten Sitzes im Mund repositionieren,
→ Bissgabel im Mund fixieren:
  - in der Prämolarengegend beiderseits je 1 Watterolle unter die Gabel legen
  - Patienten zubeißen lassen
→ Transferbogen am Kopf des Patienten anbringen:
  - Patient hält den gespreizten Bogen an den Ecken fest
  - führt die Ohroliven in die Gehörgänge ein
  - zieht leicht nach vorn unten
  - hält und stützt diese Position
→ zentrale Gesichtsbogenschraube fest anziehen,

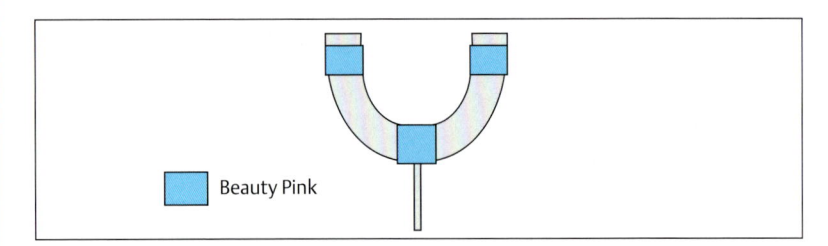

Abb. **25** Bissgabel, mit Beauty Pink beschichtet.

Checkbissnahme

→ Nasensattelstütze wird auf die Glabella (Weichteilpunkt zwischen den Augen über der Nase) gebracht und fixiert,
→ Bissgabel und Bissgabelträger miteinander verbinden:
  – Öse der Doppelklemme auf Stiel der Bissgabel aufstecken
  – möglichst dicht an die Basis (am Mund) verschieben
  – Verbindungsschrauben festziehen
→ Kontrolle:
  – fester Sitz
  – alle Schrauben fest angezogen
→ Gesichtsbogenschraube lösen,
→ Übertragungsbogen auseinanderziehen,
→ mitsamt der Gabel aus dem Mund entfernen,
→ Schrauben nachziehen,
→ sicher verwahren.

Variante mit gleichzeitigem Protrusionsbiss
→ Bissgabel ist auch auf der Unterseite mit Wachs versehen,
→ Bissgabel mit Wachs ins warme Wasserbad geben und Wachs erweichen,
→ Patienten im Protrusionsbiss zubeißen lassen (nur fixieren),
→ Bissgabel entfernen und Wachs erkalten lassen,
→ Rest s.o..

Material
→ Grundbesteck (Spiegel, Sonde, Diamantbohrer und Finierer verschiedener Körnung, Rosenbohrer)
→ vorbereitete Bissgabel
→ SAM-Gesichtsbogen, Bissgabelträger, Schraubendreher, Glabellastütze
→ Handspiegel
→ Gipsbecher mit Wasser (Raumtemperatur)
→ Wasserbad (45°C)

Nachbereitung
→ ATB zur Modellmontage vorbereiten,
→ Modelle einartikulieren,
→ Artikulator programmieren (z.B. nach Checkbissnahme).

Checkbissnahme

Mit einer Checkbissnahme wird der Artikulator bezüglich Bennett-Winkel und horizontaler Kondylenbahnneigung programmiert.

Ablauf
→ Wachsplatten (Moyco Beauty Pink) sind vorbereitet (Abb. 26) – 3-lagig,
→ im Wasserbad erwärmen – weich machen,
→ Patienten instruieren bezüglich protrusiver Bissnahme,
→ den UK unter Zahnkontakt nach vorne schieben, dabei stehen die Frontzahnschneidekanten aufeinander,

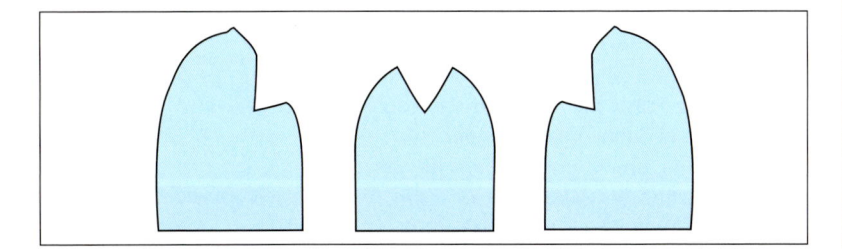

Abb. 26 Beauty-Pink-Platten für Latero- und Protusion.

Zahnersatz

- → mit wasserfestem Stift Markierung auf den Frontzähnen anbringen,
- → dem Patienten im Handspiegel zeigen,
- → das Einnehmen dieser Position üben,
- → erweichte Wachsplatte am Modell auf passende Größe zuschneiden,
- → weiche Wachsplatte zwischen Zähne legen,
- → Ausschnitt lässt Markierung zur Sichtkontrolle für den Patienten frei,
- → in Protrusionsposition schließen lassen,
- → im Mund zum Erhärten belassen,
- → entnehmen,
- → Wachsplatte in kaltes Wasser geben,
- → Seitwärtsbewegung nach rechts üben und durchführen lassen,
- → diese Stellung markieren im 3er-Bereich mit wasserfestem Stift,
- → erweichte Wachsplatte am Modell auf passende Größe zuschneiden,
- → Platte auf die Zähne legen,
- → Patient beißt in der geübten Stellung auf das erweichte Wachs – Sichtkontrolle ermöglichen,
- → Wachs erkalten lassen,
- → Wachs im kalten Wasser erhärten lassen,
- → Lateralposition im Mund überprüfen,
- → auf der linken Seite wiederholen.

Material
- → Wasserbad
- → Gipsbecher mit kaltem Wasser
- → wasserfester Stift
- → Handspiegel
- → vorbereitete Wachsplatten (z. B. Beauty Pink xx hard)
- → Schere
- → idealerweise vorbereitete Modelle

Nachbereitung
- → Modelle einartikulieren,
- → Artikulatorprogrammierung,
- → Werte notieren:
  - Protrusion – horizontale Kondylenbahnneigung
  - Laterotrusion – Bennett-Winkel, immediate sideshift?

Deprogrammierung vor Zentrik

Erklärung

Voraussetzung für ein verwertbares Zentrikregistrat ist ein möglichst entspannter Zustand der dabei relevanten Muskulatur des Patienten. Durch verschiedene Maßnahmen kann dieser Zustand herbeigeführt werden.

Ablauf
- → Optimum: funktionelle Vorbehandlung mit Schienentherapie,
- → Physiotherapie:
  - beim Physiotherapeuten
  - Selbstbehandlung und Massage
- → Entspannungsübungen – progressive Muskelrelaxation nach Jakobson,
- → 10 min auf Watterollen beißen,
- → temporärer Frontzahn-Jig:
  - in OK-Frontzahnmitte aus Pattern Resin Frontzahn-Jig anbringen, der mit der Fräse im Mund so weit zurückgeschliffen wird, dass gerade eben kein Zahnkontakt besteht
  - Patienten 10–20 min mit dem Jig allein lassen
  - Patient nimmt nach kurzer Zeit eine für ihn angenehme Zentrik ein
  - nach dem Registrat den Jig entfernen
- → während des Registrats entspannte Atmosphäre (kein Türenschlagen, Geräteklappern),

Zentrische Bissnahme

- bis zum Registrat Rückkehr in alte (falsche?) Position vermeiden – sonst altes Reflexmuster,
- Zahnkontakt vermeiden:
  - Jig
  - Watterolle in der Front festhalten

Material
- Schiene
- Pattern Resin
- Fräse
- Watterollen

Nachbereitung
- Zentrische Bissnahme
- Checkbisse?

Zentrische Bissnahme

Erklärung

Im Idealfall sind die zahngeführte und die gelenk- bzw. muskelgeführte Position des Unterkiefers identisch. Durch eine Zentrische Bissnahme wird versucht, die muskelgeführte Position aufzuzeichnen und im Artikulator abzubilden.

Ablauf

- Beurteilung der muskulären Spannungslage des Patienten,
- evtl. Muskulatur lockern, z.B. auf Watterollen beißen, Massage, Physiotherapie (s.o.),
- Patienten gerade auf den Behandlungsstuhl setzen,
- Kopf anlehnen und Mund öffnen lassen,
- Beauty Pink (vorgeschnitten, 1-lagig) im Wasserbad erwärmen,
- in Form und Größe an den OK anpassen,
- Mittellinie im Wachs markieren – hilfreich beim Wiedereinsetzen,
- erwärmte, weiche Wachszentrikplatte gegen die OK-Zähne drücken, dadurch entsteht Negativrelief der Kauflächen,
- Wachsplatte vorsichtig ohne Verbiegen entfernen,
- Watterolle zwischen die Zähne des Patienten geben (Deprogrammierung),
- Zinkoxid (ZnO)-Eugenol auf Relief für OK,
- dabei zum schnelleren Abbinden 1 Tropfen Wasser oder CHX einmischen,
- erneut gegen OK-Bezahnung bringen,
- entnehmen,
- Watterolle einbringen,
- erwärmtes weiches Aluwachs in der 3er-Region des UK auf das Beauty Pink aufbringen,
- UK des Patienten mit Gefühl gegen die Wachsplatte mit dem Aluwachs führen,
- Grifftechnik (Abb. **27**):
  - Beere des Daumens liegt auf den Fazialflächen der 1er des UK
  - Unterlippe wird dabei nach unten abgehalten
  - der abgewinkelte Zeigefinger hält den Unterrand des UK
- die 3er des UK hinterlassen kleine Einprägungen im Aluwachs,
- Position wird durch die Markierung im Aluwachs festgehalten,
- Watterolle einbringen,
- im Anschluss genauso im Bereich der 6er/7er,
- Kontrolle auf gleichmäßige Druckverteilung,
- Watterolle einbringen,
- zur Fixierung ZnO-Eugenol (mit CHX) auf die markierten Eindrücke,
- vorsichtig weglegen, z.B. in Schale mit Wasser.

Zahnersatz

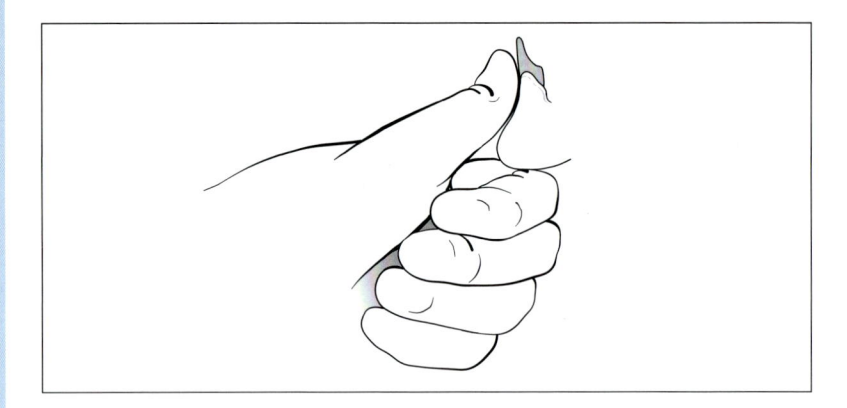

Abb. 27 Grifftechnik für Zentrische Bissnahme.

Variante mit Zentrikplatte aus lichthärtendem Kunststoff
→ Prinzip wie oben, aber:
→ auf Modellen **dünne** Zentrikplatte aus lichthärtendem Kunststoff herstellen,
→ am Patienten weiter ausdünnen,
→ **minimale Bisssperrung**.

Material
→ Beauty Pink xx hard
→ lichthärtendes Plattenmaterial
→ Kunststofffräse
→ Aluwachs
→ ZnO-Eugenol-Zement
→ Flamme
→ Wasserbad
→ Wachsmesser
→ Schere
→ Filzstift
→ kaltes Wasser
→ Geduld

Nachbereitung
→ Zügige Weiterverarbeitung,
→ Kontrollregistrat?
→ Checkbisse,
→ Exzentrik aufzeichnen,
→ einartikulieren,
→ Gesichtsbogen,
→ Modellmontage.

Stützstiftregistrat

Erklärung
Durch die Aufzeichnung der Bewegungen des Unterkiefers lässt sich deren Ausgangspunkt ermitteln, der ein wichtiger Hinweis auf eine optimale Unterkieferposition ist. Wenn – im bezahnten Gebiss – der Biss gesperrt werden muss, bieten sich andere Möglichkeiten zur Relationsbestimmung an. Stützstiftregistrate finden ihre Anwendung v.a. in der Totalprothetik: entweder bei der Remontage fertiger Prothesen oder bei deren Neuanfertigung.

Stützstiftregistrat

Ablauf

→ Vorbereitung im Labor (Abb. **28**):
  – in fertige Prothesen oder in reponierbare, unterfütterte, individuelle Löffel wird in der Gaumenwölbung eine Acrylatplatte eingepasst
  – sie wird mit Klebewachs oder Pattern Resin parallel zur Okklusion etwa auf Höhe der Kauflächen eingeklebt
  – im UK parallel dazu Platte mit Schreibstift befestigen – der Stift ist von unten her in seiner Höhe einstellbar,
→ die obere Platte wird mit einem Wachsstift schraffiert,
→ beide Prothesen werden eingesetzt,
→ der Abstand der Platten wird durch Schrauben des Schreibstiftes eingestellt:
  – minimale Bisserhöhung bei interferenzfreier Bewegung der Kugel an der oberen Platte entlang
→ evtl. zur temporären Verbesserung des Prothesensitzes: dünn Haftcreme oder -pulver auftragen,
→ Protrusionsbewegungen durchführen,
→ Laterotrusionsbewegungen durchführen,
→ zum Schluss mit den Zähnen klappern,
→ Prothesen oder Löffel mit Platten entnehmen,
→ auf der Schreibplatte ist ein Pfeil gezeichnet (Abb. **29**),
→ der vermutete Zentrikpunkt liegt 1,0–1,5 mm vor der Pfeilspitze,
→ dieser Punkt wird mit einem Rosenbohrer angekörnt,
→ Platten wieder einsetzen und diesen Punkt verifizieren,
→ Prothesen oder Löffel mit Platten und die Zahnkränze mit Pattern Resin oder – wenn möglich – mit A-Silikon aus der Kartusche verblocken,
→ entnehmen.

Material

→ vorgefertigte Platten (z.B. ZPS) im UK
→ Acrylatplatte im OK
→ Klebewachs
→ Pattern Resin
→ Fräse
→ Rosenbohrer
→ Wachsstift
→ Haftpulver oder -creme
→ A-Silikon aus der Kartusche – schnell abbindend

Nachbereitung

→ Modellmontage,
→ separate Aufzeichnung für Protrusion und Laterotrusion.

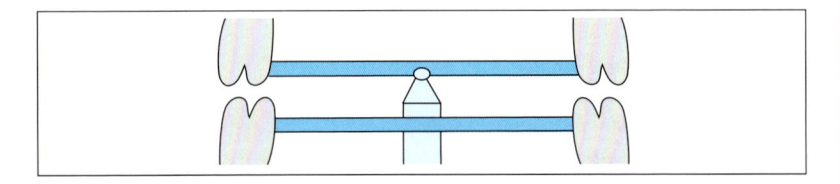

Abb. **28** Zentrik-Platten-System (ZPS) für Pfeilwinkelregistrat.

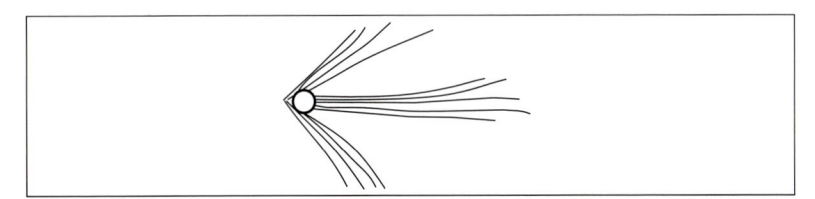

Abb. **29** Pfeilwinkelregistrat mit Zentrikpunkt.

Zahnersatz

Axiographie

Erklärung Mit der Axiographie soll eine möglichst weit dem Original entsprechende Montage der Modelle von Ober- und Unterkiefer durchgeführt werden. Dazu wird einerseits die (imaginäre) Scharnierachse bestimmt, um die der Unterkiefer rotiert, andererseits ermöglicht die Aufzeichnung der Bewegungsbahnen des UK eine genauere Wiedergabe der Situation am Patienten und erlaubt häufig eine Beurteilung des funktionellen Zustands, speziell der Kiefergelenke. Nicht selten ist aus prothetischer Sicht die Scharnierachsbestimmung mit entsprechender Montage ausreichend.

Ablauf **Vorbereitende Montage der Bögen**
→ Paraokklusaler Löffel wird am UK-Modell vorbereitet:
  – auf UK Zahnbogen einstellen und mit Pattern Resin individualisieren
→ am Patienten testen,
→ Löffel mit Durelon zementieren,
→ Alternative: Löffel mit Gips einsetzen – **dann jedoch Bisserhöhung**!
→ Flaggenbogen für den OK vorbereiten:
  – Etiketten aufkleben
  – Flaggenarme nach außen führen
  – Orbitalanzeiger nach außen links schieben
  – Gummiband und rotes Kopfband am linken Flaggenarm befestigen
→ Flaggenbogen wird brillenähnlich an den Ohren angelegt,
→ Nasenrolle der Glabella anpassen, der linke Zeigefinger des Patienten hält dabei die Nasenrolle,
→ Flaggenarme bis zum Hautkontakt nach innen verschieben,
→ diese Stellung mittels Stellschrauben fixieren,
→ Gummi- und Kopfband anlegen,
→ Querstange zur Horizontal- und Frontalebene parallelisieren,
→ Flaggenbogen am Kopf mit den dafür vorgesehenen Stützelementen befestigen,
→ Abstand der Flaggenarme messen (Innenkante),
→ Eintragen (Axiographieprotokollbogen),
→ Orbitale tasten,
→ Kontaktpunkt auf der Haut markieren,
→ Orbitalanzeiger mithilfe des Lineals ausrichten,
→ Orbitalanzeiger zur Nase hin verschieben,
→ diese Stellung fixieren,
→ Registrierbogen für den UK vorbereiten:
  – Seitenarme parallelisieren
  – dabei nach außen führen
  – Doppelklemmen bleiben lose aufgehängt
  – rechte Doppelklemme auf Adapterstiel schieben
  – Seitenarme hängen nach unten
→ Registrierbogen am UK anlegen,
→ Seitenarme anheben und nach innen an die Flaggen schieben,
→ Bohrungen zeigen in Scharnierachsengegend,
→ die Enden der Seitenarme stimmen mit dem hinteren Flaggenrand überein,
→ Seitenarme mit Flaggenplatten parallelisieren,
→ Querstange des Registrierbogens mit Querstange des Flaggenbogens parallelisieren,
→ Doppelklemme festziehen,
→ Seitenarme nach außen schieben und hängen lassen,
→ schwarze und silberne Achsstiftbuchse (Nadel zurückgezogen) in die entsprechenden Bohrungen der Seitenarme bis zum Anschlag einführen und festschrauben,

Axiographie

- Nadeln bis zum Verschwinden der Kerbe einschieben,
- Seitenarme bis zur Höhe der Flaggenplatten anheben, zur Mitte bewegen bis Nadel Kontakt mit der Flagge hat,
- Seitenarme festschrauben und Nadeln zurückziehen,
- Patienten aufrecht setzen und am Hinterkopf stützen.

Scharnierachse bestimmen
- Achsstifte befinden sich möglichst nah der Flagge, berühren diese aber nicht,
- Nadel wird auf den Kondylus ausgerichtet,
- Patient macht handgeführte Öffnungs- und Schließbewegungen,
- Nadel wird solange verstellt, bis sie bei Öffnungs- und Schließbewegungen nur noch auf der Stelle rotiert, also genau auf der Scharnierachse liegt,
- Achsstifte fixieren und entnehmen.

Sagittale Bewegung der Kondylen – Gelenkbahnen aufzeichnen
- Mit dem Patienten Bewegungen üben:
  - Vor- und Rückschubbewegungen, Seitwärtsbewegungen
- goldfarbene Achsstiftbuchse am Registrierbogen einführen,
- probehalber diese Bewegungen auf Haftnotizzettel aufzeichnen,
- Notizzettel entfernen,
- definitive Aufzeichnung auf Originaletikett (Millimeterpapier):
  - Protrusion
  - weite Öffnung
  - Mediotrusion
- Vorgehen auf der anderen Seite wiederholen.

Transversale Bewegung der Kondylen – Benett-Bewegungen aufzeichnen
- Kalibrieretiketten auf definitive Protrusionsbahn aufkleben (Schutz vor Abrieb),
- Messuhr anbringen (bis zum Anschlag),
- Ausgangswert ablesen und eintragen,
- Aufzeichnung der Bennett-Bewegung:
  - während einer Mediotrusion bewegt sich die Spitze der Messuhr auf die Flagge zu – das Ausmaß dieser Lageveränderung wird an der Uhr aufgezeigt
  - für jeden Millimeter Vorwärtsbewegung des Mesiotrusionskondylus wird der entsprechende Messwert abgelesen und im Protokoll eingetragen
- Vorgehen auf der anderen Seite wiederholen.

Achspunkte markieren
- Flaggenbogen mit Gummi- und Kopfband entfernen,
- Messuhr entfernen,
- Markierungsnadel der roten Buchse auf Stempelkissen anfärben,
- rote Buchse in Registrierbogen einführen (stumpfe Nadel),
- durch Öffnen und Schließen Scharnierachse überprüfen,
- Haut mit Markierungsnadel markieren,
- Alles auf der anderen Seite wiederholen,
- Registrierbogen abnehmen,
- paraokklusalen Löffel entfernen.

Zahnersatz

Transfer der OK-Position
→ Transferbogen vorbereiten:
- Seitenarme in Grundstellung bringen und parallelisieren
- Achsstiftbuchsen mit umgekehrter Nadel einführen
- Orbitalanzeiger wird mit Führungshülse in linke Doppelklemme geschoben

→ mit Wachs beschichtete Transfergabel einbringen,
→ mit Watterollen fixieren,
→ Transferbogen auf den Stiel der Transfergabel schieben,
→ mit Doppelklemme fixieren,
→ umgekehrte Achsstifte zeigen ungefähr auf Scharnierachspunkte,
→ Orbitalanzeiger auf markierten Suborbitalpunkt ausrichten,
→ Hülse fixieren,
→ aus der Hülse entfernen,
→ Achsstifte umdrehen – Spitze zur Haut,
→ durch Bewegen der Rändelschrauben auf Scharnierachspunkte ausrichten,
→ Spitzen bis Hautkontakt,
→ Fixieren,
→ Buchsen entfernen,
→ Transferbogen und -gabel entfernen.

Achs-Orbital-Ebene auf Registrieretiketten übertragen
→ Referenzlineal am Orbitalanzeiger einhängen,
→ Oberkante des Lineals an Scharnierachsenpunkt anlegen,
→ mit Klemmen fixieren,
→ entlang der Oberkante Strich ziehen,
→ Registrieretiketten abziehen und auf das Befundblatt kleben.

Material
→ Paraokklusaler Löffel
→ Okklusallöffel (Bisserhöhung, aber zur Artikulatorprogrammierung ausreichend)
→ Pattern Resin
→ Durelon
→ Gips (schnell härtend)
→ wasserfester Stift
→ Anrührspatel, -block
→ SAM-Axiograph und Zubehör
→ Axioprotokoll

Nachbereitung
→ Montage des OK-Modells,
→ Auswertung der Bennett-Aufzeichnung,
→ Montage des UK-Modells,
→ Artikulatorprogrammierung.

Elektronische Axiographie

Erklärung
Es gilt alles wie im Abschnitt *Axiographie* beschrieben, Unterschiede bestehen lediglich in der technisch andersartigen Aufzeichnung der Bewegungen des Unterkiefers: an die Stelle von Millimeterpapier, Schreibstift und Messuhr tritt ein **elektromechanisches System**, das die Aufzeichnung komfortabler gestaltet, die Ergebnisse am Monitor präsentiert und ggf. weiterverarbeitet.

Ablauf

→ Prinzip siehe Abschnitt *Axiographie*, aber:
→ an die Stelle der Schreibstifte treten die Styli,
→ die Flaggen sind gegen ihr elektromechanisches Pendant ausgetauscht,
→ wegen der zusätzlichen Verkabelung muss auf interferenzfreies Agieren geachtet werden,
→ nach der Montage wird das Programm gestartet,
→ die Software führt durch die Aufzeichnung,
→ Start der Aufzeichnung jeweils durch Betätigen des Fußschalters.

Material

→ Paraokklusaler Löffel,
→ Okklusallöffel (Bisserhöhung, aber zur Artikulatorprogrammierung ausreichend)
→ Pattern Resin
→ Durelon
→ Gips (schnell härtend)
→ wasserfester Stift
→ Anrührspatel, -block
→ SAM-Axiograph und Zubehör
→ *Gamma* Hard- und Software

Nachbereitung

→ Montage des OK-Modells,
→ Auswertung der *Gamma*-Aufzeichnung,
→ Montage des UK-Modells,
→ Artikulatorprogrammierung.

Fernröntgenanalyse

Erklärung

Ein Fernröntgenseitenbild liefert anatomische Parameter, die zur Konstruktion einzugliedernden Zahnersatzes beitragen können – hilfreich ist es v.a. zur Planung der Bisshöhe und evtl. zur Anordnung der Kauebene. Die Bilder können von Hand auf einer Leuchtplatte durchgezeichnet und anhand von Tabellen ausgewertet werden; komfortabler ist das Einscannen und Durchzeichnen am Monitor im Rahmen eines entsprechenden Softwarepakets.

Ablauf

→ Einscannen des Röntgenbildes,
→ Import in Software (*Gamma*),
→ Orientierungspunkte aufsuchen und markieren gemäß Anleitung,
→ evtl. Import der Axiographiewerte,
→ softwareunterstützte Berechnung und Auswertung,
→ Erstellung eines prothetischen Konzepts,
→ Ausdruck der Ergebnisse.

Material

→ Fernröntgenseitenbild
→ Scanner, Drucker
→ Software (*Gamma*)

Nachbereitung

→ Kritische Beurteilung und Wertung,
→ definitive prothetische Planung (Abb. **35** im Anhang).

FGP-Technik

Erklärung

Die Functionally Generated Path-Technik ist eine Methode zur Gestaltung der zu ersetzenden Kauflächen im funktionell gesunden Kausystem durch Aufzeichnung der Bewegungsbahnen direkt im Mund.

Zahnersatz

Ablauf
- → Präparation,
- → ausreichender interokklusaler Freiraum: 2 mm,
- → Träger aus Pattern Resin auf der Präparation herstellen,
- → auf okklusales, interferenzfreies Bewegen überprüfen – 1 mm Platz,
- → Aluwachs auftragen,
- → Träger mit Temp Bond NE zementieren,
- → Artikulationsbewegungen,
- → Bahnen werden im Wachs aufgezeichnet,
- → Wachs entnehmen,
- → zusätzliches habituelles Registrat.

Material
- → Pattern Resin
- → Klebewachs
- → Aluwachs
- → Temp Bond NE

Nachbereitung
- → Herstellung im Labor.

Einartikulierung von Modellen

Erklärung

Die Zuordnung von Oberkiefer und Unterkiefer mithilfe eines arbiträren Transferbogens (ATB), einer Axiographie, einer Zentrik oder einer habituellen Bissnahme wird durch das Einartikulieren der Modelle im Artikulator (be-)greifbar gemacht.

Ablauf
- → SAM einstellen:
  - HCN: 30°
  - Bennett-Winkel: 0°
  - weißes Bennett-Lineal
- → Magnetplatten peinlich sauber halten,
- → ATB mit montierter Bissgabel und SAM-Oberteil in Montagehilfe befestigen,
- → Bissgabel abstützen (Federn vermeiden),
- → OK-Modell befeuchten und auf Bissgabel legen, genauen Sitz überprüfen,
- → Splitcastplatte im Oberteil des SAM platzieren,
- → Oberteil absenken,
- → Kontrolle, ob Absenkung vollständig möglich ist,
- → falls Sperrung – Modell dünner trimmen,
- → Artikulationsgips anmischen: 15 ml Wasser mit 50 g Gips,
- → auf OK-Modell auftragen,
- → SAM-Oberteil absenken,
- → **Vorsicht, Gips nicht verpressen**!
- → Überschuss entfernen,
- → Gips mindestens 15 min aushärten lassen,
- → Montagehilfe um 180° drehen, SAM-Oberteil umklappen,
- → OK-Modell ist im Splitcast des SAM-Oberteils montiert, Kauflächen nach oben,
- → Kunststoffblock unter Oberteil des SAM legen:
  - Kauebene des OK-Modells ist nahezu waagerecht, um Kippung des UK-Modells zu vermeiden
- → Zentrikplatte vorsichtig auflegen, auf Passgenauigkeit achten,
- → UK-Modell in Impressionen der Zentrikplatte setzen,
- → Stützstift um geschätzte Dicke des Zentrikregistrats erhöhen (5–7 mm),
- → Splitcastplatte in Unterteil des SAM einlegen,
- → Absenkung überprüfen,
- → Gips wie oben anmischen,

- → auf befeuchtetes UK-Modell bringen,
- → Kondylarkugeln des SAM-Unterteils in das Kondylargehäuse setzen,
- → Kondylarkugeln sitzen exakt im Kondylargehäuse,
- → Feststellschrauben leicht anziehen, um Position der Kondylarkugeln zu sichern,
- → Unterteil des SAM absenken,
- → Gips mindestens 15 min aushärten lassen,
- → SAM aufklappen,
- → SAM aus Montagehilfe entfernen,
- → Kontrolle Modellmontage:
  - Stützstifthöhe (0, ± 1 mm)
  - Stützstift entfernen
  - Magnet aus SAM-Oberteil entnehmen
  - Zentrikplatte auf UK-Modell setzen
  - Schrauben von Kondylargehäuse lockern
  - OK-Modell auf Zentrikplatte setzen
  - SAM-Oberteil auf Kondylarkugeln setzen und mit leichtem Zug nach vorne schließen
- → wenn Primär- und Sekundärteil des Splitcasts fugenlos schließen, ist Modellmontage richtig,
- → ansonsten neu einartikulieren.

Material

- → Vorbereitete, getrimmte Modelle
- → Transferbogen mit Bissgabel
- → Montagehilfe
- → Artikulator
- → Zentrikregistrat
- → Artikulationsgips
- → Wasser
- → Anrührgefäß und -spatel
- → Waage

Nachbereitung

- → Artikulatorprogrammierung,
- → Modellauswertung.

Gerüst- und Rohbrandeinprobe

Erklärung

Mit der Gerüsteinprobe wird das metallische Gerüst einer Restauration vor der Verblendung bzw. Fertigstellung hinsichtlich Passgenauigkeit, Okklusion und Artikulation überprüft. Okklusale Aufbisse (Palavit G) erleichtern die Okklusions-(Zentrik-)Kontrolle. Bei der Rohbrandanprobe wird zusätzlich Form und Farbe des Zahnersatzes beurteilt. Einzelne Brückenpfeiler werden getrennt anprobiert und dann verblockt; eine Alginatabformung darüber dient der Herstellung einer Zahnfleischmaske.

Ablauf

- → Kontrolle der Gussteile mit Lupenbrille:
  - Ränder
  - Präparationsgrenze
  - Kontaktpunkte
  - Basisgestaltung
  - Approximalraumgestaltung
  - Geschiebegängigkeit

Zahnersatz

- → Kontrolle in der Hand und auf dem Modell
- → evtl. mit Hanel-Folie Kontrolle der Okklusion im Artikulator:
  - Zentrik
  - Exkursion
- → Arbeit bereitstellen im Artikulator hinter dem Kopf des Patienten,
- → Artikulator ist programmiert nach Laborzettel (Abb. **36** im Anhang),
- → Provisorien entfernen,
- → Zähne reinigen,
- → Vorgehen quadrantenweise,
- → Anprobe der einzelnen Elemente im Mund auf korrekten Sitz,
- → mit Fit Checker und Pariser Rot überprüfen,
- → dann mit feiner Sonde Elemente zusammen überprüfen:
  - Kontaktpunkte
  - Approximalverhältnisse
  - Kontrolle des PA-Zustands
  - Randschluss
- → anprobieren und anpassen
- → Kontrolle der Okklusionsverhältnisse,
- → evtl. einschleifen,
- → lockere Teile ggf. mit Fit Checker provisorisch eingliedern,
- → bei geteilt hergestellten Brücken mit Pattern Resin verblocken,
- → evtl. Abformung/Fixationsabformung/Zahnfleischmaske,
- → bei Rohbrandanprobe Zahnfarbe überprüfen,
- → Einverständnis des Patienten einholen (bei späteren Einwendungen wird es teurer),
- → bei Frontzähnen, idealerweise im Beisein des Technikers:
  - wenn Techniker dabei ist, als ersten Arbeitsschritt Farbe beurteilen; unabhängig von der Passung kann die Farbe überprüft werden
- → bei zu großen Differenzen während der Anprobe:
  - erneute Abformung im Sinne einer Remontage
- → Provisorien wieder befestigen,

Material

- → Artikulator
- → Lupenbrille
- → Fit Checker
- → Pariser Rot
- → Chloroform
- → feine Sonde
- → Hartmetallfräse (Kronentrennung)
- → Aluwachs
- → Shimstock-Folie
- → Hanel-Folie
- → Zahnseide für Kontaktpunkte

Nachbereitung

- → Zähne säubern,
- → touchieren mit $Ca(OH)_2$-Lösung,
- → Provisorien wieder einsetzen,
- → Okklusion mit Hanel-Folie überprüfen,
- → Arbeit mit entsprechenden Hinweisen auf Laborzettel zum Labor (Abb. **36** im Anhang).

Verblockung

Bei größeren Brückenverbänden kann es aus technischen Gründen zu Differenzen zwischen Original und Modell kommen. Um diese Dimensionsfehler auszugleichen, werden die einzelnen Segmente in korrekter Position verblockt (und dann durch Löten, Schweißen oder Kleben verbunden). Alternativ kann auch eine Fixationsabformung durchgeführt werden.

→ Provisorien entfernen,
→ Zähne reinigen,
→ Einzelanprobe der Segmente (s.o.),
→ evtl. provisorisch einsetzen,
→ Pattern Resin anmischen,
→ mit Spatel auftragen,
→ abbinden lassen – 4 min,
→ entnehmen,
→ Provisorien wieder befestigen.

→ Siehe Abschnitt *Gerüst- und Rohbrandeinprobe*
→ temporärer Zement
→ Pattern Resin

→ Laborversand,
→ löten,
→ kleben,
→ schweißen.

Herausnehmbarer Zahnersatz

Ist aus verschiedenen Gründen – Statik, Parodontalsituation, nicht ausreichende Pflegemöglichkeit – dauerhaft festsitzende Prothetik nicht möglich, wird ein herausnehmbarer Zahnersatz hergestellt. Zur Lastaufnahme werden auch die nicht (mehr) Zahn tragenden Bereiche der Alveolarfortsätze herangezogen. Zur Lagesicherung dient eine Verankerung am Restgebiss, die dieses gar nicht oder nur minimal verändert: zur Auswahl stehen Totalprothesen, Modellgussprothesen sowie nur als Provisorium rein schleimhautgetragene Kunststoffprothesen mit handgebogenen Drahtklammern (herausnehmbares Klammerprovisorium) (siehe jeweils dort).

→ Auswahl der Ersatzzähne nach Form und Farbe,
→ Darstellung der anatomischen Situation durch Abformung,
→ Relationsbestimmung durch habituelle oder zentrische Bissnahme,
→ arbiträre oder exakte Übertragung der OK-Position durch ATB oder Axiographie,
→ mittelwertige, arbiträre oder individuelle Programmierung der Bewegungsmöglichkeiten des UK im Artikulator,
→ evtl. erneute Abformung zur Darstellung der Schleimhäute unter Funktion,
→ Anprobe der Aufstellung,
→ einsetzen,
→ Nachkontrolle und Beseitigung der nicht seltenen Druckstellen durch:
 – Verbesserung der Okklusion und Artikulation
 – Anpassung der Prothesenbasis

Zahnersatz

Material	→ Abformmaterial → Farbschlüssel → Material zur Relationsbestimmung → Fräsen

Nachbereitung	→ Kontrolle der Restzähne:
	  – Karies
	  – Parodontalzustand
	→ Kontrolle der nicht Zahn tragenden Kieferkämme – Ausmaß der Resorption?
	→ Unterfütterung.

Kombinierter Zahnersatz

Erklärung Herausnehmbarer Zahnersatz wird am Restgebiss unter Verwendung von Kronen und Brücken befestigt. Die Lastaufnahme findet also nicht nur an der Schleimhaut statt, sondern auch am Zahnhalteapparat der verankernden Zähne, analog am Interface von Implantaten. Sinnvollerweise wird eine solche Konstruktion auch unter dem Aspekt einer späteren Erweiterungsmöglichkeit geplant. Aus der Vielzahl der möglichen Verankerungsvarianten wird beispielhaft die Anfertigung einer Konusarbeit beschrieben (s.u.).

Ablauf
→ Planung anhand von Modellen,
→ Vorbereitung der provisorischen Versorgung,
→ Zahnfarbe bestimmen, Auswahl der Ersatzzähne nach Form und Farbe,
→ Präparation der Pfeilerzähne,
→ Abformung der Präparation und der anatomischen Situation,
→ Relationsbestimmung durch habituelle oder zentrische Bissnahme,
→ provisorische Versorgung,
→ arbiträre oder exakte Übertragung der OK-Position durch ATB oder Axiographie,
→ mittelwertige, arbiträre oder individuelle Programmierung der Bewegungsmöglichkeiten des UK im Artikulator,
→ Herstellung der primären (festsitzenden) Elemente im Labor,
→ Anprobe, Fixationsabformung, evtl. auch zur Darstellung der Schleimhäute unter Funktion,
→ Herstellung der Sekundärkonstruktion (herausnehmbar) im Labor,
→ Anprobe der Sekundärteile und der Aufstellung,
→ Fertigstellung,
→ provisorisch eingliedern,
→ probetragen,
→ evtl. Remontage nach Probetragen,
→ definitiv eingliedern/zementieren,
→ Nachkontrolle.

Material
→ Siehe Abschnitt *Kronenversorgung*
→ Siehe Abschnitt *Herausnehmbarer Zahnersatz*

Nachbereitung
→ Siehe Abschnitt *Kronenversorgung*
→ Siehe Abschnitt *Herausnehmbarer Zahnersatz*

Konusarbeit

Konuskronen sind Halteelemente für partielle Prothesen und abnehmbare Brücken nach dem technischen Konstruktionsprinzip der Konushaftung. Die Vorteile dieses evtl. zahnfarbenen Zahnersatzes sind die definierte Haftkraft, die Abriebfestigkeit, die Passgenauigkeit auch auf disparallelen bzw. gekippten Zähnen, die starre Verblockung aller Pfeilerzähne, die Möglichkeit zu guter Mund- und Parodontalhygiene, der Schutz vor Karies und die einfache Erweiterungsmöglichkeit. Der Nachteil ist, dass die Form leicht zu klobig wird; dann sollte evtl. auf Paralleleteleskope oder Rillen-Schulter-Stift-Geschiebe ausgewichen werden.

Erklärung

Phase I
→ Prinzipieller Ablauf wie im Abschnitt *Kronenversorgung*.

Ablauf

1. Sitzung
→ Herstellung Gegenbissabdruck,
→ Anästhesie des Behandlungsgebiets,
→ Präparation der Zähne,
→ Exzision überschüssigen Zahnfleisches,
→ Faden legen,
→ Hydrokolloidabformungen,
→ provisorische (habituelle) Bissnahme,
→ Herstellung von Provisorien,
→ *Labor* (ca. 3–4 AT):
  – Herstellung des Konusmodells und der Innenkoni
  – Herstellung eines individuellen Fixationslöffels
  – evtl. Herstellung Bissschablone

2. Sitzung
→ Provisorien entfernen, säubern,
→ Einprobe der Innenkoni:
  – Passgenauigkeit
  – marginaler Randschluss
→ ATB, Checkbisse, Zentrik, evtl. mit Bissschablone,
→ Fixationsabformung über Koni mit individuellem Löffel (Impregum),
→ Provisorium wieder einsetzen.

Phase II
→ prinzipieller Ablauf wie bei herausnehmbarem Zahnersatz,
→ *Labor* (1 AT):
  – Herstellung des Arbeitsmodells
→ *Praxislabor* (2–3 h):
  – Modellmontage, Artikulatorprogrammierung,
→ *Labor* (ca. 7 AT):
  – Herstellung der Sekundärteile, Zahnaufstellung

Zahnersatz

3. Sitzung
→ Provisorium entfernen und säubern,
→ Innenkoni einsetzen,
→ Anprobe der Sekundärkonstruktion, Aufstellung,
→ Provisorium einsetzen,
→ *Labor* (1–2 AT):
 – Fertigstellung

4. Sitzung
→ Innenkoni definitiv einsetzen,
→ Sekundärkonstruktion eingliedern,
→ evtl. 1 Tag belassen,
→ Instruktion des Patienten:
 – Sekundärkonstruktion entfernen und einsetzen
 – Pflege

5. Sitzung
→ Zahnersatzkontrolle nach ca. 2 Tagen:
 – alle Koni fest
 – Handhabung
 – Druckstellen

Material
→ Siehe Abschnitt *Kronenversorgung*
→ Siehe Abschnitt *Gerüst- und Rohbrandeinprobe*
→ Siehe Abschnitt *Herausnehmbarer Zahnersatz*
→ Siehe Kap. *Provisorisches Einsetzen*
→ Siehe Kap. *Definitives Einsetzen*

Nachbereitung
→ Regelmäßige Kontrolle des Zahnersatzes,
→ evtl. Remontage,
→ evtl. Unterfütterung.

Totalprothese

Erklärung

Die prothetische Versorgung des zahnlosen Kiefers verlangt von allen Geweben des Kausystems ein hohes Maß an funktioneller Anpassung.

Die aus Kunststoff erstellte Vollprothese besteht aus Prothesenbasis, Prothesenkamm und Ersatzzähnen. Die Form der Basis ergibt sich aus der des zahnlosen Kiefers, ihr Prothesenrand ist die Begrenzung zu den Weichgeweben der Mundhöhle. Der Prothesenkamm ersetzt den fehlenden Kieferkamm und trägt die Ersatzzähne. Die Ersatzzähne aus Kunststoff oder seltener aus Porzellan ähneln den natürlichen Zähnen und übernehmen deren Funktion.

Im zahnlosen Kiefer ist wegen des Stützzonenverlusts und der resultierenden Veränderungen die Relation der Zähne zueinander schwierig festzulegen, aber für Funktion und Halt eminent wichtig. Um unter diesen Bedingungen einen funktionsfähigen Zahnersatz erstellen zu können, ist es notwendig, möglichst viele der noch vorhandenen stabilen Parameter zu erfassen. In Kombination mit Implantaten sind Halt und Funktion deutlich verbessert.

Totalprothese

Ablauf

Vorbereitende Maßnahmen
→ Chirurgische Vorbereitung des Kiefers – Schleimhautverhältnisse optimieren – Retention schaffen:
  – Lippenbändchen
  – Vestibulumplastik
  – Augmentation
  – enossale Implantate
→ temporäre Unterfütterung des alten Zahnersatzes zur Lagestabilisierung, Normalisierung des Kaumusters, Erprobung einer neuen Bisslage und Bisshöhe,
→ funktionsanalytische/-therapeutische Maßnahmen:
  – arbiträrer Transferbogen
  – Axiographie
  – Fernröntgenseitenbild mit Auswertung
  – Zentrik mit Pfeilwinkel

Herstellung totaler Prothesen im Ober- und Unterkiefer

1. Sitzung
→ Präfunktionelle Abformung (Erstabformung ohne Prothese):
  – Gausch-Löffel mit Alginat
  – mundgeschlossen
→ orientierende Bissnahme,
→ Axiographie,
→ Okklusionsebene festlegen,
→ Zahnfarbe und -form bestimmen,
→ *Eigenlabor*: Einartikulation der Modelle,
→ *Labor*: Herstellung der individuellen Prothesenbasis mit Wachsaufstellung (Front).

2. Sitzung
→ Unterfütterungsabdruck mit den aufgestellten Zähnen,
→ Überprüfung der Frontzahnaufstellung und Ästhetik,
→ definitive Relationsbestimmung (Stützstiftregistrat),
→ *Eigenlabor*: Modellmontage,
→ *Labor*: Aufstellung der Prothesen.

3. Sitzung
→ Einprobe:
  – Schlussbiss
  – Okklusion
  – Artikulation
  – Phonetik
  – Ästhetik
→ Überprüfung der Haftung,
→ Prothesenkörper ausformen unter funktionellen Bedingungen,
→ *Labor*: Fertigstellung der Prothesen.

4. Sitzung
→ Vollprothesen einsetzen.

Zahnersatz

5. Sitzung
→ Kontrolle auf Druckstellen.

Material
→ Siehe Abschnitt *Herausnehmbarer Zahnersatz*

Nachbereitung
→ Nachkontrolle und Beseitigung der nicht seltenen Druckstellen durch:
  – Verbesserung der Okklusion und Artikulation
  – Anpassung der Prothesenbasis
→ Recall,
→ unterfüttern.

Remontage von festsitzendem Zahnersatz

Erklärung

Nach dem Einsetzen eines (festsitzenden) Zahnersatzes adaptiert das Kausystem: der UK nimmt eine andere Position ein, es kommt zu Zahnbewegungen und in der Folge am neu eingegliederten Zahnersatz zu Relationsänderungen. Vor allem bei umfangreichen Änderungen im Kausystem, bei Änderungen der Bisshöhe und bei einem vorbelasteten Kiefergelenk sollte nach einer gewissen Eintragezeit der Zahnersatz remontiert werden, d.h. die aktuelle Originalsituation sollte auf dem Modell im Artikulator simuliert, dann optimiert werden, im Sinne eines Feineinstellens nach dem Eintragen. Ungenauigkeiten in der Herstellung und durch Adaptationsvorgänge werden ausgeglichen.

Ablauf

→ Remontageschienen fertig? (aus lichthärtendem Kunststoff),
→ Löffel am Modell aussuchen,
→ Überprüfung im Mund:
  – okklusale Verhältnisse
  – Lockerungsgrad der Zähne
→ gelockerte Zähne evtl. vorher fixieren durch Schienung,
→ weitere Änderungen außer Remontage:
  – einschleifen
  – Verblendungen
→ Zentrikplatte im Mund anpassen,
→ OK-Position (Gesichtsbogen ist normalerweise nicht nötig, da Montage im OK entweder arbiträr erfolgt oder mit hinreichender Genauigkeit die Situation übernommen werden kann, evtl. auch über Remontageschlüssel):
  – evtl. neuer ATB
  – kreuzweise montieren
  – Position alter Modelle übernehmen
→ Restaurationen lösen,
→ Zähne und Gussteile säubern,
→ Gussteile einsetzen,
→ evtl. mit Fit Checker befestigen,
→ Zentrik,
→ Checkbisse,
→ Remontageschienen einprobieren,
→ Remontageschiene mit Temp Bond dünn beschichten,
→ einsetzen,
→ Approximalräume mit Wachs ausblocken,
→ Überabformung mit Impregum,
→ entnehmen,
→ evtl. Vorgang im Gegenkiefer wiederholen,
→ provisorische Versorgung.

→ Remontageschienen
→ Fit Checker
→ Löffel
→ Abformmaterial (Impregum oder Silikon)
→ Tray für Einschleifen
→ Temp Bond
→ Provisorien
→ Bissnahmewagen
→ Zentrikplatte

→ Laborversand,
→ Laborauftrag (Abb. **36** im Anhang),
→ Terminplanung.

Remontage von herausnehmbarem Zahnersatz

Ähnlich wie beim festsitzenden verläuft die Remontage auch beim herausnehmbaren Zahnersatz; der Zahnersatz bleibt im Abformmaterial haften, aufgrund der größeren Retention reicht u.U. ein exakter Alginatabdruck.

→ Siehe Abschnitt *Remontage von festsitzendem Zahnersatz*, aber das Lösen des Zahnersatzes entfällt.

→ Siehe Abschnitt *Remontage von festsitzendem Zahnersatz*

→ Siehe Abschnitt *Remontage von festsitzendem Zahnersatz*

Remontage einer Totalprothese

Totale und subtotale Prothesen werden nicht nur zentrisch belastet, ihr Sitz auf dem Knochenlager wird auch v.a. durch exzentrische Bewegungen bestimmt. Eine balancierte Aufstellung kann nur auf der Grundlage individualisierter Artikulatorprogrammierung erzielt werden. Die Remontage dient in dieser Hinsicht der nachträglichen Funktionsverbesserung vorhandener Prothesen.

Praxis
→ Evtl. Prothese auf dem Lager mit Haftcreme oder -pulver fixieren,
→ arbiträren (oder exakten) Gesichtsbogen anlegen – Übertragung der OK-Position,
→ Checkbiss Protrusion – Schneidekanten aufeinander,
→ Checkbisse Laterotrusion – 3er auf 3er,
→ Zentrische Bissnahme:
 – Pfeilwinkel oder
 – Wachsbissnahme mit z. B. Beauty Pink und Aluwachs

Zahnersatz

Labor
→ Ausblockung der unter sich gehenden Stellen mit Wachs oder Silikon,
→ Sockelmodelle aus schnell härtendem Gips (z. B. Abdruckgips),
→ Einartikulierung der Modelle und Artikulatorprogrammierung,
→ die darauf befestigten Prothesen einschleifen,
→ evtl. Aufbau der Okklusionsflächen
   – zuerst zentrisch
   – dann exzentrisch

Praxis
→ Prothesen einsetzen,
→ erste Kontrolle,
→ nach 2 Tagen Kontrolle auf interferenzfreie Artikulation im Mund; evtl. Feineinschleifen.

Material
→ Haftpulver oder -creme
→ ATB
→ Wasserbad
→ Beauty Pink
→ Aluwachs
→ ZnO-Eugenol
→ Wachsmesser
→ Flamme
→ Schnellgips
→ Artikulator
→ Ausblockungsmaterial
→ Einschleifmaterial (Fräsen, Steinchen)
→ Poliermaterial
→ Okklusionsfolie, -papier

Nachbereitung
→ Regelmäßige Kontrolle der Kieferkämme und des ruhigen Prothesensitzes (nach Marxkors führen okklusale Diskrepanzen zu Druckstelllen),
→ Rebasierung?

Provisorisches Einsetzen

Erklärung
Zahnersatz wie z. B. Kronen und Brücken sollte zunächst provisorisch eingesetzt werden. So können unklare endodontische, parodontalhygienische, funktionelle Zustände ausgetestet werden. Änderungen in Form und Farbe sind mit vertretbarem Aufwand noch möglich. Voraussetzung für das provisorische Einsetzen ist absolute Sauberkeit (keine Krümel!), um einen exakten Sitz zu gewährleisten. Abhängig von der gewünschten Tragedauer, der vorhandenen Retention und dem Material des einzusetzenden Zahnersatzes werden unterschiedliche provisorische Befestigungsmaterialien eingesetzt. Sie sind hier in der Reihenfolge zunehmender Dauerhaftigkeit (und damit auch zunehmender Schwierigkeit des Entfernens) aufgeführt: Vaseline – Temp Bond NE mit Vaseline – Temp Bond NE – Ledermix-Zement – Glasionomerzement (Fuji LC Improved) – Durelon – Harvard-Zement mit Vaseline – Harvard-Zement – Panavia.

Ablauf
→ Präparierten Zahn (Stumpf) gründlich säubern, evtl. mit Bimssteinpulver,
→ Stumpf gut abspülen,
→ mit Luft trocknen,
→ relativ trocken legen mithilfe von Watterollen,

→ Innenseite des Zahnersatzes mit provisorischem Befestigungsmaterial (z.B Temp Bond NE) ausstreichen,
→ zügig einsetzen, bevor das Material abbindet,
→ Patient auf Watterolle beißen lassen bis abgebunden (90 s), Okklusionskontrolle,
→ Zementreste entfernen,
→ im Interdentalraum Zahnseide mit Knoten verwenden,
→ Kontrolle des Sitzes und der Okklusion im Mund,
→ Patient kann ausspülen, um Zementkrümel zu entfernen.

→ Bürste
→ Bimssteinpulver
→ Pinsel
→ z.B. eugenolfreier, provisorischer Zement
→ Watterolle
→ Zahnseide mit Knoten

Material

→ Dokumentation,
→ Verhaltensmaßregeln,
→ Terminvergabe zur Kontrolle.

Nachbereitung

Definitives Einsetzen

Festsitzender Zahnersatz wird letztendlich mit der restlichen Zahnsubstanz idealerweise untrennbar verbunden, entweder durch Zement oder Kleber. Der dann erreichte Zustand ist nicht reversibel, ohne ein hohes Risiko für die Restauration bzw. die Zahnsubstanz einzugehen. Deshalb sollte zum einen wirklich alles „fertig" sein, zum anderen darf auf keinen Fall dieser letzte Arbeitsgang misslingen und so die vorhergehende Arbeit auf Dauer verderben.

Erklärung

→ Fertigen Zustand der Restauration gewährleisten,
→ Patient gibt abschließendes Einverständnis,
→ evtl. Lokalanästhesie,
→ Elemente vorsichtig entfernen:
  – Ränder schonen
  – Keramik schonen
→ Zahnstümpfe absolut exakt säubern:
  – Scaler
  – Chloroform
  – Bürste und Bimssteinpulver
→ Elemente absolut säubern:
  – auskratzen
  – reinigen mit Chloroform und Alkohol
  – sandstrahlen
  – evtl. ätzen
→ absolut oder gut relativ trockenlegen,
→ Reihenfolge des Einsetzens klären und mit Assistenz absprechen,
→ Zement oder Kleber exakt nach Gebrauchsanweisung anmischen und verarbeiten,
→ **gekühltes** Material und Zubehör verschafft 20 s mehr Zeit bis zum Einsetzen der Aushärtung,
→ evtl. abschnittsweise einsetzen,
→ **zügig aber nicht hektisch,**
→ ausreichend aushärten lassen,

Ablauf

Zahnersatz

Material
- Grundbesteck
- Abnehmezange mit gummibewehrten Backen
- Zellstoff
- Chloroform
- Alkohol
- Sandstrahlgerät
- 30%ige o-Phosphorsäure
- Scaler
- Bürsten für Winkelstück
- Bimssteinpulver
- Watterollen
- Dry-Tips
- evtl. Kofferdam
- je nach Verwendungszweck entsprechende Zemente oder Kleber:
  - Phosphatzement
  - Glasionomerzement
  - Carboxylatzement
  - Kompositkleber
- evtl. Polymerisationslampe zur Lichthärtung
- gekühlte Anmischplatte
- Einmalpinselchen
- Heidemann-Spatel
- Anmischspatel
- Zahnseide
- Fluoridierungslack
- Okklusionsfolie

Nachbereitung
- sorgfältig Kleber und Zementreste entfernen,
- Kontrolle nach 2 Tagen.

Definitives Einsetzen mit Phosphatzement

Erklärung
Festsitzender Zahnersatz wird mit dem bewährten und biokompatiblen Zinkphosphatzement definitiv eingegliedert. Über die Temperatur der zu verarbeitenden Komponenten lässt sich die Abbindegeschwindigkeit weitgehend steuern.

Ablauf
- Evtl. Anästhesie,
- Stümpfe mit Bimssteinpulver (fluoridfrei) und Bürstchen reinigen, sprayen,
- Arbeitsfeld trockenlegen (Watterollen, Dry-Tips),
- evtl. Kofferdam,
- evtl. Retraktionsfäden,
- einzugliedernde Teile evtl. sandstrahlen,
- reinigen, entfetten mit Alkohol,
- evtl. Ätzgel,
- trocknen,
- Zahnseide um Brückenglieder und Verblockungen knüpfen,
- (im Kühlschrank) gekühltes Zementpulver und Flüssigkeit auf einer dicken, gekühlten, entfetteten Glasplatte vorbereiten,
- **nicht eisgekühlt, sonst entsteht Kondensationswasser,**
- Zementhäufchen wie folgt portionieren (Abb. **30**):
  - 3 × ¼
  - 1 × ⅛
  - 2 × ¹⁄₁₆

Definitives Einsetzen mit Phosphatzement

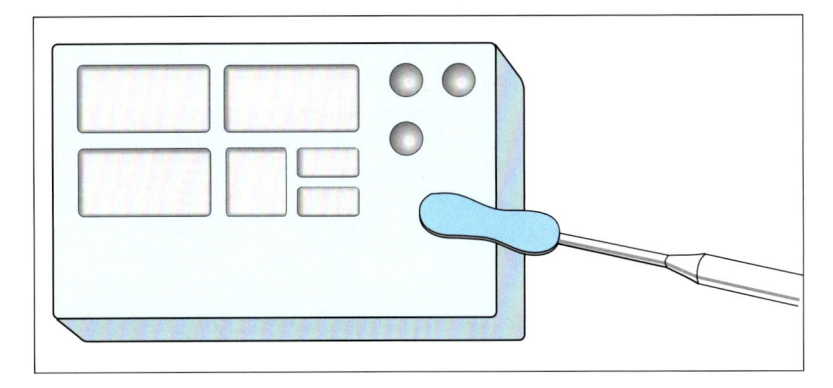

Abb. 30 Anmischen von Phosphatzement.

→ bis zu 3 Zahnersatzeinheiten:
  – 1 gehäufter Anrührspatel Zement und 8 Tropfen Zementflüssigkeit
→ wenn mehr Einheiten – verdoppeln usw.,
→ anfangend mit ¹⁄₁₆-Portion Pulver in die Flüssigkeit rühren (20 s),
→ dann ¹⁄₁₆,
→ dann ⅛ usw., entsprechend der oben angegebenen Zementportionen,
→ bis der Zement Fäden zieht – cremige Konsistenz,
→ um die Reaktionswärme gering zu halten, **breitflächig anmischen,**
→ Gesamtanrührdauer 60–90 s,
→ Zement mit einem Pinsel auf die Innenseite der trockenen Kronen aufbringen,
→ einsetzen,
→ Okklusion prüfen,
→ fixieren:
  – entweder Patient beißt auf Watterolle oder der Behandler hält selbst
→ 5–7 min, Probe auf der Glasplatte,
→ evtl. aktiv zementieren,
→ nach 15 min Reste entfernen mit Sonde oder Scaler,
→ Zahnseideschlingen lösen und damit Approximalräume und Brückenglieder säubern,
→ fluoridieren.

→ Grund-Tray
→ Chloroform
→ Ätzgel
→ Alkohol
→ Zahnseide
→ Bimssteinpulver und Bürstchen
→ Watterollen, Dry Tips
→ evtl Kofferdam
→ evtl. Retraktionsfäden
→ gekühlte Glasplatten
→ gekühlter Phosphatzement (Pulver und Flüssigkeit)
→ Scaler
→ Gummipolierer
→ Elmex Gelee, Fluorprotector o.ä.

→ Glasplatte und Spatel sorgfältig reinigen (keine Krümel).

Material

Nachbereitung

Zahnersatz

Definitives Einsetzen mit Glasionomerzement

Erklärung

Lichthärtender Glasionomerzement geht etwas leichter in Lösung, hat aber durch das Absondern von Fluoridionen einen kariesprotektiven Effekt – er wird vorzugsweise zum Zementieren transparenter (keramischer) Zahnersatzelemente verwendet.

Ablauf

→ Prinzip wie bei Abschnitt *Definitives Einsetzen mit Phosphatzement*, aber:
→ nach dem Eingliedern belichten mit Kompositlampe,
→ 30 s aus jeder Richtung.

Material

→ Siehe Abschnitt *Definitives Einsetzen mit Phosphatzement*
→ Fuji LC Improved

Nachbereitung

→ Siehe Abschnitt *Definitives Einsetzen mit Phosphatzement*

Adhäsives Einsetzen (ohne Lichthärtung)

Erklärung

Ein kraftschlüssiger inniger Verbund zwischen Zahn (Schmelz und/oder Dentin) und (voll-)keramischer Restauration (Krone, Teilkrone, Veneer, Inlay) wird durch „Kleben" erreicht. Besipielhaft wird hier Panavia als Befestigungsmaterial zum definitiven Eingliedern von Restaurationen herangezogen, bei denen Phosphatzement keine ausreichende Haftung bieten würde; z.B. bei Klebebrücken, Vollkeramikrestaurationen oder Gussteilen mit erschwerter Retentionsgewinnung, auch Glasfaserstiften.

Ablauf

→ Evtl. Lokalanästhesie,
→ provisorische Versorgung entfernen,
→ Reinigung mit Bürstchen und fluoridfreier Polierpaste oder Bimsstein,
→ Anprobe des Zahnersatzes,
→ (Metall-)Innenfläche der Restauration sandstrahlen,
→ Zahn relativ (Watterolle) oder besser absolut (Kofferdam) trockenlegen,
→ Zahn 30 s mit 37%iger Phosphorsäure ätzen,
→ anschließend gründlich absprayen,
→ währenddessen (Keramik-)Restauration mit Flusssäure (z.B. Porcelain Etch) 30 s ätzen,
→ gründlich mit Wasser und evtl. mit Bürstchen reinigen,
→ geätzte Keramik mit Monobond einpinseln, trockenblasen,
→ Primer anmischen:
 – je 1 Tropfen von jeder der beiden Flüssigkeiten (ED Primer A+B)
 – mit Pinsel im Mischgefäß verrühren (3–5 s)
→ den feuchten Zahn damit einpinseln,
→ 60 s auf Schmelz und Dentin einwirken lassen,
→ bei Wurzelstiften Primer auch in Wurzelkanal einbringen,
→ nach der Einwirkzeit die Überschüsse im Wurzelkanal mit Papierspitzen entfernen,
→ dann leicht abpusten (nicht auf Metall, Komposite oder Porzellan bringen),
→ nicht abspülen,
→ gleichzeitig Kompositzement nach Vorschrift anmischen:
 – gleiche Stranglängen zügig mit Kunststoffspatel gleichmäßig verrühren (60 s)
 – dabei großflächig arbeiten, da der Sauerstoffzutritt die Verarbeitungsdauer (4 min) verlängert

- → dann mit Pinsel oder Heidemann-Spatel geätzte Flächen und Inneres der Restauration mit „Kleber" bestreichen,
- → bei Wurzelstiften etwas dicker auftragen,
- → nicht auf grundierten Schmelz oder Dentin auftragen,
- → Restauration platzieren und mit sanftem Fingerdruck in Endlage bringen,
- → Zahnersatz kurz festhalten,
- → mit Wattepellet, Pinsel, Zahnseide groben Überschuss entfernen,
- → Oxyguard II auftragen und 7 min wirken lassen (an Probe testen oder besser: Stoppuhr),
- → anschließend mit Wasser abspülen,
- → evtl. grobe Okklusionskontrolle,
- → Kontrolle auf „Kleber"-Reste,
- → definitive Okklusionskontrolle.

Material

- → Anästhesie
- → Kofferdam
- → Bimssteinpulver und Bürstchen
- → Porcelain Etch
- → Ätzgel
- → Primer A + B
- → Panavia
- → Pinsel
- → Zahnseide
- → Wattepellets
- → Scaler

Nachbereitung

- → Okklusionskontrolle nach einigen Tagen,
- → Kontrolle auf verbliebene „Kleber"-Reste.

Vollkeramik einsetzen

Erklärung

Vollkeramische Restaurationen werden nach dem Ätzen und Silanisieren adhäsiv mit lichthärtenden Kompositzementen eingesetzt.

Ablauf

- → Evtl. Anästhesie,
- → provisorische Versorgung entfernen,
- → Kavität säubern, evtl. mit Prophy-Paste und Bürstchen reinigen,
- → Kofferdam aufbringen, auch über Nachbarzähne,
- → Farbe des Klebers wählen,
- → evtl. Einprobe mit Trial-Paste,
- → ätzen, dabei Nachbarzähne schützen,
- → Optibond 1 und 2 auf Zahn,
- → Keramikinnenseite mit Keramikätzmittel ätzen,
- → Keramik gründlich sprayen,
- → Monobond auf Ätzmuster der Keramik,
- → Werkstück (Inlay) mit Leukoplast an Einbringinstrument befestigen,
- → Dualzement anrühren,
- → in dünner Schicht aufpinseln,
- → Restauration einfügen,
- → Zement mit Licht kurz anhärten,
- → Überschuss, Reste mit Bonding entfernen und verstreichen,
- → Approximalräume säubern,
- → vollständig aushärten: 30 s von jeder Seite,
- → Okklusion überprüfen und evtl. einschleifen.

Zahnersatz

Material
- Grund-Tray
- Tray für Einschleifen
- Bürstchen und fluoridfreie Polierpaste
- Kofferdam
- Dualzement
- Trial-Paste
- Ätzgel für Schmelz
- Ätzgel für Keramik
- Optibond
- Monobond
- Metallstreifen (belegt)
- Zahnseide
- Airblocker

Nachbereitung
- Kontrolle nach 2 Tagen:
  - Okklusion
  - Zementreste

Erhaltungstherapie

Erhaltungstherapie

Einleitung

Nach Abschluss einer umfangreichen, zahnärztlichen Sanierung sollte das Ergebnis der allseitigen Bemühungen möglichst stabil erhalten bleiben. Da bei vielen Patienten aus den verschiedensten Gründen Risikofaktoren bestehen bleiben – sei es, dass Verhaltensänderungen nur schwer dauerhaft erreicht werden können, sei es, dass genetische Komponenten das Krankheitsbild (mit-)bestimmen – ist regelmäßiges Überprüfen des Zustands unter besonderer Beachtung eben individueller Besonderheiten sinnvoll. Der zeitliche Abstand der Untersuchungen sollte ebenfalls auf die jeweiligen Gegebenheiten abgestimmt werden.

Verweise

→ PA-Recall
→ IP-Recall
→ prothetischer Recall
→ Recall für funktionsgestörte Patienten

Recall

Erklärung

Durch Plaque verursachte Erkrankungen der Zähne und des Zahnfleisches werden durch die Kontrolle des Mundhygienezustands einfach und wirksam beeinflusst. Die Motivation zu häuslicher Pflege anlässlich regelmäßiger Untersuchungen ist das Mittel der Wahl zur Etablierung dauerhaft guter Mundhygiene.

Ablauf

→ Nach Abschluss einer Behandlungssequenz wird der Patient auf die Möglichkeit des Recalls hingewiesen,
→ Patient gibt Einwilligung,
→ Eintrag in der Praxissoftware: individuell festgelegter Abstand der Termine,
→ Recalltermin:
  – Untersuchung (s.u.)
  – Motivation
→ der Recallbefund wird in das Formular ZMK-light eingetragen.

Material

→ Einwilligung
→ ZMK-light-Formular (Abb. **33a** im Anhang)
→ Praxissoftware

Nachbereitung

→ Praktische Durchführung anhand der Planung.

Wiederholungsuntersuchung

Erklärung

Ziel der Untersuchung ist die Erhaltung der mehr oder weniger gelungenen Restitution des Kauorgans durch Überprüfung des gegenwärtigen Zustands unter besonderer Berücksichtigung der aus der Vorbehandlung bekannten Risikofaktoren. Während einer laufenden Sanierung und im Recall ist der Umfang der Untersuchung deutlich geringer und beschränkt sich auf die Aktualisierung und Überprüfung des Bestehenden.

Ablauf

→ Vorbereitung:
  – ausgefüllter Anamnesebogen (Abb. **32a,b** im Anhang)
  – eindeutig geklärtes Hauptanliegen
  – vorhandene Röntgenbilder
→ geistige Rekapitulation der Vorbehandlung anhand der vorhandenen Dokumentation,
→ Interview: Änderungen im Befund oder Empfinden?

Wiederholungsuntersuchung

- → Hauptanliegen,
- → notwendige Folgebefunde (z.B. nach PA oder Endo),
- → Grunduntersuchung auf der Grundlage der vorhandenen Dokumentation,
- → Folgebefunde bewerten,
- → Risikofaktoren beachten, z.B. bei Parodontalbehandlung – PA-Status, bei PSI – Problemtaschen,
- → Funktionsbefund,
- → Abrasionen an eingegliedertem Zahnersatz?
- → Notwendigkeit zur Unterfütterung?
- → keilförmige Defekte an Zahnersatzzähnen/funktionelle Überlastungen?
- → Rezessionen?
- → Mundhygiene?
- → Zahnstein? Evtl. Anamnese überprüfen (Medikamente).

Material

- → Grundbesteck
- → Vitalitätsprobe
- → Röntgenapparatur
- → Shimstock-Folie
- → Fotoapparat
- → Karteikarte

Nachbereitung

- → notwendige Therapie einleiten,
- → Recall festlegen,
- → zeitliche und inhaltliche Therapieplanung.

Rationelle Arbeitsabläufe im Intranet einer Zahnarztpraxis

Dieses Buch – v.a. die beiliegende CD – dient als Vorlage zur Erstellung eines eigenen Praxismanuals; begreifen Sie die CD als Ordner, als Buchdeckel für Ihre eigenen, elektronisch aufbereiteten Arbeitsanweisungen und Checklisten. So wie Niklaus Langs Buch Vorlage für diesen Titel war, kann und soll dieses Buch Vorlage für ihr aktuelles, individuell gestaltetes, an ihre Gegebenheiten angepasstes Praxismanual sein.

Ein Großteil des Informationswertes der vorliegenden CD liegt in der Verknüpfung der beschriebenen Abläufe; diese Information bleibt auch nach Veränderung der Arbeitsanleitungen erhalten. Wenn der Wert des Manuals voll genutzt werden soll, ist es unumgänglich, es zu individualisieren, d.h. an die Praxisgegebenheiten des Anwenders anzupassen. Aktualisierungen und Ergänzungen sind sinnvoll.

Die folgenden Seiten stellen dabei – angelehnt an die Systematik der zahnärztlichen Arbeitsabläufe – eine Anleitung für die Erstellung des eigenen Manuals dar.

Einleitung

Arbeitsabläufe im Intranet einer Zahnarztpraxis in HTML-Form bereitzustellen, ermöglicht ihre eindeutige Definition direkt am Arbeitsplatz genau zum Zeitpunkt der Anwendung. Aktualisierungen können sofort vorgenommen werden, sie werden ggf. unmittelbar verbindlich und sind dann eindeutig.

Durch den Zugriff auf Information mit einem Browser wird eine einfache und mittlerweile übliche Technik eingesetzt. Das Auffinden von Information ist durch vielfältige Such- und Navigationsmöglichkeiten stark vereinfacht und unterwirft den Benutzer nicht starr vorgegebenen Schemata. Durch Verknüpfungen sind sachliche Zusammenhänge einfach nachvollziehbar. Der Zugriff auf Problemlösungen und Fragestellungen ist ohne zwangsläufige Reihenfolge möglich. Querverweise und -sprünge sind implizit vorhanden, sie stellen das Prinzip dar.

Das **HTML-Format ist unabhängig vom Betriebssystem**, d.h. dass das Praxismanual auch auf Apple- und Linux-Rechnern lauffähig und bearbeitbar ist.

Die Möglichkeit inhaltlicher Veränderung kann durch unterschiedliche Maßnahmen in vielfältiger Weise unmittelbar erlaubt, aber auch stark reglementiert werden. Die Sicherung des bisherigen Zustands der Dokumentation ist ebenfalls jederzeit möglich – ohne die Eindeutigkeit der aktuellen Version zu gefährden –, es sind nie verschiedene Versionen gleichzeitig im Umlauf.

Das Hinzufügen externer Quellen ist ohne Weiteres möglich. Vorhandene eigene Dokumente und Ausarbeitungen können problemlos integriert werden.

Funktionelle Erweiterungen, die über die verbindliche Darstellung definierter Arbeitsabläufe hinausgehen, sind durch das Einbinden zusätzlicher üblicher Plug-Ins einfach machbar (Materialbestellung, Formulardruck, Röntgenbildansicht usw.).

Alle Abschnitte der Dokumentation können jederzeit im gewünschten Umfang ausgedruckt werden, also auch in herkömmlicher Form – etwa als Loseblattsammlung – genutzt werden. Sie verlieren dabei allerdings teilweise die dem HTML-Format eigenen Vorteile bezüglich Navigation und Informationsverknüpfung. Zu Bearbeitungszwecken kann die Papierform wegen ihrer Apparateunabhängigkeit trotzdem sinnvoll erscheinen.

Im Sinne der Qualitätssicherung ist das Erstellen eines Praxishandbuchs notwendig. Vorhandene Lösungen sind häufig sehr aufwändig – d.h. auch kostenintensiv – und daher dem Rahmen einer kleinen Praxis nicht angemessen. Eine Individualisierung der Inhalte der vorliegenden CD erfordert zwar (ohnehin notwendige) Arbeit, kann aber wegen der verwendeten, überwiegend kostenlosen Werkzeuge und der nicht zu komplexen Technik durchaus in Eigenleistung und mit überschaubarem finanziellen Aufwand erbracht werden. Anders als mit QS-Maßnahmen in Papierform wird durch den Zugriff am Arbeitsplatz die direkte Anwendung und der praktische Nutzen gefördert.

Alle auf der CD erwähnten Werkzeuge sind echte *Freeware*, d.h. auch für die kommerzielle Nutzung kostenlos. Andere Werkzeuge, auf die ich auf der Webseite *http://s-dens.de* hinweise, sind evtl. kostenpflichtig; die jeweiligen Lizenzbedingungen bitte ich Sie zu beachten.

Verweise
→ Manual installieren
→ Präparat ändern
→ Anleitung ändern
→ Bild einfügen
→ eigene Verknüpfung erstellen/Link einfügen
→ externe Quelle einbinden
→ Anleitung ersetzen
→ Anleitung einfügen
→ Anleitung entfernen
→ Dokument eindeutig machen
→ Dokumente zum Druck einbinden
→ Programme aus dem Browser heraus ausführen
→ Inhaltsverzeichnis aktualisieren
→ Manual entfernen

Manual installieren

Erklärung
Auf der beiliegenden CD ist das Praxismanual in ausführbarer, aber nicht editierbarer Form vorhanden; wenn sein voller Funktionsumfang erschlossen werden soll, müssen seine Dateien und einige Werkzeuge zu seiner Bearbeitung installiert werden. Installationsort muss **ein allen gewünschten Teilnehmern zugängliches Verzeichnis im Netzwerk** sein. Das ist idealerweise das Laufwerk, das auch die Verwaltungssoftware nutzt. Erhöhte Sicherheit bietet aber die Einrichtung und Freigabe eines eigens dafür zugeordneten Netzwerklaufwerks unter einem eigenen Laufwerksbuchstaben.

Aus haftungs- und lizenzrechtlichen Gründen können die erwähnten Werkzeuge auf der beiliegenden CD nicht enthalten sein, sondern müssen heruntergeladen werden. Um Ihnen das zu erleichtern, sind in die Kopie dieses Textes auf der CD die passenden Links eingefügt. Ebenfalls finden Sie nach der Installation des Manuals im Verzeichnis „Werkzeuge" anklickbare Symbole, die Sie zu den entsprechenden Download-Möglichkeiten führen.

Ablauf
Manual ansehen
→ CD einlegen,
→ Autostart abwarten,
→ im Auswahlmenü Lesen anklicken,
oder:
→ CD einlegen,
→ CD im Explorer öffnen,
→ Doppelklick auf CD-Start,
→ Klick im Auswahlmenü auf Lesen.

Manualseiten auf Festplatte kopieren
→ CD einlegen,
→ Autostart abwarten,
→ Klick im Auswahlmenü auf Schreiben,
→ den weiteren Hinweisen folgen,
→ am Ende der Installation wird die Startseite mit weiteren Erläuterungen aufgerufen.

oder:
- → CD einlegen,
- → CD im Explorer öffnen,
- → Doppelklick auf CD-Start,
- → Klick im Auswahlmenü auf Schreiben,
- → Verzeichnis wählen,
- → dann auswählen:
  - Manualseiten
  - Werkzeuge
- → Installation durchführen,
- → am Ende der Installation wird die Startseite mit weiteren Erläuterungen aufgerufen,

  Hinweis: Das Verzeichnis mit den Manualseiten ist schreibgeschützt, deshalb entweder
  - den Schreibschutz belassen und bei Veränderungen jeweils entfernen und danach wieder zuteilen oder
  - das gesamte Verzeichnis in das angelegte Backup-Verzeichnis kopieren und für das Originalverzeichnis den Schreibschutz entfernen.

Werkzeuge

- → Bei der Installation des Manuals auf eine Festplatte wird der Ordner „Praxismanual" erzeugt, der den Unterordner „Werkzeuge" enthält,
- → in diesem Verzeichnis befinden sich die Links für den Download der verschiedenen Werkzeugprogramme,
- → Auswahl der zu installierenden Programme nach Wunsch und Bedarf (mit Erläuterungen dazu),
- → Download und Installation.

Expertenwerkzeuge

- → CD einlegen,
- → Autostart abwarten,
- → Klick im Auswahlmenü auf Expertenwerkzeuge,

oder:
- → CD einlegen,
- → CD im Explorer öffnen,
- → Doppelklick auf Start,
- → Klick im Auswahlmenü auf Expertenwerkzeuge,
- → in Ordner Praxismanual den Unterordner Expertenwerkzeuge erstellen,
- → auf dem Desktop werden automatisch Links für die Installation der verschiedenen Werkzeugprogramme erstellt,
- → Installation nach Bedarf (Erläuterungen s. u.).

Erläuterung der Werkzeuge

Sämtliche Werkzeuge sind Inhalt der CD, soweit nicht anders vermerkt.

Firefox
- → Browser, der durch vielfältige Erweiterungen an die eigenen Bedürfnisse angepasst werden kann; Installation parallel zu anderen Browsern ist ohne Probleme möglich: kann z.B. nur für das Manual reserviert bleiben.

Firefox-Erweiterungen
Diese werden durch Ziehen der Datei mit der Erweiterung *.xpi auf ein geöffnetes *Firefox*-Fenster installiert

- → **MR Tech's Local Install**, eine Erweiterung, die das Installieren zusätzlicher Erweiterungen vereinfacht: Datei auf ein geöffnetes *Firefox*-Fenster ziehen.
- → **AboutConfig** gibt Auskunft über installierte Erweiterungen.
- → **All-In-One Sidebar** fasst einige Erweiterungen in einem Extra-Fenster zusammen.
- → **Countdown Clock**, eine Uhr mit praktischer Count-down-Funktion.
- → Mit **External Application Buttons** können andere Programme aus dem Browser aufgerufen werden.
- → **Launchy**, eine Erweiterung für *Firefox* zum Aufruf anderer Programme – sehr praktisch –, wichtig: erst installieren, nachdem alles andere fertig eingerichtet ist; v.a. *NVU* sollte schon eingerichtet sein.

Grafik
- → **Futurix Imager** ist eine kleine praktische Bildverwaltung mit Twain-Schnittstelle und Bearbeitungsmöglichkeiten mit deutscher Übersetzung und Erweiterung für zusätzliche Bildformate.
- → **Paintbox** kann alles, was man zur einfachen Bilderstellung braucht.

NVU
- → **nvuinstaller** ist das Installationsprogramm für NVU (new view [nju: vju:]) – HTML-Editor mit WYSIWYG-Einstellung. Es ist wie *Firefox* ein Abkömmling der *Mozilla*-Familie, passt also ideal dazu. Wird *Launchy* (s.o.) nach der Installation von *NVU* in *Firefox* installiert, ist *NVU* darin eingebunden. Die *NVU*-Anleitung gibt Hinweise zur Benutzung.

NVU-Erweiterungen
Wie bei *Firefox* (s.o.), aber für *NVU* – teilweise in Englisch:

- → **MR Tech's Local Install**, eine Erweiterung, die das Installieren zusätzlicher Erweiterungen vereinfacht: Datei auf ein geöffnetes *Firefox*-Fenster ziehen.
- → **AboutConfig** gibt Auskunft über installierte Erweiterungen.
- → **InfoLister** listet installierte Erweiterungen und Themes auf.
- → **woerterbuch_deDE_kombi_2.0**, eine einfache Rechtschreibprüfung nach den alten und neuen amtlichen Regeln.
- → **HTMLHeader** zeigt Besonderheiten der Formatierung der HTML-Seiten.
- → **ViewSourceWith**, wenn der Quelltext einer Seite bearbeitet werden muss, kann damit ein anderer evtl. praktischerer Editor aufgerufen werden.
- → **Table Nette** erleichtert das Erstellen von Tabellen.
- → **LoremIpsum NVU** erzeugt einen Blindtext für Layoutzwecke.
- → **Site Manager Extender**, eine Seitenverwaltung.

PsPad
- → Der Texteditor **PsPad** mit praktischen Details für rasche Änderungen einzelner Begriffe. **de_dic.cab** ist das dazu gehörige deutsche Wörterbuch.

Selfhtml
- → Ein geniales Kompendium zu allem, was mit HTML zusammenhängt.

OpenOffice
- → Ein Büropaket mit Textverarbeitung usw. – weitgehend kompatibel zu anderen Büroprogrammen und besonders interessant wegen der Möglichkeit zum Export von PDF-Dokumenten und wegen des Zeichenprogrammes (Draw); kann auch als HTML-Editor eingesetzt werden.

Expertenwerkzeuge

Spezielle Erweiterungen für *Firefox*

- **AlternaTIFF** zeigt *.Tif-Dateien (Bilddateien wie z.B. Röntgenbilder) im Browser an (Quelle: *http://www.alternatiff.com/*).
- Mit **Autohide** verschwinden auf Wunsch einige Menüleisten, wenn *Firefox* im Vollbildmodus betrieben werden soll.
- **BioBar** ähnelt der *Googlebar* und kann zur Suche in Bio-Wissenschafts-Datenbanken eingesetzt werden.
- **BookmarksHome** erstellt ein Inhaltsverzeichnis, welches als Startseite in *Firefox* definiert werden kann.
- **Context Search** hilft bei der Benutzung von Suchmaschinen aus dem Kontext-Menü heraus.
- **Googlebar Lite**, eine abgespeckte Version der bekannten Suchhilfe zur Erleichterung beim „Googeln".
- **MozImage**, zur Bildbetrachtung und -verwaltung mit *Firefox*.
- **PubMed Mozilla Firefox Search** zur Suche nach medizinischen Veröffentlichungen bei *PubMed*.
- **QuickNote**, zur Erstellung kurzer Notizen.
- **ScrapBook**, zur Archivierung von Webseiten sowie zum Anlegen von Notizen in einer Sidebar.
- **weitere Suchhilfen** finden Sie unter http://mycroft.mozdev.org/index.html.
- **Suchhilfen mit medizinischem Bezug** finden Sie unter http://mycroft.mozdev.org/download.html?submitform=Search&sherlock=yes&category=4.

Kalender
Eine Erweiterung, die *Firefox* einen Kalender mit Planungs- und Erinnerungsfunktionen hinzufügt (z.B. Ferien, Feiertage, Wartungsintervalle).

- **Mozilla Calendar**
- **weitere Kalendervorlagen** finden Sie unter *http://www.erweiterungen.de/kalender/*.

Seitenentwicklung – CSS (Cascading Style Sheets)
Sie finden in den einzelnen Ordnern des Manuals Dateien mit der Endung *.css. Dieses Format definiert das Aussehen der zugehörigen HTML-Seiten.

- **TopStyle Lite**, ein kostenloses Tool zur Bearbeitung der CSS-Dateien finden sie unter der Internetadresse http://www.newsgator.com/download/products/ts3lite.exe.

Seitenentwicklung mit Erweiterungen für Firefox
- **LinkChecker** prüft die Links in *Firefox*.
- **Html Validator** prüft in *Firefox* die korrekte Struktur der HTML-Seiten und macht Verbesserungsvorschläge.
- **ViewSourceWith**. Damit kann man aus *Firefox* heraus verschiedene HTML-Editoren aufrufen.
- **Web Developer** ist ähnlich aufgebaut wie die *Googlebar*, enthält aber Werkzeuge, Webadressen und Hilfsmittel zur Entwicklung und Gestaltung eigener HTML-Seiten.

Rationelle Arbeitsabläufe im Intranet einer Zahnarztpraxis

Indexerstellung
Wenn Sie ihr Manual verändert haben, müssen Sie Ihr altes Inhaltsverzeichnis aktualisieren bzw. sich ein neues erstellen, und zwar mit

→ **dirhtml**, erhältlich unter *http://home.pacbell.net/nitzsche/dirhtml/dirhtml.zip*.

HTML-Kit
→ Umfangreicher, spezialisierter HTML-Editor im Quelltextmodus; vielfältig erweiterbar, mit Vorschau – ist aus Lizenzgründen nicht auf der CD zu finden und muss deshalb heruntergeladen werden – kostenlos herunterzuladen unter *http://www.chami.com/html-kit/download/*.

Mozilla Control
Nach der Installation haben Sie das *HTML-Kit* um zusätzliche Ansichtsmöglichkeiten erweitert.

Spaß
Zur Entspannung zwischendurch:

→ **Minesweeper** für *Firefox*.
→ **Pong!** für *Firefox*.

Batchrun
Ein kleines, sehr praktisches Programm zum Starten und Automatisieren von Anwendungen, zu finden unter *http://www.outertech.com/index.php?_charisma_page=product&id=1*.

Anzeigen von PDF-Dateien
PDF-Dateien können u.a. mit *OpenOffice* hergestellt werden; ansehen kann man sie mit:

→ **Acrobat Reader**, kann kostenlos heruntergeladen werden unter *http://www.adobe.de/products/acrobat/readstep2_allversions.html*.
→ **Foxit Reader**, ein alternatives und viel schnelleres Programm zur *PDF*-Ansicht und Kommentierung erhältlich unter *http://www.foxitsoftware.com/pdf/rd_intro.php*.

Google Desktop Search
Die bekannte Suchmaschine auf dem eigenen Desktop, findet auch Manualseiten (Internetadresse zum Downloaden: *http://desktop.google.com/de*).

Inkscape
Zur Herstellung von vektoriellen Zeichnungen.

Picasa 2
Bilddatenbank zur Verwaltung und Bearbeitung von eigenen und gesammelten Zeichnungen und Abbildungen (Internetadresse zum Downloaden: *http://picasa.google.com/index.html*).

Präparatenamen ändern

Sie verwenden in ihrer Praxis sicherlich andere Präparate als wir in unserer: wenn Sie also z.B. (unseren) Harvard-Zement durch (Ihren) Phosphatzement ersetzen wollen, müssen Sie an die Stelle des Wortes „Harvard-Zement" das Wort „Phosphatzement" setzen – und das überall in ihrem Handbuch.   *Erklärung*

→ *PsPad* öffnen, dann: *Ablauf*
  – Suchen – Suchen/Ersetzen in Dateien
→ zu ersetzendes Wort einfügen:
  – Gesuchter Text
→ zu ersetzendes Wort einfügen:
  – Ersetzen durch ankreuzen
  – Ersetzen bestätigen ankreuzen
→ Auswahl des entsprechenden Manualordners:
  – Suchumfang?
  – In diesem Ordner
→ den Manualordner suchen
  – Einschließlich Unterordner ankreuzen
  – Dateityp auswählen auswählen
→ normalerweise htm* oder einfach Vorgabe belassen
  – O.K.
→ Text wird durchsucht
→ wenn gefunden erfolgt Abfrage, ob Ersetzen gewünscht
  – Ja/Nein

→ PsPad   *Material*

→ Kontrolle des Ergebnisses.   *Nachbereitung*

Anleitung ändern

Wenn mehr geändert werden soll als nur einzelne Begriffe, z.B. Abläufe in größeren Abschnitten anders definiert werden sollen, ist es sinnvoll, eine vorhandene HTML-Seite zu verändern. Bestehende Links werden übernommen, eine Änderung des Indexes ist nicht nötig.   *Erklärung*

→ Aufruf der entsprechenden Seite im Browser,   *Ablauf*
→ Seite im Editor (*NVU*) aufrufen,
→ Seite unter anderem Namen als Backup speichern,
→ evtl. Schreibschutz der Originalseite entfernen,
→ Originalseite erneut im Editor aufrufen,
→ neuen Text in vorhandene Seite einfügen – Formatierung bleibt dabei erhalten,
→ zu verwerfenden Text löschen,
→ geänderte Seite speichern,
→ Überprüfung durch neues Laden im Browser,
→ evtl. Schreibschutz wieder aktivieren.

→ *Firefox* (Browser)   *Material*
→ *NVU* (Editor)

→ Keine.   *Nachbereitung*

Bild einfügen

Erklärung

Ein Bild zur Erläuterung eines Ablaufs erspart Text und ist oft eindeutiger. Ein vorhandenes Bild kann geändert oder ein neues zusätzlich in eine vorhandene Seite eingefügt werden.

Ablauf

Austausch eines Bildes
→ Neues Bild erstellen: durch Einscannen, von der digitalen Kamera, selbst gemalt oder gezeichnet etc.,
→ altes Bild als Backup speichern,
→ evtl. Schreibschutz entfernen,
→ neues Bild unter dem Namen des zu ersetzenden speichern (Format *.gif oder *.jpg)
→ evtl. wieder Schreibschutz aktivieren.

Neues Bild einfügen
→ Neues Bild erstellen im *.gif- oder *.jpg- Format (s.o.),
→ aussagekräftigen Namen vergeben,
→ in Bilderverzeichnis verschieben,
→ zu bearbeitende Seite im Editor öffnen,
→ als Backup speichern,
→ Schreibschutz entfernen,
→ Bild im Editor in Seite einfügen und formatieren,
→ Seite speichern,
→ Schreibschutz aktivieren.

Material

→ Editor
→ evtl. Scanner
→ evtl. digitale Kamera
→ evtl. Zeichenprogramm (*Paintbox*)
→ Bilddatenbank (*Futurix*)

Nachbereitung

→ Aufruf im Browser,
→ Funktion und Formatierung überprüfen.

Eigene Verknüpfung erstellen/Link einfügen

Erklärung

Eine Verknüpfung zu einer anderen Seite, zu einer anderen Datei im Netzwerk oder zu einer Datenquelle außerhalb des eigenen Netzwerks ermöglicht einen raschen Zugriff auf ergänzende Informationen und Funktionen. Das Ausdrucken praxiseigener Formulare direkt aus dem Manual erspart Zeit.

Ablauf

→ Ort der zu verknüpfenden Datei oder sonstigen Quelle aufsuchen,
→ URL feststellen,
→ zu verändernde Seite im Editor aufrufen,
→ als Backup speichern,
→ Schreibschutz entfernen,
→ den Link enthaltenden Text oder das Bild einfügen oder – wenn vorhanden – markieren,
→ Link im Editor anlegen,
→ speichern,
→ Funktionstest im Browser,
→ Schreibschutz aktivieren.

→ Browser
→ Editor

→ Keine.

Externe Quelle einbinden

Eine Verlinkung mit z.B. der Webseite der Zahnärztekammer oder der Roten Liste kann sinnvoll sein. Es müssen allerdings beim Einbinden einer Quelle außerhalb des eigenen Netzwerks Sicherheitserwägungen bedacht werden, u.U. fallen Kosten an.

→ Links auf der externen Seite führen weiter ins Internet. Ist das erwünscht?
→ Wie ist die Anbindung ans Internet gestaltet, fallen dabei zusätzliche Kosten an?
→ Soll der Zugriff unter diesen Umständen allen und an jedem Arbeitsplatz ermöglicht werden?
→ Technische Durchführung siehe im vorhergehenden Abschnitt.

→ Browser
→ Editor

→ Evtl. Kostenkontrolle,
→ evtl. Einschränkung oder Erweiterung der Zugriffsmöglichkeiten.

Anleitung ersetzen

Eine Arbeitsanleitung bzw. eine Seite komplett auszutauschen unterscheidet sich prinzipiell nicht von der Änderung einer Seite; Links und Bilder bleiben ggf. erhalten, können aber evtl. auch verändert werden.

→ Seite im Editor aufrufen,
→ als Backup unter anderem Namen speichern,
→ Schreibschutz entfernen,
→ neuen Text in vorhandenen Text einfügen – Formatierungen bleiben so erhalten,
→ Link anlegen – alte Verknüpfung bleibt erhalten:
  – Cursor in Text setzen
  – neuen Text einfügen
  – alten Text entfernen
→ Link anlegen – neue Verknüpfung herstellen:
  – s.o.
→ Seite speichern – alter Name bleibt erhalten,
→ Kontrolle im Browser:
  – Aussehen
  – Formatierungen
  – Links
  – Erreichbarkeit vom Index aus
→ Schreibschutz aktivieren.

→ Editor
→ Browser

→ Keine.

Anleitung einfügen

Erklärung Wenn ein bisher im elektronischen Manual nicht vorhandenes Thema hinzugefügt werden soll, muss die Seite selber (inkl. Links von der Seite) erstellt werden. Links auf diese Seite müssen erzeugt, und in die Such- und Leitseiten müssen Links auf die Seite eingefügt werden.

Ablauf
→ Auswahl einer im Layout möglichst ähnlichen Seite im Browser,
→ diese Seite unter aussagekräftigem Namen in sinnvollem Verzeichnis speichern,
→ im Editor aufrufen,
→ Text ändern wie oben beschrieben,
→ evtl. Bilder einfügen wie oben beschrieben,
→ Links erstellen wie oben beschrieben,
→ nach Fertigstellung speichern,
→ Überprüfung im Browser,
→ Schreibschutz aktivieren,
→ Links in sinnvolle Seiten einfügen (Technik wie oben beschrieben):
  – in Seiten im sachlichen Zusammenhang
  – in den Index; diesen evtl. neu erzeugen mit *dirhtml* (s.o.)
  – in die Leitseite

Material
→ Editor
→ Browser
→ Bilddatenbank
→ Malprogramm
→ *dirhtml*

Nachbereitung → Funktionskontrolle.

Anleitung entfernen

Erklärung Überflüssig gewordene Seiten werden aus dem Manual entfernt; auch die Verknüpfungen auf diese Seiten werden entfernt.

Ablauf
→ Zu entfernende Seite im Browser aufrufen,
→ alle Links ansteuern und URL notieren,
→ alle notierten Seiten im Editor aufrufen,
→ jeweils den Link auf die zu löschende Seite entfernen:
  – im Index; diesen evtl. neu erzeugen mit *dirhtml* (s.o.)
  – auf Leitseite
  – auf sachlich zugehörigen Seiten
→ dabei Backup und Schreibschutz beachten,
→ zu entfernende Seite umbenennen (als Vorlage behalten) oder definitiv löschen,
→ Funktionskontrolle im Browser.

Material
→ Browser
→ Editor
→ *dirhtml*

Nachbereitung → Funktionskontrolle.

Dokument eindeutig machen

Praxisformulare können für den Zugriff im Intranet veränderungssicher gestaltet werden, ein Ausdrucken aus dem Browser heraus ist möglich.

→ Praxisformular entweder in *OpenOffice* erstellen oder öffnen,
→ Kontrolle der Formatierung,
→ als *PDF* drucken,
→ Dokument in sinnvollen Ordner verschieben,
→ aussagekräftigen Namen verwenden,
→ Dokument mit *Foxit Reader* aufrufen,
→ Kontrolle,
→ Dokument im Manual verknüpfen:
 – mit sachlich zugeordneten Seiten
 – mit Index
 – mit Leitseiten
→ Funktionskontrolle im Browser.

→ *OpenOffice*
→ Editor
→ Browser
→ *Foxit Reader*

→ Keine.

Dokumente zum Druck einbinden

Vorhandene Dokumente können in das *PDF*-Format umgesetzt werden und stehen dann nach Einbindung in das Manual zum Druck zur Verfügung.

→ Öffnen/importieren in *OpenOffice*,
→ drucken als *PDF*,
→ weiter wie oben beschrieben.

→ *OpenOffice*
→ Editor
→ Browser
→ *Foxit Reader*

→ Funktionskontrolle durch Probedruck.

Programme aus dem Browser heraus ausführen

Aus Sicherheitsgründen ist das direkte Aufrufen von Programmen aus dem Browser nicht möglich, durch Einbinden einer neuen Dateizuordnung kann diese Einschränkung umgangen werden; das potenzielle Risiko muss bedacht werden.

Rationelle Arbeitsabläufe im Intranet einer Zahnarztpraxis

Ablauf	→ Das Programm *Batchrun* auf jedem Arbeitsplatz installieren, → evtl. aus Sicherheitsgründen einzelne Rechner ausnehmen, → auszuführende Programme müssen auf einem Laufwerk liegen, das für alle Manualanwender unter dem selben Pfad erreichbar ist; das ist z.B. und idealerweise das Laufwerk des Manuals, → in *Batchrun* Datei zum Aufruf des gewünschten Programms erstellen, → im allgemein zugänglichen Ordner speichern unter aussagekräftigem Namen, → im Editor Link auf die aufrufende Datei einfügen, → speichern, → im Browser aufrufen, → der Browser fragt – weil ihm die Dateiendung unbekannt ist – was passieren soll: ausführen → speichern.
Material	→ *Batchrun* → Browser → Editor
Nachbereitung	→ Funktionskontrolle.

Inhaltsverzeichnis aktualisieren

Erklärung	Nachdem eigene Manualseiten eingefügt oder vorhandene Seiten entfernt worden sind, müssen die Navigationselemente, der Index und die Leitseiten aktualisiert werden.

Ablauf	→ Kleinere Änderungen können von Hand eingepflegt werden:
	   – Link einfügen oder entfernen im Index
	   – auf der Leitseite
	   – auf allen Seiten mit Links auf die hinzugefügte oder entfernte Seite
	 → größere Änderungen – Erstellung eines neuen Index:
	   – Backup der alten Indexdateien
	   – mit *dirhtml* eine neue HTML-Seite mit Links auf alle Dateien des veränderten Verzeichnisses erstellen
	   – Formatierung und Inhalte mit *NVU* dem Original anpassen
	   – unter dem Namen der alten Datei abspeichern
	   – ebenso verfahren bei der Leitseite
	   – Inhalte und Formatierung evtl. mit *Copy* und *Paste* übernehmen
	   – Seiten mit Links auf die hinzugefügte oder entfernte Seite korrigieren
	 → mit *LinkChecker* Links überprüfen.

Material	→ Browser → Editor → *dirhtml* → *LinkChecker*
Nachbereitung	→ Funktionskontrolle.

Manual entfernen

Das gesamte Manual oder einzelne Bestandteile bzw. Werkzeuge sollen entfernt werden.

→ Deinstallationsroutine des Betriebssystems benutzen,
→ evtl. angelegte Verzeichnisse löschen.

→ Deinstallationsroutine des Betriebssystems/Uninstaller

→ Keine.

Ausblick, weitere Hinweise

Aktualisierungen der „Rationellen Arbeitsabläufe in der Zahnarztpraxis" sind geplant. Hinweise darauf finden Sie auf der Homepage des Thieme Verlags; weitere Tipps und Hilfen auf *http://s-dens.de/*.

Erklärung

Ablauf

Material

Nachbereitung

Anhang

wilm-gert esders
zahnarzt

interessenschwerpunkt parodontologie
tätigkeitsschwerpunkt funktionstherapie

the bitter taste of poor quality remains
longer than the sweetness of a low price

Einige Hinweise zu unserer Praxis:

Im Interesse einer guten und möglichst reibungslosen Zusammenarbeit halten wir es für sinnvoll, Ihnen Informationen über unsere Praxis in schriftlicher Form zu geben und betrachten diese dann auch als Arbeitsgrundlage.

Wir legen an unsere Arbeit einen hohen Qualitätsmaßstab an. Wir behandeln Sie so, wie wir auch uns selbst behandeln würden, d.h. wir orientieren uns in Abstimmung mit Ihnen in erster Linie an medizinischen Kriterien. Die Nachhaltigkeit unserer Behandlung ist uns im Zweifelsfall wichtiger als das schnelle Erreichen kurzfristiger Ziele. Wir versuchen, möglichst viel „Eigenes" zu erhalten, d.h., daß wir z.B. einen wurzelbehandelten eigenen funktionstüchtigen Zahn einem Implantat vorziehen. Davon abgesehen liegt ein Behandlungsschwerpunkt unserer Praxis bei Funktionsstörungen und Problemen der Kiefergelenke. Besonders kümmern wir uns auch um Zahnfleischerkrankungen und um deren Vermeidung.

Solche Probleme treten häufig im Zusammenhang mit umfassenden Sanierungen auf; d.h., daß wir als Ziel unserer Behandlung nicht nur die kurzfristige Reparatur, sondern die dauerhafte Gesundheit der Zähne und des Mundes insgesamt anstreben.

Da moderne (Zahn-) Medizin komplizierter und spezieller geworden ist werden wir Sie, wenn es die Umstände erfordern, gerne an weitere Spezialisten überweisen, die dann ihre besonderen Kenntnisse in Ihre Behandlung einfließen lassen können. (Kieferchirurgie, Implantologie, Kieferorthopädie)

Daß Zeit ein kostbarer Besitz ist, wissen wir genau so gut wie Sie, deshalb hierzu einige Anmerkungen. Wir führen eine Bestellpraxis, d. h. wenn wir mit Ihnen einen Termin vereinbaren, halten wir uns und unsere Zeit nur für Sie bereit. Wir vergeben also geplante und in der zeitlichen Ausdehnung fixierte Termine. Sie werden zeitlich planvoll und gezielt behandelt und verbringen weniger Zeit im Wartezimmer. Im Interesse einer schonenden Behandlung (die auch effektiver verläuft) versuchen wir, Sie abschnittsweise zu behandeln, d.h., daß wir z.B. mit der selben Spritze eventuell nötige Füllungen legen und in der selben Sitzung dort auch nötige Zahnfleischbehandlungen vornehmen.

Speziell prothetische Arbeitsgänge erfordern ein hohes Maß an Planung für alle daran Beteiligten (Zahnarzt, Praxismitarbeiter, Zahntechniker). Wir werden versuchen, diese Termine mit Ihnen besonders sorgfältig und eingehend zu besprechen und zu planen. Verschiebungen in diesem Bereich sind besonders arbeitsintensiv und beeinflussen eventuell auch das endgültige zahnmedizinische Ergebnis.

Not- und Schmerzfälle sind natürlich ausgenommen. In diesem Fall bemühen wir uns selbstverständlich darum, einen Termin für Sie freizumachen und wenn es sein muß, versuchen wir andere Patienten umzubestellen, um Ihre Behandlung vorzuziehen. Im umgekehrten Fall dürfen wir sicher auch auf Ihr Verständnis zählen; wir bemühen uns dann, Sie so früh wie möglich über Verzögerungen oder unvorhersehbare Terminänderungen zu informieren.

Zu einem Termin halten wir also unsere Zeit nur für Sie frei. Sollten Sie einen Termin nicht wahrnehmen können, entstehen uns nicht unbeträchtliche Kosten (ca. € 175,00 je Stunde) und die für Sie reservierte Zeit wird anderen Patienten vorenthalten. Sagen Sie uns also bitte rechtzeitig (d.h. möglichst zwei Tage vorher) Bescheid, damit wir umdisponieren können. Andernfalls haben Sie sicher Verständnis dafür, daß wir uns dann Gedanken machen, wie wir zu einer alle Interessen berücksichtigenden Lösung gelangen.

In diesem Zusammenhang bieten wir Ihnen an, Sie an unsere gemeinsamen Termine zu erinnern; wir rufen Sie gern an; jetzt, aber auch später z.B. zu regelmäßigen z.B. halbjährlichen Kontrolluntersuchungen. Bitte fragen Sie uns.

Haben Sie bitte keine Bedenken, uns über Terminschwierigkeiten Ihrerseits zu unterrichten; meistens läßt sich eine Lösung finden, wenn wir rechtzeitig Bescheid erhalten.

Abb. **31a**

Anhang

Unsere Praxis ist geöffnet

Mo, Di, Mi	von	8.30 bis 13.00 Uhr
und	von	14.30 bis 18.00 Uhr
Do	von	8.30 bis 12.00 Uhr
Fr	von	8.30 bis 15.00 Uhr

Im Einzelfall sind wir aber auch nach Absprache flexibel, d.h., daß wir Sie eventuell auch an Samstagen behandeln können.

Falls unser Telefon 0721 / 22 110 nicht besetzt ist, können Sie gern unter dieser Nummer auf dem Anrufbeantworter eine Nachricht hinterlassen; wenn es nötig ist, rufen wir Sie so bald wie möglich zurück. Sie können uns auch unter 0721 / 23 208 ein Fax zuschicken oder unter praxis@2x16.de mailen. (z.B. zur Terminvereinbarung).

Sie finden uns zwischen der Münze und der Kunsthalle in der Nähe des Landgerichtes.

Mit der Straßenbahn:
Haltestelle Europaplatz - Karlstraße, Richtung Münze, dann rechts. Nach etwa 100 m auf der linken Straßenseite.
Haltestelle Marktplatz - links, die Kaiserstraße bis zur unteren Waldstraße, Richtung Schloß, dann an der Badischen Beamtenbank links, zum Landgericht und zur Stephanienstraße. Links, nach 20 m auf der rechten Straßenseite.

Wenn Sie mit dem Auto oder mit dem Fahrrad kommen, finden Sie für die Praxis reservierte Parkplätze und einen überdachten Fahrradständer im Hof.

Wir freuen uns auf eine gute und vertrauensvolle Zusammenarbeit.

Angelika Baum, Zahnmedizinische Prophylaxeassistentin (Zahnärztekammer Berlin) — Behandlung, Prophylaxe

Mourine Nicola, Auszubildende — Behandlung,

Verona Berg-Esders, Kauffrau — Empfang, Verwaltung

Wilm-Gert Esders, Zahnarzt — Behandlung

Last but not least:

Wenn nötig oder gewünscht, führen wir unsere Behandlungen auch in Narkose durch (z.B. Kinderbehandlungen, aber auch besonders belastende oder langwierige, z.B. operative Eingriffe) .Werdende Mütter haben häufig besondere Probleme und Fragen (Zahnfleisch, Ernährung). Die Zahnpflege von Säuglingen und Kleinkindern ist ebenfalls häufig unklar. Wir bieten hierfür seit langem spezielle Schwangeren- und Kinderberatung an. Bitte fragen Sie ruhig. Angstpatienten können wir unter Umständen durch die Anwendung spezieller Entspannungstechniken die Behandlung erleichtern - auch hier gilt: sprechen Sie uns an.

Noch eine Bemerkung:

Sie werden bei uns Wegwerfartikel nur finden, wenn das unumgänglich ist; wir versuchen, die von uns produzierten Abfallmengen gering zu halten. So benutzen wir anstelle von Papierservietten und Papierhandtüchern solche aus Baumwolle, die gewaschen und sterilisiert auch angenehmer zu tragen sind (und besser aussehen). Das gleiche gilt für Plastikbecher, die wir durch Wassergläser ersetzen.

Sprachkenntnisse: Englisch, Französisch, Spanisch, Arabisch, Assyrisch

Abb. **31b**

wilm-gert esders   **zahnarzt**

Sehr geehrte Patientin, sehr geehrter Patient,

Krankheiten aller Art können Auswirkungen auf die zahnärztliche Behandlung haben. Bitte beantworten Sie deshalb die nachfolgenden Fragen (auch auf der Rückseite dieses Bogens). Der Bogen wird Ihrer Karteikarte beigefügt.

Die Angaben unterliegen der ärztlichen Schweigepflicht. Sie dienen ausschließlich dazu, unsere Behandlung Ihrem Gesundheitszustand anzupassen.

Sollten Sie Schwierigkeiten mit der Beantwortung einzelner Fragen haben, helfen wir Ihnen gerne.

A: PERSONALIEN

Patient:

| Name | Vorname | Geburtsdatum |

Mitglied:

| Name | Vorname | Geburtsdatum |

Anschrift privat:

| PLZ | Ort | Straße | Telephon |
| | | E-Mail | Fax |

Anschrift beruflich: Tätigkeit:

| PLZ | Ort | Straße | Telephon |
| | | E-Mail | Fax |

Krankenkasse: Status: O gesetzlich   O freiwillig   O privat

B. ALLGEMEINMEDIZINISCHE ANAMNESE

                                                                                                Ja   Nein

1. Waren Sie während des letzten Jahres im Krankenhaus oder in ärztl. Behandlung?   O   O
Wenn ja, weshalb?

2. Wer ist Ihr Hausarzt / behandelnder Arzt?..
3. Nahmen Sie in den letzten Wochen regelmäßig Medikamente ein?   O   O
Wenn ja, welche?........................

4. Bluten Sie lange bei Verletzungen?   O   O
5. Hatten Sie jemals eine ungewöhnliche Reaktion auf Medikamente oder Spritzen?   O   O
(z. B. Penicillin, Jod etc.)
6. Leiden Sie an Asthma, Heuschnupfen oder anderen Überempfindlichkeitsreaktionen   O   O
(Allergien)?
Woran?...................
Haben Sie einen Allergiepaß?   O   O
7. Leiden Sie an Herzerkrankungen, z. B.
        - unregelm. Herzschlag   O   O
        - Herzasthma   O   O
        - Angina pectoris   O   O
        - Herzschrittmacher   O   O
        - andere   O   O
8. Leiden Sie an Kreislauferkrankungen, z. B. hoher/niedriger Blutdruck, Zustand nach   O   O
Herzinfarkt o. ä.?
Woran?...................

9. Nehmen Sie Tranquilizer oder Beruhigungsmittel (Valium, Librium o. ä.)?   O   O

Bitte wenden!

Abb. **32a**

Anhang

		ja	nein
10.	Leiden Sie an Stoffwechselkrankheiten, z. B. Diabetes, Schilddrüse o. ä.? Woran?..................	O	O
11.	Neigen Sie zu Krämpfen?	O	O
12.	Hatten Sie jemals		
	- rheumatisches Fieber	O	O
	- schweres Rheuma/Gelenkschwellungen	O	O
	- Gelbsucht	O	O
	- Tuberkulose	O	O
	- Leiden oder litten Sie an sonstigen Infektionskrankheiten?	O	O
	- Woran?..		
13.	Rauchen Sie ?	O	O
FÜR PATIENTINNEN:	Besteht zur Zeit eine Schwangerschaft? Welcher Monat?......................	O	O

WAS IST HEUTE IHR HAUPTANLIEGEN :		
Kommen Sie zur	- Beratung oder Kontrolle,	O
	- Notfallbehandlung oder Reparatur des Zahnersatzes,	O
	- Sanierung	O

C. ZAHNÄRZTLICHE ANAMNESE

	ja	nein
Waren Sie im vergangenen Jahr in zahnärztlicher Behandlung?	O	O
Haben Sie Beschwerden beim Kauen?	O	O
Gibt es empfindliche oder störende Zähne ?	O	O
Haben Sie Schmerzen am Zahnfleisch?	O	O
Ist Zahnverlust durch Zahnlockerung eingetreten?	O	O
Leiden Sie an Herpes?	O	O
Empfinden Sie das Aussehen Ihrer Zähne als Problem?	O	O

	ja	nein
War die Entfernung eines Zahnes sehr schwierig?	O	O
Wurde Ihr Biß durch kieferorthopädische Behandlung geändert?	O	O
Müssen Sie manchmal überlegen, um Ihre Zähne richtig aufeinander zu bringen?	O	O
Knirschen Sie mit den Zähnen?	O	O
Haben Sie manchmal Schmerzen in Ohrumgebung?	O	O
Schmerzt es bei weiter Mundöffnung, z.B. beim Gähnen?	O	O
Machen Ihre Kiefergelenke Geräusche?	O	O
Hatten Sie Beschwerden im Kopf oder Nacken nach einem Unfall oder Schlag?	O	O
Bestehen Hals- oder Nackenverspannungen?	O	O
Wann hatten Sie das letzte Mal Kopfschmerzen? Vor ....Woche – .....Monat - .....Jahr		

	ja	nein
Beeinflussen die angeführten Beschwerden Ihr Wohlbefinden?	O	O
Glauben Sie, daß eine Behandlung wegen dieser Beschwerden nötig ist?	O	O
Sind oder waren Sie deshalb bei anderen Ärzten in Behandlung?	O	O
Welche Medikamente nehmen Sie dagegen?......................		

Wie schätzen Sie selbst Ihre Zahn- und Mundpflege ein?
sehr gut O   gut O   befriedigend O   ausreichend O   mangelhaft O   ungenügend O

Die Hinweise zur Praxis sind mir ausgehändigt worden; ich erkläre mich damit einverstanden.

Dankeschön. Das war´s.

_____
Datum, Unterschrift

Abb. **32b**

Anhang

zmk - light
pat:..............................

01 am .... PSI am .... PA-Stat. am ....

Alter des ZE......... Abrasionen O Parafunktionen O Kopfweh O Muskulatur O KG O führ. KG: R M L

Zahnärztl. Anamnese: Kfo O Kons O Chir O Paro O Pa-Mikrob. O Schiene O Einschl. O

Gesundh. Probl.:

Soll- Hy PZR O Paro O Zst O .... O Bemerkungen:

Öffnen
Schließen
lateral
Überbiß
Reiben
Öff.-knack.
Schl.-knack.
Schmerzen
stechend
stumpf

Gleiten
Zentrik/Habituell
sagittal .... mm
r.-lat. .... mm
l.-lat. .... mm
Isometrie

	R	L
Schließen		
Öffnen		
Vorschub		

RKP

HAUPTANLIEGEN:
Therapie:

01/R am:
....

PSI am			PSI am		
I	II	III	I	II	III
VI	V	IV	VI	V	IV

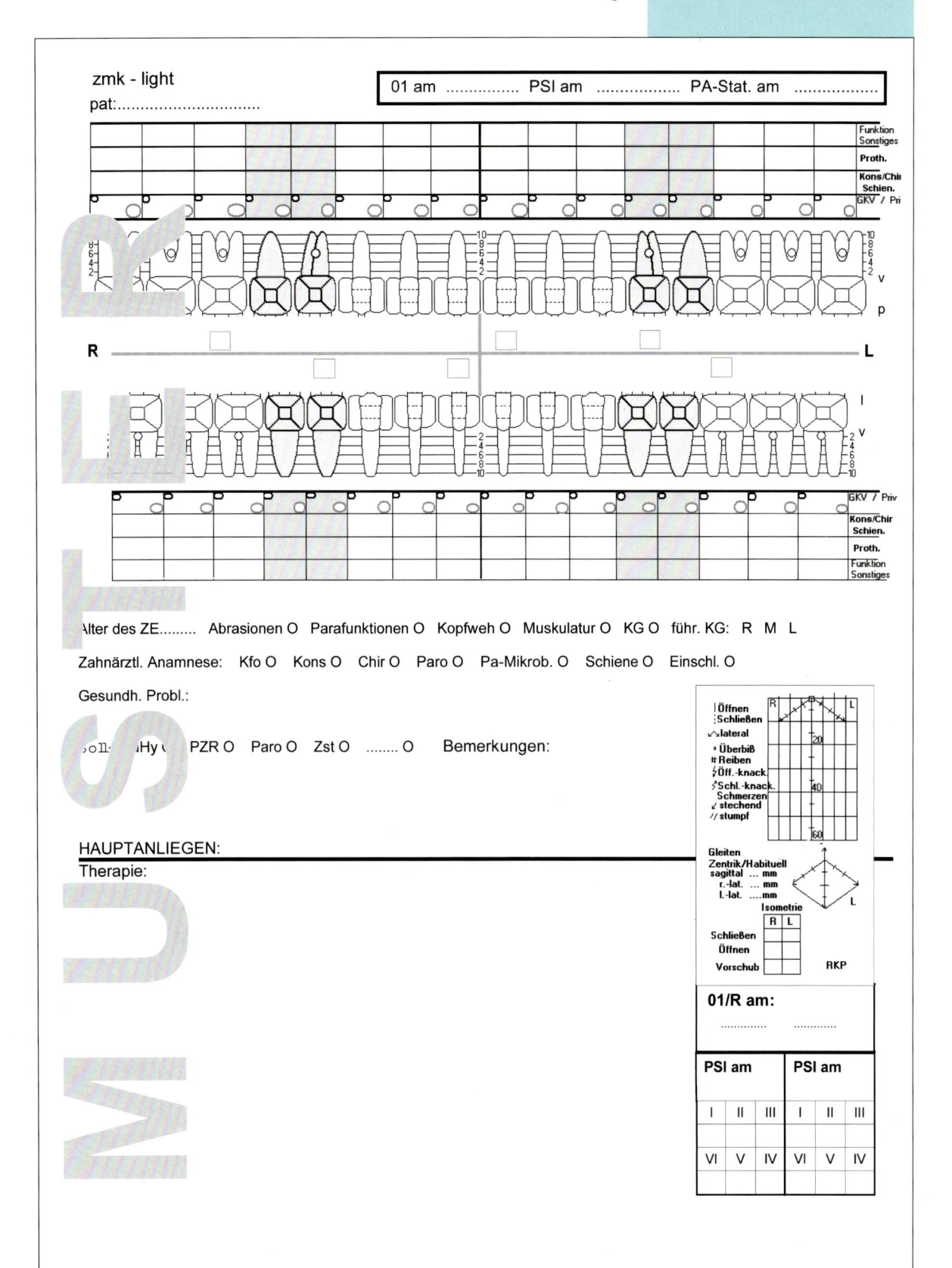

Abb. **33a**

Anhang

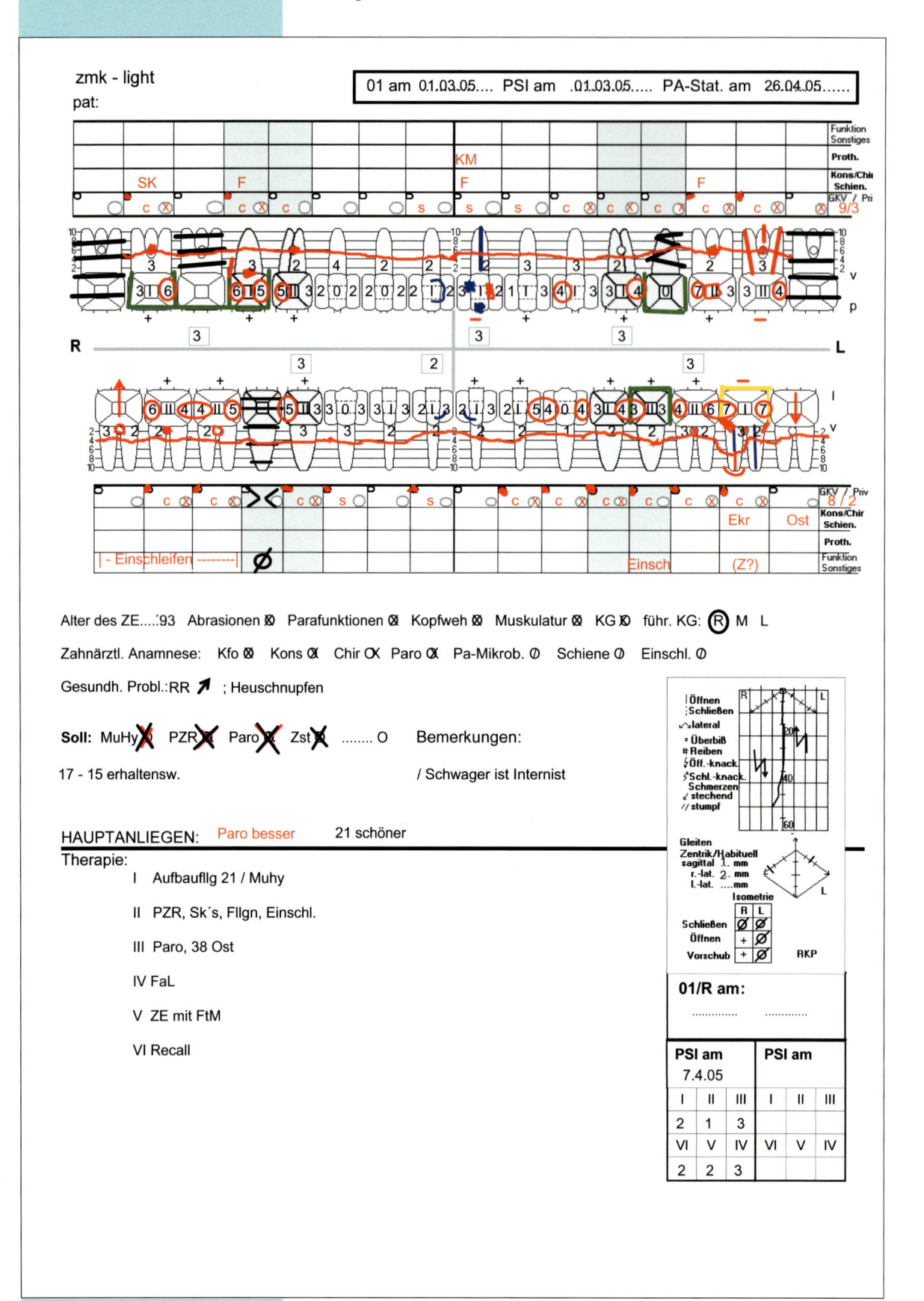

Abb. **33b**

Abb. **34a**

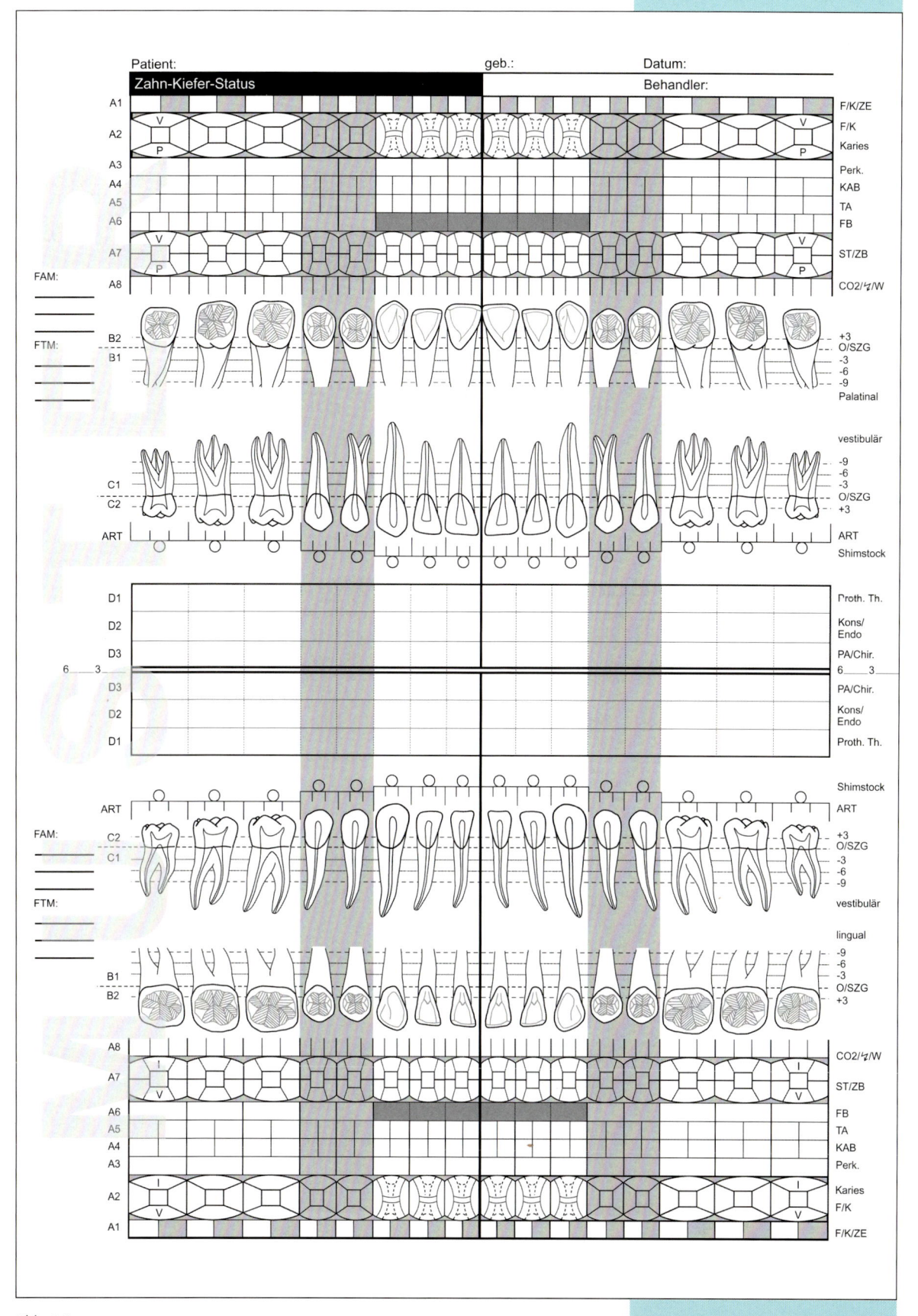

Anhang

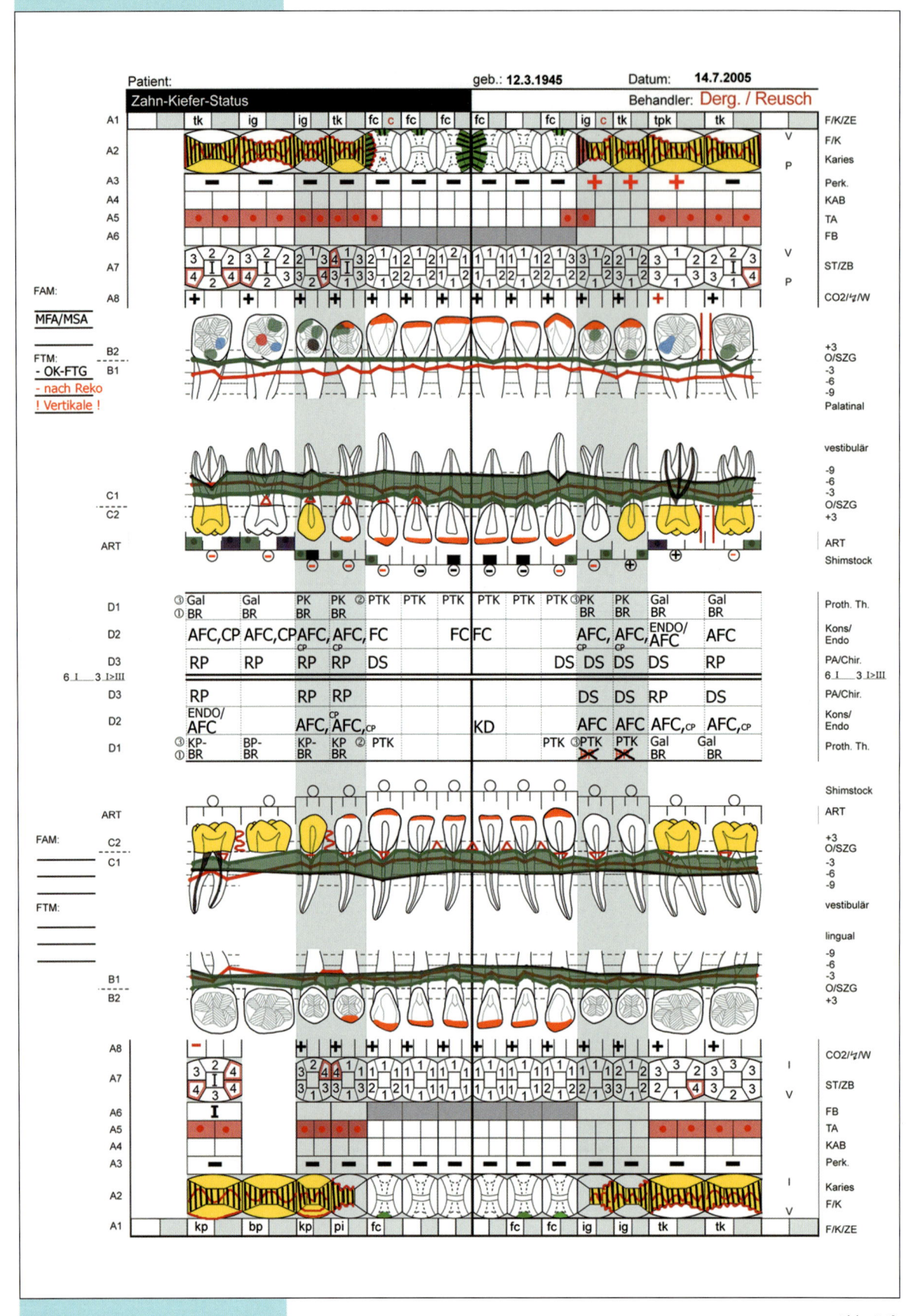

Abb. **34b**

wilm – gert esders zahnarzt
proth.-funktion. planung / instr. fu.-analyse / wax-up planung

pat.:.. datum.:....................

													Elem./Verb
													Verbl.-Mat
													Kaufläche
													Zusatz
													Befund
													Befund
													Zusatz
													Kaufläche
													Verbl.-Mat
													Elem./Verb

Elem/Verb.: K-Krone B-Brücke E-Ersatzzahn V-Veneer I-Inlay TK-Teilkrone KK-Konuskrone KT-KroneTelesk. O-Geschiebe **-** -Verblckng
Verbl.-Mat.: V-Ku-Verblendung M-Metallkeramik-Verbl. P-VollPorzellan Ku-VollKunststoff
Kaufläche : G-Gold P-Porzellan Ku-Kunststoff
Zusatz : K-Keramikstufe √-Wurzelstift G-Galvano H –Gussklammer D -. Drahtklammer O - Impl. okkl. verschr. T - Impl. transv. verschr.

bem. za. ....
....
....
....
....
....

bem.tech. ....
....
....
....
....
....

ausführung..
....
....
....

instrumentelle auswertung			mpi		
führendes KG : R o M o L o					
arti-typ:	**arti-progr.**	R L	(tot-habituell schwarz - zentrisch)		
höhe:				r	l
....	geh.#		delta h		
okkl.. –konzept	ben.-lineal		Delta l		
....	hcn		Delta y		
....	bennett-◁		Delta z		
datum:........			Delta x		

Abb. 35

Anhang

wilm - gert esders   **zahnarzt**
laborauftrag

pat.:..   kasse O   privat O   datum.:...................

				Elem./Verb
				Verbl.-Mat
				Kaufläche
				Zusatz
				Befund
				Befund
				Zusatz
				Kaufläche
				Verbl.-Mat
				Elem./Verb

Elem/Verb.: **K**-Krone **B**-Brücke **E**-Ersatzzahn **V**-Veneer **I**-Inlay **TK**-Teilkrone **KK**-Konuskrone **KT**-KroneTelesk. **O**-Geschiebe **-** -Verblckng
Verbl.-M :V-Ku-Verblendung **M**-Metallkeramik-Verbl. **P**-VollPorzellan **Ku**-VollKunststoff
K fläch **G**-Gold **P**-Porzellan **Ku**-Kunststoff
Z atz : Keramikstufe √-Wurzelstift **G**-Galvano –Gussklammer **D** -. Drahtklammer **O** - Impl. okkl. verschr. **T** - Impl. transv. verschr.

selemente: ....
....

Verblendmaterial:.................................
....

Zähne: ....
....

	Legierung	Aufbrenn	Vollguss
	Hochgold	O	O
	Preiswert	O	O
	NF	O	O

S nsto hält bei: ....

Hält nicht bei ....

programmierung

Arti.-Typ.	....	
	R	L
Geh #	....	....
Bennettlineal	....	....
HCN	....	....
ennett	....	....
Stu e	....	
Konzept	....	
	....	

Männl. O   **weibl.** O   **Alter**:..........
Situmodelle OK O   UK O
Fotos O
Zahnfarbe.................................
Zahntyp   △   O   □

#	Praxis-Ausgang Datum / Zeit	Arbeitsumfang	Praxis-Eingang Datum / Zeit

Bemerkungen
....
....
....
....
....
....

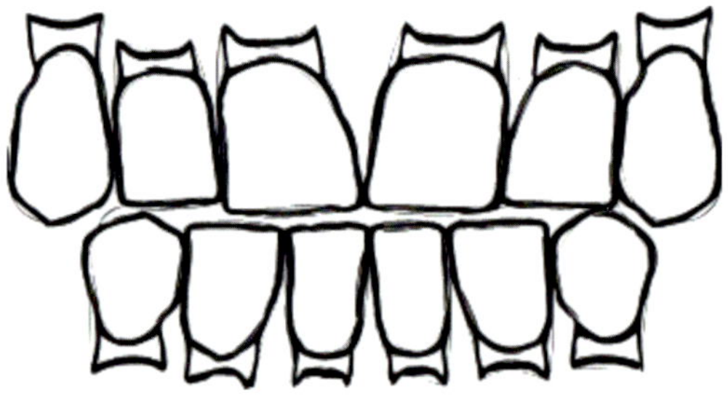

1.Blatt geht mit der Arbeit - 2. Blatt Technik - 3. Blatt Zahnarzt.

Abb. 36

Anhang

endoblatt				patient					blatt nr.	
zahn	datum					**zahn**	datum			
klin. befund:		vital.	perk.	palp.		klin. befund:		vital.	perk.	palp.
rö.- befund						rö.- befund				
klinische diagnose						klinische diagnose				
kanal						kanal				
krümm. uhr						krümm. uhr				
messpkt.						messpkt.				
mess- wert						mess- wert				
soll- länge						soll- länge				
med´s						med´s				
datum						datum				
material						material				
datum						datum				
material						material				
datum						datum				
material						material				
ist						ist				
material						material				
datum wf						datum wf				
datum rö.-kontr.		n. 6 mon.	n. 2 jhr.	n. 5 jhr.		datum rö.-kontr.		n. 6 mon.	n. 2 jhr.	n. 5 jhr.

$$\text{Zahnlänge (eff.)} = \frac{\text{Zahnlänge (Rö)} \times \text{Instrumentenlänge (eff.)}}{\text{Instrumentenlänge (Rö.)}}$$

Abb. **37**

Anhang

KLINISCHER FUNKTIONSSTATUS
der Arbeitsgemeinschaft für Funktionslehre in der DGZMK

Name, Vorname, Geburtsdatum

Patientennummer

Untersuchungsdatum

Praxisstempel

ANAMNESE

Was ist der Grund Ihres Besuches?
_____

Waren Sie in letzter Zeit in Behandlung bei:	ja	nein
Zahnarzt? _____	☐	☐
Kieferorthopäde? _____	☐	☐
Arzt? _____	☐	☐

Wurde bei Ihnen bereits eine Funktionstherapie
durchgeführt? Wenn ja, welcher Art? ☐ ☐
_____

Erlitten Sie einen Unfall/Schlag im Kopf-/
Halsbereich? ☐ ☐

Haben Sie Schmerzen, Beschwerden oder
Verspannungen im/am

Kopf (allgemein)?	li ☐ re ☐	☐ ☐
Schläfen?	li ☐ re ☐	☐ ☐
Ohrbereich/Kiefergelenke?	li ☐ re ☐	☐ ☐
Nacken?	li ☐ re ☐	☐ ☐
Schulter?	li ☐ re ☐	☐ ☐
Andere (z. B. Wirbelsäule, andere Gelenke)?		☐
wo? _____		

Ort und Ausbreitung der Schmerzen/Beschwerden

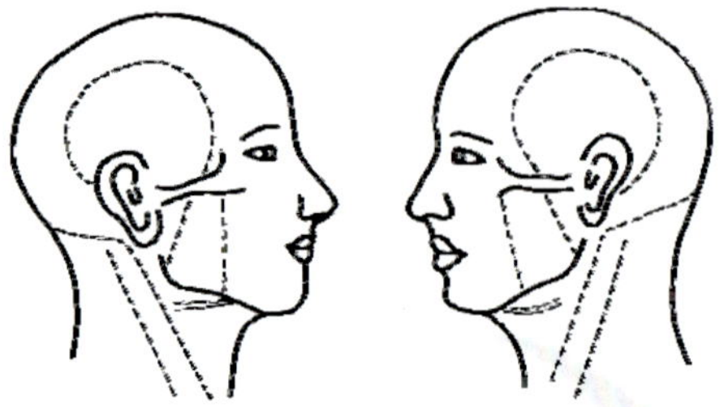

↗ = ausstrahlend

Qualität des Schmerzes (z. B. dumpf, stechend): _____
Zeitpunkt des Schmerzes: morgens ☐, im Laufe des Tages ☐,
abends ☐, bestimmter Anlass
_____
Dauer des Schmerzes: _____ Minuten _____ Stunden
Häufigkeit des Schmerzes: täglich ☐, 1-2 mal/Woche ☐,
1-2 mal/Monat ☐, seltener ☐
Wann traten die Beschwerden erstmals auf? _____

Wie stark ausgeprägt sind die Beschwerden?

0	1	2	3	4	5	6	7	8	9	10

kein Schmerz   stärkster vorstellbarer Schmerz

Wie stark beeinflussen die Beschwerden Ihr Wohlbefinden oder Ihre Leistungsfähigkeit?

0	1	2	3	4	5	6	7	8	9	10

gar nicht   sehr stark

Ist Ihre momentane Lebenssituation durch Stress belastet?

0	1	2	3	4	5	6	7	8	9	10

gar nicht   sehr stark

	ja	nein
Sind/waren Kauen ☐, Mundöffnung ☐, Kieferschluss ☐, und/oder eine andere Unterkieferbewegung ☐ (_____) behindert (1) oder schmerzhaft (2)?	☐	☐
Kauen Sie bevorzugt auf der linken ☐, rechten ☐ Seite oder beidseitig ☐?		
Kiefergelenkgeräusche links ☐ rechts ☐ seit _____		☐
Sind die Zähne bzw. das Zahnfleisch schmerzhaft oder empfindlich?	☐	☐
Passen die Zähne richtig aufeinander?	☐	☐
Liegt bei Ihnen ein Taubheitsgefühl im Kopf-/Gesichtsbereich (auch Zungen-/Gaumenbrennen) vor?	☐	☐

WEITERE ANGABEN ZUR ANAMNESE
_____
_____
_____

Abb. **38a**

Anhang

BEFUNDE

1 KIEFERGELENK

1.1 Palpation
(0 = unauffällig, 1 = Missempfindung, 2 = Schmerz)

	re	li
Kiefergelenk von lateral		
Kiefergelenk von dorsal		

1.2 Kompression/Traktion in der Statik
(0 = unauffällig, 1 = Missempfindung, 2 = Schmerz)

	re	li
Kompression nach kranial		
Traktion nach kaudal		

1.3 Auskultation
Geräusche: ja ❏ nein ❏ (R = Reiben, K = Knacken)

re Öffnen **li** **re** Schließen **li**

R	K		R	K		R	K		R	K
		initial			terminal					
		intermediär			intermediär					
		terminal			initial					

1.4 Kompression in der Dynamik (Mundöffnung)
(+ = stärker bzw. später, 0 = unverändert,
 − = schwächer bzw. früher)

	re	li
Geräuschintensität		
Geräuschzeitpunkt		

2 MUSKULATUR (Palpation/Isometrie)
(0 = unauffällig, 1 = Missempfindung, 2 = Schmerz)

Palpation	re	li
M. temporalis		
M. masseter		
Regio postmandibularis		
Regio submandibularis		
Subokzipital-/Nackenmuskulatur		
Isometrie		
Mundöffnung		
Kieferschluss		
RL		
LL		

RL = Rechtslateralbewegung
LL = Linkslateralbewegung

3 MOBILITÄT DES UNTERKIEFERS
(0 = unauffällig, 1 = Missempfindung, 2 = Schmerz)

	mm	re	li
Mundöffnung aktiv			
Mundöffnung passiv			
RL			
LL			
P			
R			

P = Protrusion
R = Retrusion

4 KIEFERRELATION UND OKKLUSION

4.1 Horizontale Kieferrelation
Gleiten zentrische Okklusion/habituelle Okklusion: ja ❏ nein ❏

mm	mm	mm
li	re	Mitte

4.2 Vertikale Kieferrelation
❏ unauffällig ❏ erhöht ❏ zu niedrig

4.3 Okklusion

4.3.1 Statik
(+ = Kontakt, + − = schwacher Kontakt, − = kein Kontakt, x = fehlender Zahn)

ZO																
HO																
	8	7	6	5	4	3	2	1	1	2	3	4	5	6	7	8
HO																
ZO																

ZO = zentrische Okklusion   HO = habituelle Okklusion

4.3.2 Dynamik
FZ = Frontzahn, PM = Prämolar, M = Molar

	FZ	PM re	PM li	M re	M li
RL					
LL					
P					

5 WEITERE BEFUNDE
❏ Abrasionen   ❏ keilförmige Defekte
❏ Zungenimpressionen ❏ Wangenimpressionen
❏ andere _____

WEITERE DIAGNOSTISCHE MASSNAHMEN
❏ Graded Chronic Pain Status
❏ Instrumentelle Funktionsanalyse
❏ Instrumentelle Okklusionsanalyse
❏ Konsiliarische Untersuchung
 ❏ Magnetresonanztomographie
 ❏ Computertomographie
 ❏ Arthroskopie
 ❏ Kieferorthopädie
 ❏ Mund-Kiefer-Gesichtschirurgie
 ❏ Hals-Nasen-Ohrenheilkunde
 ❏ Orthopädie
 ❏ Rheumatologie
 ❏ Innere Medizin
 ❏ Neurologie
 ❏ Psychosomatische Medizin
❏ andere _____

VERDACHTSDIAGNOSE
_____

THERAPIE
Initialtherapie
❏ Okklusionsschiene/Art _____
❏ Physikalische Therapie
 ❏ Massage
 ❏ Wärme- ❏ Kältetherapie
 ❏ Elektrotherapie
 ❏ Manuelle Therapie
 ❏ Bewegungsübungen
❏ Medikamentöse Therapie _____
❏ Entspannungsübungen
❏ andere _____

Weitere Therapie
❏ Einschleifmaßnahmen
❏ Restaurative/Prothetische Therapie
❏ Dauerschiene
❏ Psychosomatische Therapie
❏ Kieferorthopädie
❏ Kieferorthopädische Chirurgie
❏ Kiefergelenkchirurgie
❏ andere _____

Abb. **38b**

Verordnungsbogen Physiotherapie (7)

dentaConcept®

Patient/in .... Datum ....

Patienten-Nummer .... Geburtsdatum ....

Praxis-Stempel

Zahnärztliche Fragestellung

Sehr geehrte Physiotherapeutin, sehr geehrter Physiotherapeut,

bei der Patientin bzw. dem Patienten haben sich bei der „klinischen Funktionsanalyse" Anzeichen einer cranio-mandibulären Dysfunktion (CMD) bestätigt. Im Folgenden finden Sie einen Überblick über ausgewählte Funktionsbefunde.

Auf der Grundlage dieser Befunde und der speziellen Anamnese haben wir die angekreuzten Initialdiagnosen und Nebendiagnosen gestellt. Zudem finden Sie unsere Therapiewünsche angegeben.

Palpationsbefunde

rechts	☒ Mißempfindung		Schmerz ☒	☒ links
☐	☐	M. masseter superfic.	☐	☐
☐	☐	M. masseter prof.	☐	☐
☐	☐	Kiefergelenk lateral	☐	☐
☐	☐	Kiefergelenk dorsal	☐	☐
☐	☐	M. temporalis ant.	☐	☐
☐	☐	M. temporalis med./post.	☐	☐
☐	☐	Subocc.-/Nacken-M.	☐	☐
☐	☐	M. trapezius	☐	☐
☐	☐	M. sternocleidomastoideus	☐	☐
☐	☐	infrahyoidale M.	☐	☐
☐	☐	suprahyoidale M.	☐	☐
☐	☐	M. pterygoideus med.	☐	☐
☐	☐	M. digastricus venter post.	☐	☐
☐	☐	M. pteryg. lat. / Isometrie	☐	☐

Gelenkgeräusche

rechts links

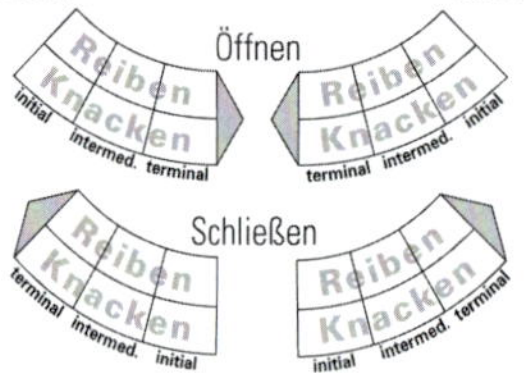
Öffnen
Reiben
Knacken
initial
intermed.
terminal
Schließen

weitere KG-Befunde

....

....

Mobilität des Unterkiefers

Öffnung UK

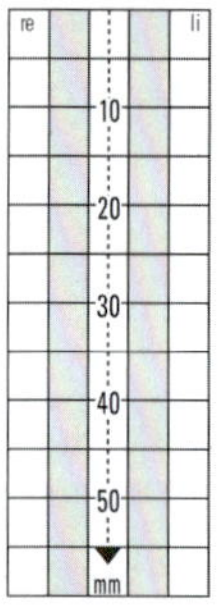
re
li
10
20
30
40
50
mm

SKD max. **aktiv** ____ mm ☐ Mißempf. ☐ Schmerz

SKD max. **passiv** ____ mm ☐ Mißempf. ☐ Schmerz

Overbite (vert.) ____ mm

Endgefühl ○ weich ○ hart

Protrusion ____ mm ☐ Mißempf. ☐ Schmerz

Overjet (horiz.) ____ mm

Initialdiagnosen

Arthropathie
- ☐ Diskusverlagerung mit Reposition
- ☐ Diskusverlagerung ohne Reposition
- ☐ Inaktive Arthrose (des KG)
- ☐ Aktivierte Arthrose (des KG)
- ☐ Kondylushypermodbilität
- ☐ Kondylusverlagerung nach cranial
- ☐ Kondylusverlagerung nach kaudal
- ☐ Kondylushypermobilität
- ☐ Kondylusluxation

Myopathie
- ☐ Elevatoren
- ☐ Abduktioren
- ☐ Protraktoren
- ☐ Laterotraktoren
- ☐ Hilfsmuskulatur (HWS)

Okklusopathie
- ☐ gestörte statische Okklusion
- ☐ Parafunktion: Pressen
- ☐ gestörte dynamische Okklusion
- ☐ Parafunktion: Knirschen

Nebendiagnosen
- ☐ Verdacht auf Fehlhaltung
- ☐ Verdacht auf Fehlfunktion der HWS

Therapiewunsch

Physiotherapie in der Praxis
- ☐ Lockerung
- ☐ Entspannung
- ☐ Dehnung
- ☐ Stabilisierung
- ☐ Heimübungsprogramm

Bitte informieren Sie uns bei...
- ☐ Ablauf der Anwendungen
- ☐ Veränderungen
- ☐ Änderungen bez. der Schienentherapie

Physiotherapie: Befund und Beurteilung

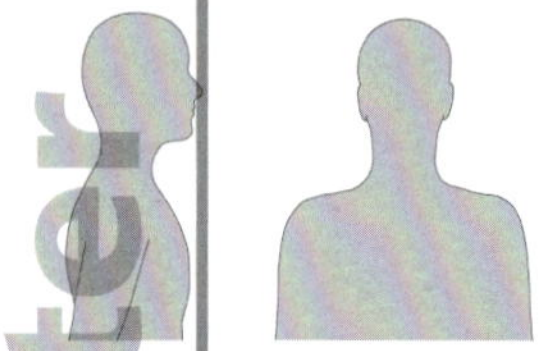

....

....

....

....

○ Eine physiotherapeutische (Mit-) Behandlung ist erforderlich und wird voraussichtlich am .... beendet sein.

○ Die physiotherapeutische Behandlung ist erfolgreich abgeschlossen.

○ Physiotherapeutisch behandelbare Befunde liegen nicht vor.
Begründung/Alternativ-Vorschlag:

....
Datum / Unterschrift / Stempel

Entwicklung: Priv.-Doz. Dr. M.O. Ahlers, Prof. Dr. H.A. Jakstat, Zahn-, Mund- und Kieferklinik, Universitätsklinikum Hamburg-Eppendorf; M. Sander, Physiotherapeutische Praxis Sander, Hamburg; Dr. H.W. Danner, Reha-Zentrum Berliner Tor, Hamburg

Hamburg 1997-2004, Version 3.1

Vertrieb: Amann Girrbach GmbH / Art. Nr. 920021
Pf. 140 120, 75138 Pforzheim, www.amanngirrbach.com
Tel 07231-957 100, Fax 07231-957 159

Vertrieb: Lehmanns Fachbuchhandlung / ISBN 3-933465-11-7
Martinistr. 52, 20251 Hamburg, E-Mail: hh-eppendorf@lehmanns.de
Tel 040-48 00 18-0, Fax 040-47 79 34

Abb. 39

Konsiliarbogen Bildgebende Diagnostik (8) dentaConcept®

Patient/in .... Datum ....

Patienten-Nummer .... Geburtsdatum ....

Praxis-Stempel

Zahnärztliche Fragestellung

Sehr geehrter Herr Kollege, sehr geehrte Frau Kollegin,
bei der Patientin / dem Patienten wurde zahnärztlich eine Funktionsstörung des Kauorgans festgestellt. Nach einer klinisch-funktionsanalytischen Untersuchung ergibt sich die folgende Initialdiagnose für das bzw. die Kiefergelenke.
Zur Ergänzung und Sicherung unserer Diagnostik bitten wir Sie, die nachfolgend markierten Aufnahmen anzufertigen.

Initialdiagnose:

- ☐ Diskus-Verlagerung mit/ohne Reposition (Diskopathie) ☐ rechts ☐ links
- ☐ Kondylus-Hypermobilität (mit Reposition) ☐ rechts ☐ links
- ☐ Kondylusverlagerung, Kompressionsgelenk ☐ rechts ☐ links
- ☐ andere: ....

Gewünschte Aufnahmen

Konventionelle Röntgenaufnahmen

- ☐ Transkranial, mundgeschlossen (SCHÜLLER)
- ☐ Transkranial, mundgeöffnet (PARMA)
- ☐ Panoramaschichtaufnahme (PSA/OPG) mit KG-Programm
- ☐ Cephalostat/Fernröntgenseitaufnahme (FSA)
- ☐ Nasennebenhöhlenaufnahme (NNH)
- ☐ spezielle Projektionen: ....

Computer-Tomogramm (CT)

☐ sagittal ☐ frontal (koronal) ☐ horizontal

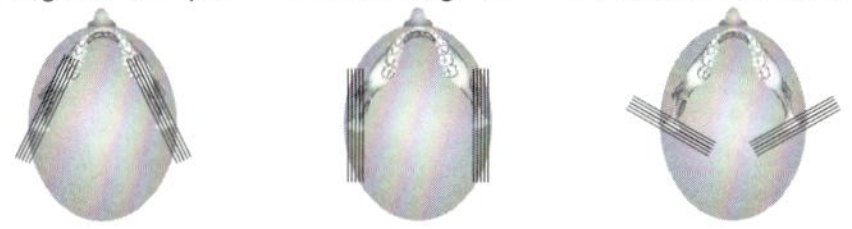

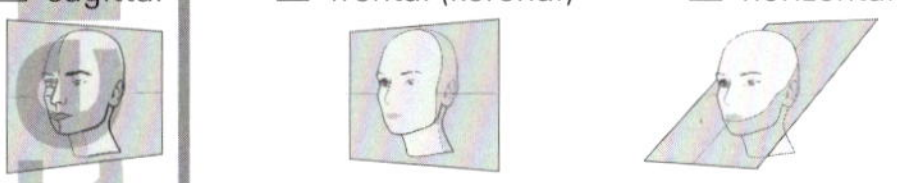

- ☐ spezielle Weichteildarstellung
- ☐ 3D-Darstellung

Kernspin-Tomogramm (MRT/MRI)

mit Oberflächenspule für Kiefergelenksbereich

☐ sagittal oblique ☐ rein sagittal ☐ modifiziert frontal

- ☐ faserbetont / Übersichtsdarstellung (t1-gewichtet oder vergleichbare Sequenzen)
- ☐ flüssigkeitsbetont, entzündl.-reaktive Prozesse darstellend (t2-gewichtet, Stir- oder vergleichbare Sequenzen)
  - ☐ Fast-Technik (pseudodynamisch, Movie-Darstellung)
  - ☐ 3D-Darstellung

Sonogramm

☐ KG-Sonogramm, Ausgabe als: Videobild (Print) ☐ Videosequenz

Gewünschte Unterkieferpositionen bei CT, MRT und Sonogrammen

☐ geschlossen ☐ geschlossen bei eingesetzter Schiene ☐ geöffnet ☐ definiert geöffnet: .... mm

Befundung

rechts **Diskusverlagerung** links

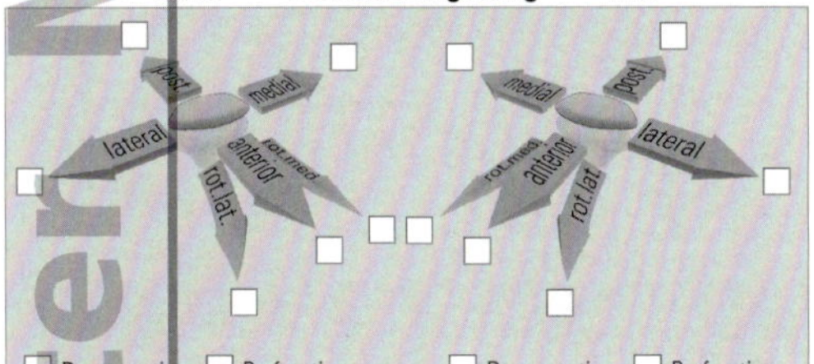

☐ Degeneration ☐ Perforation ☐ Degeneration ☐ Perforation
☐ Reposition bei Mundöffnung ☐ Reposition bei Mundöffnung

rechts **Kondylusverlagerung** links

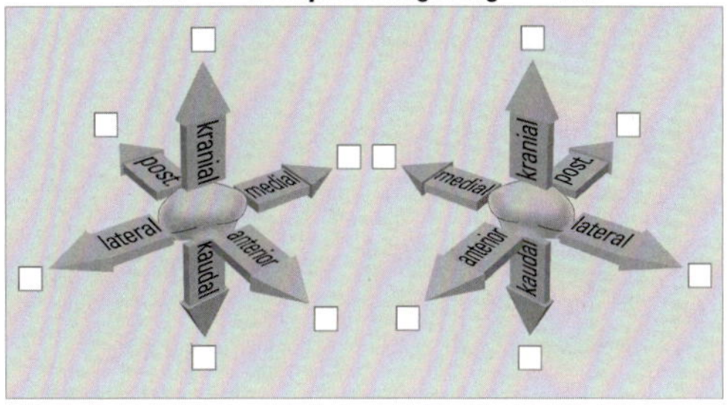

Schichtaufnahmen mit großer Aussagekraft:

rechts Film-Nr. Bild-Nr. (von/bis)

links Film-Nr. Bild-Nr. (von/bis)

Andere Befunde (z.B. raumfordernder Prozeß):

....

.... Datum / Unterschrift / Stempel

Entwicklung: Priv.-Doz. Dr. M.O. Ahlers, Prof. Dr. H.A. Jakstat, Zahn-, Mund- und Kieferklinik, Universitätsklinikum Hamburg-Eppendorf; Prof. Dr. B. Kordaß, ZMKK, Ernst-Moritz-Arndt-Universität, Greifswald

Hamburg 1997-2004, Version 2.6

© **dentaConcept Verlag GmbH**
Kopie/Nachdruck gem. § 106 ff. UrhG verboten
Gustav-Leo-Str. 4, 20249 Hamburg, www.dentaconcept.de

Vertrieb: **Amann Girrbach GmbH / Art. Nr. 920021**
Pf. 140 120, 75138 Pforzheim, www.amanngirrbach.com
Tel 07231-957 100, Fax 07231-957 159

Vertrieb: **Lehmanns Fachbuchhandlung / ISBN 3-933465-11-7**
Martinistr. 52, 20251 Hamburg, E-Mail: hh-eppendorf@lehmanns.de
Tel 040-48 00 18-0, Fax 040-47 79 34

Abb. **40**

Anhang

Konsiliarbogen Orthopädie (6)

dentaConcept

Patient/in .... **Datum** ....

Patienten-Nummer .... **Geburtsdatum** ....

Praxis-Stempel

Zahnärztliche Fragestellung

Sehr geehrter Herr Kollege, sehr geehrte Frau Kollegin, bei dem Patienten/der Patientin wurde zahnärztlich eine Funktionsstörung des Kauorgans festgestellt. Im Rahmen einer klinisch-funktionsanalytischen Untersuchung fanden wir zudem Anzeichen für:
- ☐ Wirbelsäulenanamnese
- ☐ Haltungsfehler
- ☐ Blockierungen der HWS.

Eine Fehlstellung oder Blockierung des Bewegungsapparates kann über die Kiefergelenke auf die Bißlage einwirken. Wir bitten Sie, fehlstatische Ursachen oder Blockierungen des Achsenorgans und der unteren Extremität auszuschließen. Sollten therapiebedürftige Befunde vorliegen, tragen Sie diese bitte in das folgende Schema ein.

Eine definitive zahnärztliche Versorgung stellen wir bis zum Abschluß Ihrer Behandlung zurück und mobilisieren zunächst die Kiefergelenke mit einer Aufbißschiene. Einen zusätzl. Befundbogen zur physiotherapeutischen Dokumentation finden Sie zur Weiterleitung beigefügt.

Den ausgefüllten Konsiliarbogen oder eine Kopie benötigen wir für unsere Behandlungsplanung baldmöglichst zurück.

Orthopädischer Befund

Fehlstatik

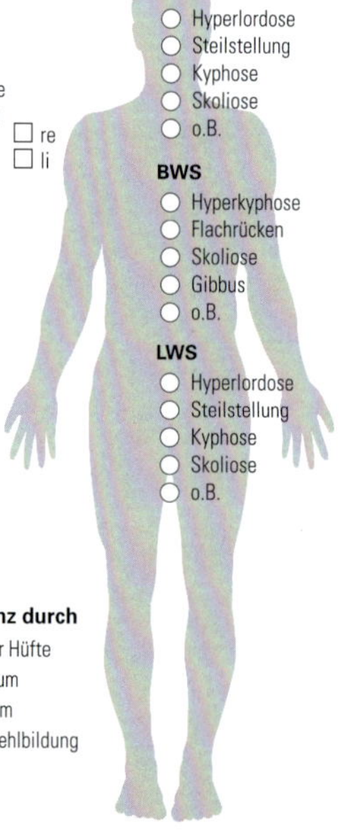

Schulter
- ○ Hochstand   ☐ re ☐ li
- ○ Vorhaltestellung   ☐ re ☐ li
- ○ o.B.

Becken
- ○ Hochstand   ☐ re ☐ li
- ○ Ventralkippung   ☐ re ☐ li
- ○ Verwringung
- ○ o.B.

Beinlängendifferenz durch
- ○ Streckdefizit einer Hüfte
- ○ Genu valgum/varum
- ○ Crus valgum/varum
- ○ Rück-/Mittelfußfehlbildung

HWS
- ○ Hyperlordose
- ○ Steilstellung
- ○ Kyphose
- ○ Skoliose
- ○ o.B.

BWS
- ○ Hyperkyphose
- ○ Flachrücken
- ○ Skoliose
- ○ Gibbus
- ○ o.B.

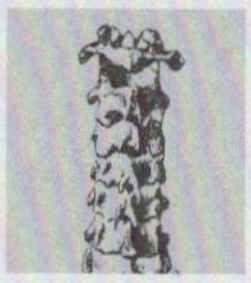

LWS
- ○ Hyperlordose
- ○ Steilstellung
- ○ Kyphose
- ○ Skoliose
- ○ o.B.

Blockierungen HWS

Screening — Rotationsvermögen links / rechts in:
- Inklination
- Mittelstellung
- Reklination

Diagnostik — Rotationsempfindlichkeit links / rechts: C1, C2, C3, C4, C5, C6, C7 (re/li)

ISG

Screening — links / rechts:
- Vorlaufphänomen
- Spine-Test

Diagnostik — Rotationsempfindlichkeit links / rechts: SI, SIII

Orthopädische Behandlung

- ○ Eine orthopädische (Mit-) Behandlung ist erforderlich und wird voraussichtlich am .... beendet sein.
- ○ Die orthopädische Behandlung ist bei Tragen der verordneten Hilfsmittel erfolgreich abgeschlossen.
- ○ Die orthopädische Behandlung ist erfolgreich abgeschlossen bzw. eine Behandlung ist nicht indiziert.
- ○ Eine Behandlung der obigen Befunde ist unter ambulanten Bedingungen nicht durchführbar.

Datum / Unterschrift / Stempel

Entwicklung: Priv.-Doz. Dr. M.O. Ahlers, Prof. Dr. H.A. Jakstat, Zahn-, Mund- und Kieferklinik, Universitätsklinikum Hamburg-Eppendorf; Dr. H.W. Danner, Reha-Zentrum Berliner Tor, Hamburg

Hamburg 1997-2004, Version 2.6

Abb. 41

Konsiliarbogen Psychosomatik (5)

dentaConcept®

Patient/in .... Datum ....

Patienten-Nummer .... Geburtsdatum ....

Praxis-Stempel

Zahnärztliche Fragestellung

Sehr geehrter Herr Kollege, sehr geehrte Frau Kollegin,
bei dem Patienten/der Patientin wurde zahnärztlich eine Funktionsstörung des Kauorgans festgestellt. Diese kann u.a. durch eine erhöhte Streßbelastung hervorgerufen werden. In diesem Zusammenhang bitten wir Sie um eine konsiliarische Untersuchung.

Grund der Vorstellung

- ○ Routineuntersuchung bei Vorliegen eines
  - ○ orofazialen Schmerz-Dysfunktion-Syndroms
  - ○ atypischen Gesichtsschmerzes
- ○ Der Patient/die Patientin füllte zur orientierenden Abklärung psychosozialer Streßfaktoren einen Life-Event-Fragebogen (modif. nach Holmes und Rahe) aus. Auf eine erhöhte Belastung deutet die dabei erreichte Punktzahl: ______ Life-Event-Punkte
- ○ andere: ....

Geplante zahnärztliche Behandlung

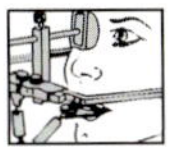

- ☐
  Instrumentelle Funktionsdiagnostik
  Untersuchung der Bißlage und Gelenkfunktion
  (nicht invasiv, nicht schmerzhaft, Dauer: 3 x 1h)
- ☐
  Schienentherapie
  Korrektur der Bißlage durch Aufbißbehelf ähnlich einer „Zahnspange"
  (nicht invasiv, nicht schmerzhaft, Dauer: 5 x 20 min)
- ☐
  Therapie mit festsitzender Restauration
  Füllungen, Kronen, Brücken u.ä.
  (invasiv, erfordert Lokalanästhesie, Dauer: länger)
- ☐ andere: ....

Befund und Empfehlung aus psychosomatischer Sicht

Als **zahnmedizinisch relevantes Ergebnis** ist anzunehmen, daß psychosoziale Faktoren...

- ○ ...an der Entstehung der Krankheit wesentlich beteiligt sind und/oder den Krankheitsprozeß mit unterhalten.
- ○ ...sekundär in Folge der Erkrankung entstanden sind.
- ○ ...keinen wesentlichen Einfluß auf das Krankheitsgeschehen haben.

Die geplante **zahnärztliche Behandlung**...

- ○ ...ist zum jetzigen Zeitpunkt nicht zu empfehlen.
- ○ ...sollte möglichst erst nach Abschluß einer psychosomatischen/psychotherapeutischen Behandlung erfolgen.
- ○ ...sollte nur in Verbindung mit einer gleichzeitig begonnenen psychosomatischen/psychotherapeutischen Behandlung erfolgen.
- ○ Gegen die Durchführung der geplanten zahnärztliche Behandlung bestehen aus psychosomatischer Sicht keine Bedenken.
- ○ Zur Durchführbarkeit der geplanten zahnärztlichen Maßnahmen kann keine Aussage gemacht werden.

Psychosomatische Behandlung

Die **nachstehend markierte**(n) **Behandlung**(en)...

- ○ ...führt der Untersucher selbst durch.
- ○ ...wird der Untersucher dem Patienten zu vermitteln versuchen.
  - ☐ Psychotherapeutische Intervention in mehreren Sitzungen
  - ☐ Entspannungsverfahren
  - ☐ Analytisch orientierte Psychotherapie
  - ☐ Verhaltenstherapie
  - ☐ Psychosomatische Klinikbehandlung oder Kur
  - ☐ Nervenärztliche / psychiatrische Behandlung
  - ☐ Medikamentöse Behandlung
- ○ Eine psychosomatische Mitbehandlung ist nicht erforderlich.
- ○ Eine psychosomatische Mitbehandlung wird vom Patienten nicht gewünscht.

....
Datum / Unterschrift / Stempel

Entwicklung: Priv.-Doz. Dr. M.O. Ahlers, Prof. Dr. H.A. Jakstat, Zahn-, Mund- und Kieferklinik, Universitätsklinikum Hamburg-Eppendorf
Dr. A. Sadjiroen, Priv.-Doz. Dr. U. Lamparter, Psychosomatik und Psychotherapie / Medizinische Klinik, Universitätsklinikum Hamburg-Eppendorf Hamburg 1997-2004, Version 2.6

Vertrieb: **Amann Girrbach GmbH / Art. Nr. 920021**
Pf. 140 120, 75138 Pforzheim, www.amanngirrbach.com
Tel 07231-957 100, Fax 07231-957 159

Vertrieb: **Lehmanns Fachbuchhandlung / ISBN 3-933465-11-7**
Martinistr. 52, 20251 Hamburg, E-Mail: hh-eppendorf@lehmanns.de
Tel 040-48 00 18-0, Fax 040-47 79 34

Abb. **42**

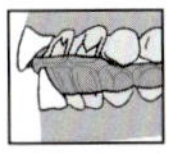

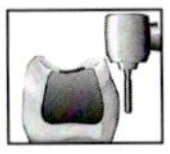

Sachverzeichnis

A

Abdrucknahme 130
Abformlöffel 133
– angepasster 136
Abformung 129 ff
– Exzision 129
– Faden 128
– Hydrokolloid 129 f
Abszessspaltung 70 f
Achs-Orbital-Ebene 152
Achspunktmarkierung 151
Adhäsivtechnik 48
All-In-One Sidebar 177
Anamnesebogen 191 f
– Überprüfung 11
Anamneseerhebung 7 f
– allgemeinmedizinische 191
– zahnärztliche 192
Anfärben 38
Anmeldebogen 9, 191 f
Antibiotikum 10
Arbeitsablauf
– rationeller, Intranet 174 ff
– Reihenfolge 2 ff
Artikulator 106
Atmung 49
Attached Gingiva 90
– Erweiterung 93
Attachmentverlust 84
Aufbaufüllung 47
Aufbereitung, maschinelle 60 f
Aufbissschiene 105
Aufklappung 72 f
Aufnahme (Foto)
– ästhetisch orientierte 22
– zahntechnisch orientierte 23
Autohide 179
Axiographie 150 ff
– elektronische 152 f
– mechanische 150 f

B

Backe, dicke 70
Beauty Pink 144
Befunderhebung 14 f
Befundung, umfassende 19
Behandlung
– Einteilung 4 f
– Gliederung, zeitliche, inhaltliche 4 f
– konservierende 43 ff
Behandlungsinhalt
– konsekutiv ablaufender 3
– parallel ablaufender 3
Behandlungsplanung 33 ff

Beleuchtungsverhältnis 52
Bennet-Bewegung 151
Besprechungsprotokoll 34
Bewegungs- und Entspannungsübung, häusliche 104
Bindegewebetransplantat 94
Bindegewebspolster 86
Bisserhöhung 150
Bissflügelaufnahme 28
Bissgabel 144
Bissnahme
– habituelle 143 f
– zentrische 147 f
Bisssperrung, minimale 148
Bleichen
– externes 66
– internes 65
Blutung 17
Bogen
– arbiträrer 144 f
– Montage, vorbereitende 150
Bohrantrieb, drehmomentbegrenzter 60
Brücke 125 ff
– Einsetzen, provisorisches 164
– Umbau 139 f
Brückenbasisglied, unzweckmäßig geformtes 42
Brückenspannweite, Stressbreaker 127
Brückenversorgung, minimalinvasive 126

C

Caries profunda 57
Checkbissnahme 145
Chirurgie 68 ff
CHX-Chip 81
Crown-Down-Technik 60

D

Deckung, plastische 74
Deprogrammierung 146
Diagnose 14 f
Diagnostik, mikrobiologische 82
Diastemaschluss 112
Dokumentation, umfassende 19

E

Ebene, schiefe 111 f
Edlan-Plastik 90 f
Eierschalenprovisorium 140
Einlage, medizinische, desinfizierende 62
Einphasenabformung 133

Einschleifen 107 f
Einsetzen
– adhäsives 168
– definitives 165
– – Glasionomerzement 168
– – Phosphatzement 166
– provisorisches 164
– Vollkeramik 169
Einzelzahn, Kofferdamtechnik 58
Endoblatt 199
Endodontie 55 ff
Endokarditisprophylaxe 9 f
– Antibiotikum 10
– Zahnsteinentfernung 40
Entzündung 98
Erhaltungstherapie 171
Eugenol 45
Explantation 98
Extensionsbrücke 127
Extraktion 71
– erschwerte 72
Extrusion, forcierte 110 f
Exzision 128 f

F

Fadeneinlage 128
Farbauswahl 52
Farbübermittlung 52
Fernröntgen 31
Fernröntgenanalyse 153 f
3-Finger-Test 18
Fissurenversiegelung 51
Fixationsabformung 135 f
Flächenpolitur 81
Fluoridierung 40
Fotodokumentation 22 f
Frontzahn
– Füllung 49
– Präparation 123 f
Füllungsrand
– Sicht, bessere 46
– überstehender 42
Füllungstechnik, adhäsive 45
Füllungstherapie
– reguläre 47
– Seitenzahn 44
Functionally Generated Path-Technik (FGP-Technik) 153 f
Funktionsabformung 136 f
Funktionsanalyse
– instrumentelle 106
– klinische 103 f
Funktionsdiagnostik 99 ff
– manuelle
– – Kaumuskulatur 102
– – Kiefergelenk 101
Funktionsscreening 18 f

Sachverzeichnis

Funktionsstatus, klinischer 200
Furkation, offene 85
Furkationsplastik 84 f

G

Gangränbehandlung 63
Gelenkbahn 151
Gerüsteinprobe 155
Geschiebetechnik 127
Gingiva, Verdrängung 128
Gingivaretraktion, temporäre 128
Gingivektomie, interne 128
Gingivoplastik 85
Glasfaserstift 119
Glasionomerzement
- Einsetzen, definitives 168
- lichthärtender 168
Grifftechnik, Zentrikbissnahme 148
Grunduntersuchung 14 f
- extraorale 14
- intraorale 15
Guided Tissue Regeneration (GTR) 87 f
Gum Smile 89
Guttapercha 64

H

Halbwinkeltechnik 29 f
Hauptanliegen 8 ff
- Patientenbefragung 192 f
Hawe Adapt Matrize 44
Hedström-Feile, umgekehrte 64
Helferin, Kontakt, erster 9
Hemisektion 85
Hohlkehle 123
Hydrokolloid, Abformung 129

I

Implantatanalyse 96
Implantatdurchtrittsstelle 98
Implantatfreilegung 96 f
Implantologie 95 ff
Interview, ärztliches 11
Irritationsschiene 105

K

Kaumuskulatur 102
Keilexzision 86
Keim, parodontalrelevanter 82
Keramikstufe, metallfreie 124
Kiefergelenk
- Funktionsdiagnostik, manuelle 101
- Kompressionszustand 100

Kiefergelenk-Röntgen 30 f
Kieferhöhle, Eröffnung 74
Kieferorthopädie 109 ff
Kippung 113
Klammerprovisorium, herausnehmbares 142
Klebebrücke 126
Kleben 168
Knochenentfernung 72 f
Knochentasche 87
Knochenverlust 84
Kofferdamtechnik
- Adhäsivtechnik 48
- Einzelzahn 58
Kompositzement, lichthärtender 169
Kondylen, Bewegung 151
Konsiliarbogen
- Diagnostik, bildgebende 203
- Orthopädie 204
- Psychosomatik 205
Kontakt, erster 7 f
Konusarbeit 159
Korrekturabformung, Silikon 131
Kreuzbisssituation 111
Krone
- Einsetzen, provisorisches 164
- Entfernung 118
- Umbau 139 f
Kronenrand, überstehender 42
Kronenversorgung 120
Kunststoffeinbringen 51
Kunststoffprothese 160
Kunststoffprovisorium 138 f
Kürettage 80

L

Laborauftrag 198
Laborprovisorium 141
Lappenmobilisierung 74
Lappen-OP 87
Laterotrusion 145
Launchy 178
Lichthärtung 168
Lippenbändchen, Exzision 89
Löffel
- abstoppen 133
- genormter, Individualisierung 134
- individueller 134

M

Matrizentechnik 53 f
Membrantechnik 88 f
Metallrand 124
Michiganschiene 105
Mikroorganismus, Diagnostik 82
Modell, Einartikulierung 154 f
Modellgussprothese 117

Modellsimulation 34
Molarenaufrichtung 113
Moyco Beauty Pink 145
Mundbodenaufnahme 30
Mundhygiene 36 ff
Mundhygieneberatung 38 f
Mundhygienestatus 37 f
Mundhygienezustand, Kontrolle 172

N

Nachbehandlung 81
Nahtmaterial, resorbierbares 91
Nickel-Titan-Instrument 60
Normlöffel, Individualisierung 134
Notfallbehandlung 12

O

Odontoplastik 85, 87
OK-Position, Transfer 152
OPG s. Orthopantomogram
OP-Vorbereitung 69
Orthopädie, Konsiliarbogen 204
Orthopantomogramm 25 f
Ostektomie 87
Osteoplastik 85, 87

P

Panavia 168
Papillenbildung 97
Papillenblutungsindex 37
Parodontalerkrankung
- Behandlungsbedürftigkeit 17
- Fortschreitungsverhinderung 84
Parodontalstatus (PA-Status) 28
Parodontitis, therapieresistente 82
Parodontitisform 82
Parodontologie
- nichtoperative 77 ff
- operative 83 ff
Parulis 70
PA-Status (Parodontalstatus) 78 f
Patient
- Hauptanliegen 8
- Kontakt, erster 7 f
- Sitzung, beginnende 10
- Wohlbefinden, subjektives 10
Periimplantitis 82, 98
Periostschlitzung 74 f
Pfeilerdivergenz 127
Pfeilwinkelregistrat 149
- Zentrikpunkt 149
Phosphatzement
- Anmischen 167
- Einsetzen, definitives 166
Physiotherapie 105
- Verordnungsbogen 202

Sachverzeichnis

Planung 32 ff, 197
Planungsbesprechung 34 f
Plaqueindex 37
Politur 81
Polyacrylatfolie 140
Polyether, Einphasenabformung 133
Positionierungsschiene,
 axiographieunterstützte 105
Prämolarendistalisation 112
Prämolarisierung 85
Präparat, eugenolhaltiges 45
Präparation
- allgemeine 122 f
- Frontzahn 123 f
- Seitenzahn 125
Präparationsgrenze, definierte 123
Praxisformular, schreibgeschützt 185
Praxishinweis 189 ff
Probeaufstellung 34
Probewachsen 34
Prothese, totale 160 f
- - Herstellung 161
Prothesenlager 90
Prothesenreparatur 8
Protrusion 145
Protrusionsbiss 145
Provisorium
- festsitzendes 138 f
- laborgefertigtes 141 f
- Wiederbefestigung 142
Psychosomatik 205
Pulpabehandlung 57 f

R

Rauigkeit 17
Recall 172
Rechtwinkeltechnik 26 f
Reevaluation 23
Registrieretikettenübertragung 152
Remontage
- Totalprothese 163
- Zahnersatz
- - festsitzender 162
- - herausnehmbarer 163
Remontagekappe 135
Remontageschiene 162
Resilienztest 100
Restauration
- vollkeramische 168
- zahnfarbene 52
Retention 113 f
Rezessionsdeckung 93
- Technik, mukogingivalchirurgische 92
Rohbrandeinprobe 155
Röntgen 24 ff
Röntgenstatus 29
Rosenbohrer, scharfer 67

S

Säure-Ätz-Technik (SÄT) 49
Scharnierachsenbestimmung 150 f
Schienentherapie 105 f
Schleifliste, Modell 106
Schleimhautkapuze 86
Schleimhauttransplantat, freies 91
Schmerzeintritt 17
Schmerzpatient 7 f
Schnittführung, H-förmige 97
Screeningindex, parodontaler (PSI) 17 f
Seitenzahn
- Füllungstherapie 44
- Präparation 125
Sekundärabformung 137
Selbstbehandlung 104
Selfhtml 178
Set-Up 34
Sextantenzuordnung 17
Silikonabdruck 141
Silikonabformung 131
Situationsmodell 21
Sitzung, Vorbereitung 10
Softwarewerkzeug 177
Strahlenbelastung
- Bissflügelaufnahme 28
- Orthopantomogramm 25
- Rechtwinkeltechnik 26
Stufe, abgeschrägte 123
Stützstiftregistrat 148 f
Sulkus, Fadeneinlage 128

T

Tasche
- Keimzahlverringerung 81
- Lappen-OP 87
Taschentiefe
- Messung 79
- Screeningindex, parodontaler 17
Teilprothese 160
Therapie, medikamentöse 104 f
Thermokompaktor 64
Tiefziehfolie 137
Tiefziehschiene 105
Totalprothese 160 ff
Transplantation 87
Transplantatschleimhaut 91
Trennungsgeschiebe 127
Tunnelierung 85

U

Überkappung
- direkte 57 f
- indirekte 57
UK-Molaren, zweiwurzelige 84
Umbau, Brücke, vorhandene 139
Unfall 8

Untersuchung (s. auch
 Grunduntersuchung) 13 ff
- Dokumentation, graphische 15
- erweiterte 19

V

Verblockung 157
- multiple, Geschiebetechnik 127
Verordnungsbogen, Physiotherapie 202
Verschiebelappen
- koronaler 93
- lateraler 92
Verschluss, provisorischer 47 ff
Vestibulumplastik 90
Vitalamputation 67
Vitalisexstirpation 59
Vitalität, Untersuchungs-
 überprüfung 20
Vitalitätsprobe 17
Vivaglass Liner 45
Vollkeramik
- Krone 124
- Restauration 169
Vollprothese 160 ff

W

Wangenbändchen 89
Wax-Up 34
- Planungsbogen 197
Web Developer 179
Weisheitszahnentfernung,
 operative 74
Werkzeug, Intranet 177
WHO-Sonde 79
Widmann-Lappen, modifizierter 87
Wiederholungsuntersuchung 172 f
Wurzelbehandlung 62
Wurzelfüllung
- Revision 63
- Untersuchungsüberprüfung 20
Wurzelkanalfüllung
- Kondensation, laterale 64
- McSpadden 64
Wurzeloberfläche, Politur 81
Wurzelspitzenresektion 74 f
Wurzelstift 119
Wurzelstiftkernaufbau, gegossener 118

Z

Zahn
- Anfärben 38
- Aufhellen 66
- avitaler 64
- Bewegung 111

Sachverzeichnis

- Sensibilität 17
- zu extrahierender 20
Zahnarzt, Kontakt, erster 9
Zahndurchbruchsrichtung 111
Zahnersatz 115 ff
- Einsetzen
- - definitives 165
- - provisorisches 164
- festsitzender
- - Brücken 125
- - Entfernung 118
- - Remontage 162

- herausnehmbarer 157 f
- kombinierter 158
- Untersuchungsüberprüfung 20
Zahnextraktion s. Extraktion
Zahnfleisch, Verletzungsgefahr 48
Zahnfleischmaske 155
Zahnfleischrandschnitt 73
Zahnhelligkeit 53
Zahn-Kiefer-Status 196 f
Zahnlücke 142
Zahnoberfläche 81
Zahnreinigung, professionelle 41

Zahnsteinentfernung 40
Zentrik-Platten-System 148 f
Zentrikregistrat, verwertbares 146
Zinkphosphatzement 166
Zinnfolie-Kompressionstest 100
ZMK-light
- Befund 15 ff
- Behandlungsplanung 34
- Hauptanliegen 16
- Muster 193 ff
ZMK-Status, Reusch 15, 19 ff

Jetzt mit zertifizierter Fortbildung

ZWR – Das deutsche Zahnärzteblatt

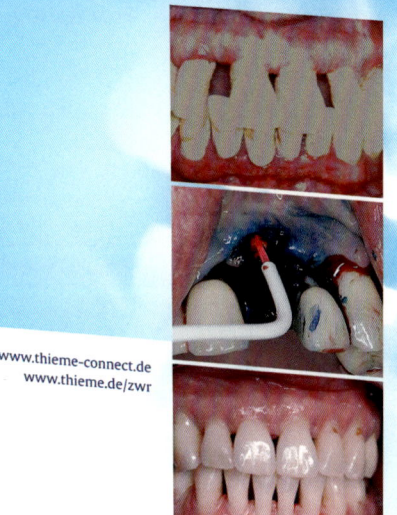

- Chronische marginale Parodontitis und Diabetes mellitus
- Multiple Einsatzmöglichkeiten der antimikrobiellen Photodynamischen Therapie in der Zahnheilkunde
- Spezielle Diagnostik zur Therapie der aggressiven Parodontitis

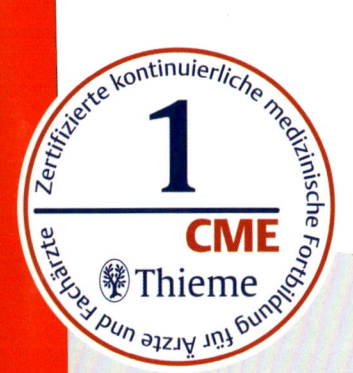

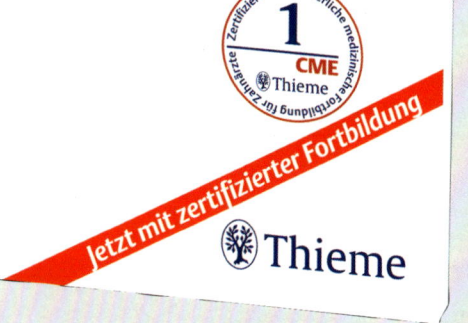

www.thieme-connect.de
www.thieme.de/zwr

Zertifizierte kontinuierliche medizinische Fortbildung für Ärzte und Fachärzte
1 CME Thieme

Jetzt mit zertifizierter Fortbildung

In jeder Ausgabe:

Ein Fortbildungsbeitrag mit Fragenkatalog, für dessen Bearbeitung Sie einen CME-Punkt erhalten - kostenlos für ZWR-Abonnenten

Die CME-Fortbildungspunkte der ZWR werden von allen zertifizierenden Zahnärztekammern anerkannt

Teilnahme auch online möglich:

Mit cme.thieme.de - dem Fortbildungsportal der Thieme-Zeitschriften

Ihre Bestellmöglichkeiten:

☎ Telefonbestellung:
0711/8931-900

FAX Faxbestellung:
0711/8931-901

@ Kundenservice
@thieme.de

🌐 www.thieme.de

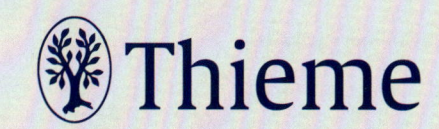

Thieme

Checklisten der Zahnmedizin

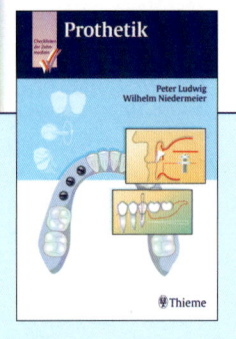

Checkliste Prothetik
Ludwig/Niedermeier
2002. 192 S., 180 Abb., geb.
ISBN 3 13 127131 0
€ [D] 39,95

- schneller Überblick über **alle Formen des Zahnersatzes,** inkl. implantatgetragenem Zahnersatz

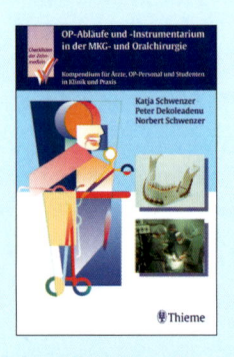

OP- Abläufe und - Instrumentarium in der MKG- und Oralchirurgie
Kompendium für Ärzte, OP-Personal und Studenten in Klinik und Praxis
Schwenzer/Dekoleadenu/Schwenzer
2001. 208 S., 145 Abb., geb.
ISBN 3 13 118461 2
€ [D] 49,95

- alle gängigen MKG-chirurgischen Eingriffe Schritt für Schritt
- berücksichtigt nicht nur speziell MKG-relevante Eingriffe sondern auch zahnärztlich-chirurgische Eingriffe
- perfekt als Hilfe für die Assistenz zur Vorbereitung der verschiedenen OPs

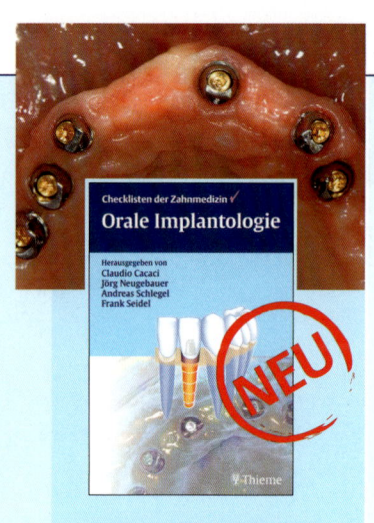

Orale Implantologie
Cacaci
2006. 152 S., 87 Abb., geb.
ISBN-10: 3 13 143231 4
ISBN-13: 978 3 13 143231 5
€ [D] 39,95

- Information pur: Kompendium der zahnärztlichen Implantologie
- **Objektiver Marktüberblick** zu den verbreitetsten Zylinder- und Schraubensystemen
- Hilfreicher **Entscheidungsleitfaden für den Implantologie-Einsteiger** bei der Auswahl der benötigten Implantatsysteme
- Bietet als kompaktes Skript optimale Unterstützung bei der Examensvorbereitung

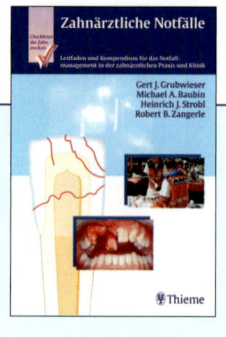

Zahnärztliche Notfälle
Leitfaden und Kompendium für das Notfallmanagement in der zahnärztlichen Praxis und Klinik
Grubwieser/Baubin/Strobl/Zangerle
2002. 104 S., 22 Abb., geb.
ISBN 3 13 125911 6
€ [D] 24,95

Notfallsituationen in Zahnarztpraxen sind selten, daher gibt es keine Routinen für solche Fälle. **Diese Checkliste hilft Ihnen in jeder Notfallsituation richtig zu reagieren und die angemessenen Maßnahmen einzuleiten:**

- Zusammenfassung von möglichen Notfällen und deren Management
- knapp und klar formulierte Handlungsanweisungen
- auch unter Zeitdruck rascher Informationszugriff möglich
- Informationen zu allgemeinmedizinischen und zu speziellen zahnmedizinischen Notfällen
- Beratung des Patienten zu Sofortmaßnahmen im Notfall, wenn kein Arzt/Zahnarzt erreichbar ist
- Maßnahmen zum Eigenschutz von Behandlern und Assistenz
- sehr gut für Studenten zur Prüfungsvorbereitung geeignet

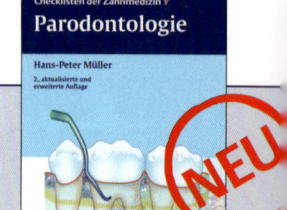

Parodontologie
Müller
2., aktual. u. erw. A. 2006.
254 S., 154 Abb., geb.
ISBN 10: 3 13 126362 8
ISBN 13: 978 3 13 126362 9.
€ [D] 44,95

- Alle Aspekte der heute praktizierten Parodontologie **kurz und knapp**
- Kurze Darstellung theoretischer Grundlagen, der **Schwerpunkt liegt auf den praktischen Handlungsanweisungen**
- Konkrete Angaben zur unterstützenden Antibiotikatherapie
- **Ideal fürs Studium** zur Vorbereitung von Testaten und Prüfungen

Neu in der 2. Auflage:
- Enthält alle aktuellen Klassifizierungsschemata sowie die **neue Nomenklatur der Bakteriennamen**
- Metaanalysen und Übersichtartikel prägnant zusammengefasst

Ihre Bestellmöglichkeiten:

Telefonbestellung: 07 11/ 89 31-900
Faxbestellung: 07 11/ 89 31-901
Kundenservice @thieme.de
www.thieme.de

Thieme

Georg Thieme Verlag KG, Sitz u. Handelsregister Stuttgart, HRA 3499, phG: Dr. A. Hauff. Preisänderungen und Irrtümer vorbehalten.

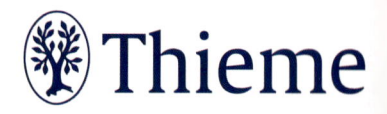